大展好書　好書大展

品嘗好書　冠群可期

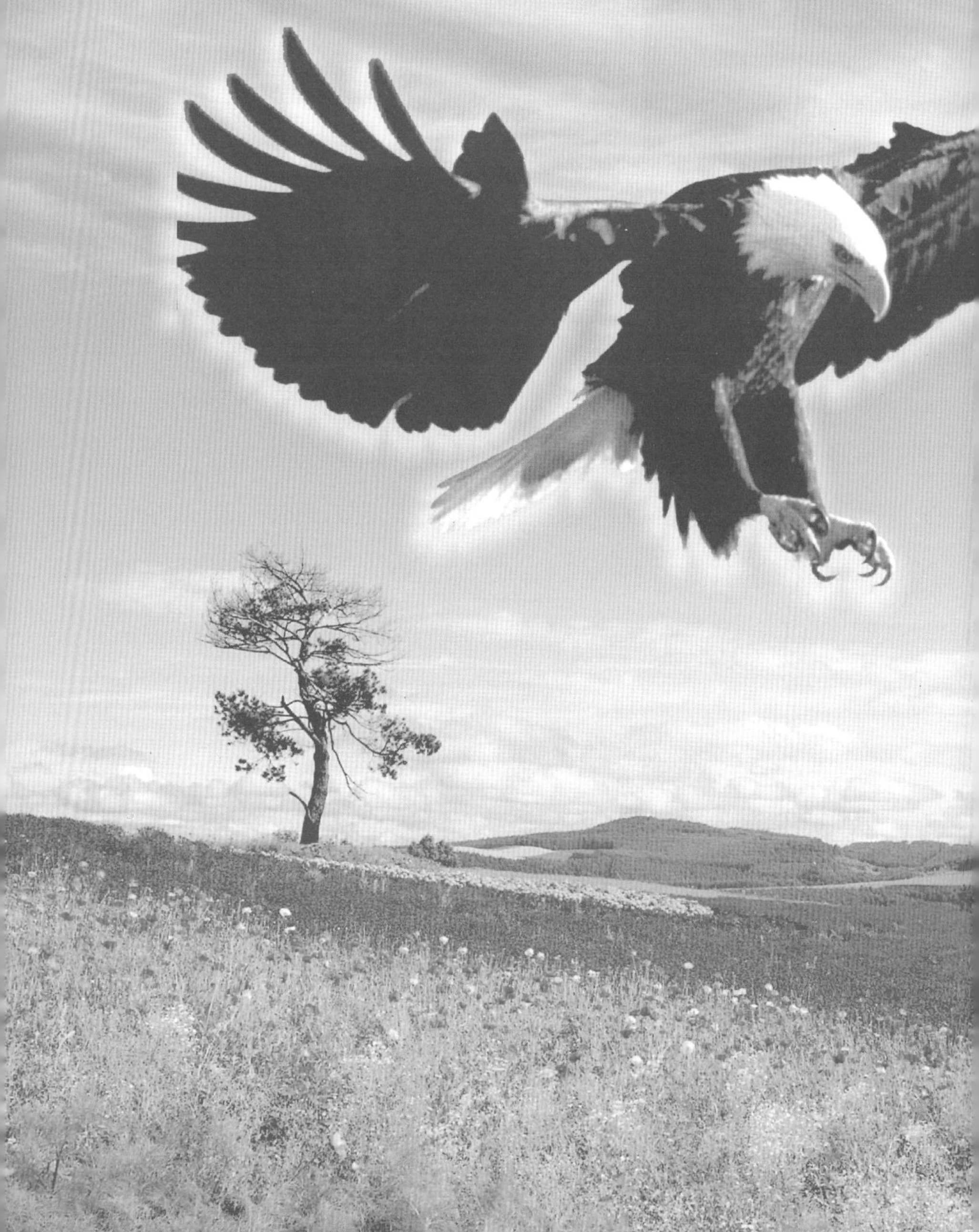

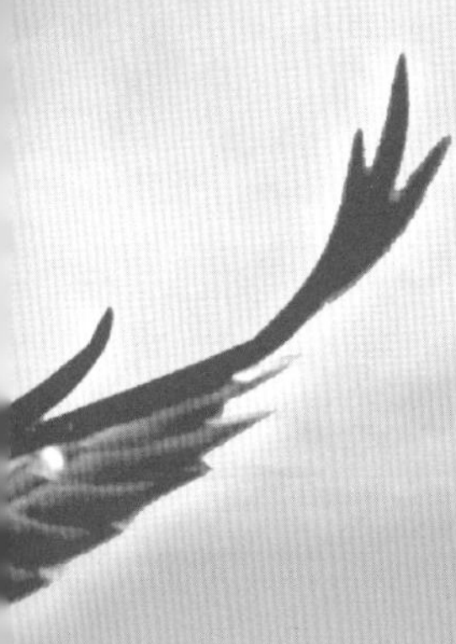

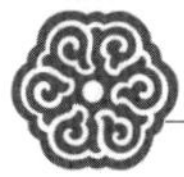

武術秘本圖解 1

達摩易筋經
內外秘功

原著　金鐵庵　湯　顯
整理　三武組

大展出版社有限公司

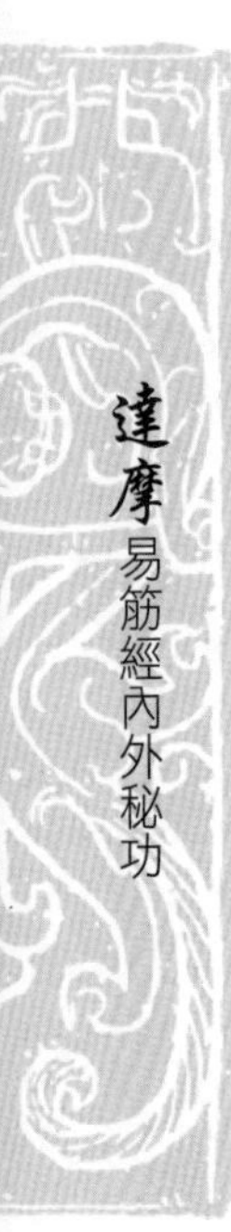

三武挖整組
（排名不分先後）

【組長】

高翔

【寫作組】

高　飛　鄧方華　閻　彬　余　鶴
景樂強　董國興　陳　鋼　范超強
趙義強　謝靜超　梁海龍　郭佩佩
趙愛民　黃守獻　殷建偉　黃婷婷
甘　泉　侯　雯　景海飛　王松峰

【繪圖組】

高　紳　黃冠杰　劉　凱　朱衍霖
黃　澳　凌　召　潘祝超　徐　濤
李貢群　李　劍

目錄

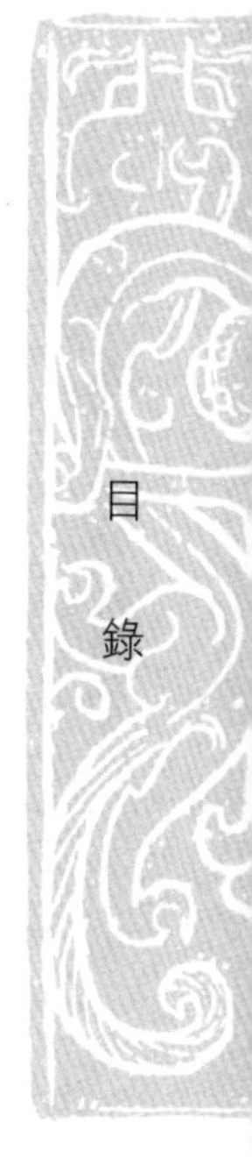

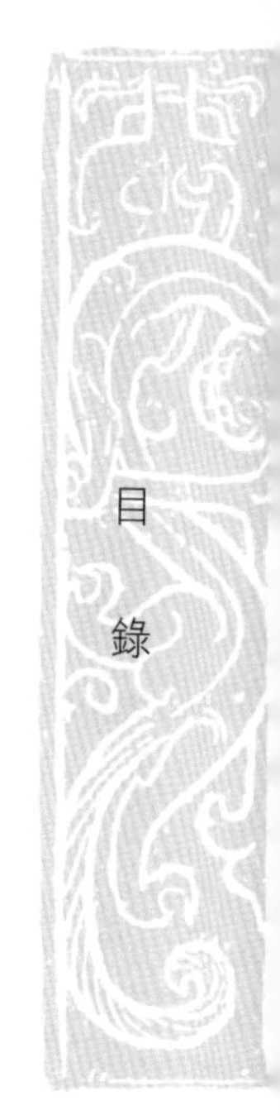
目
錄

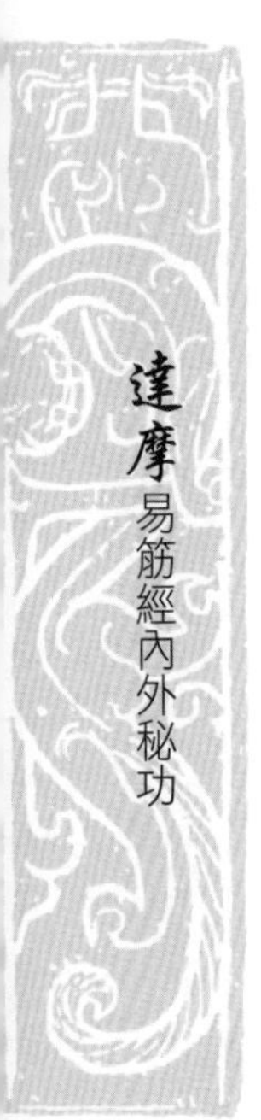

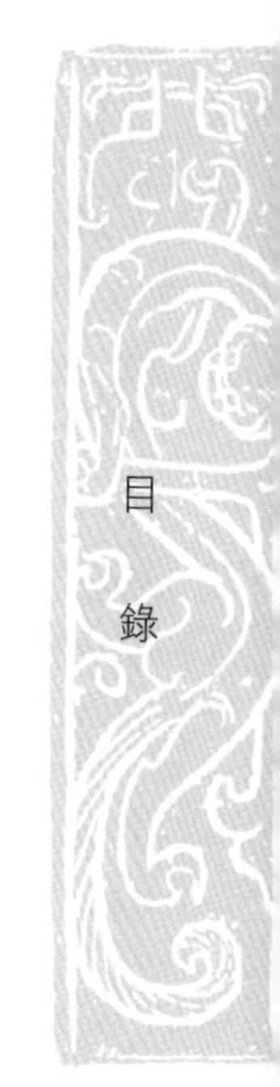

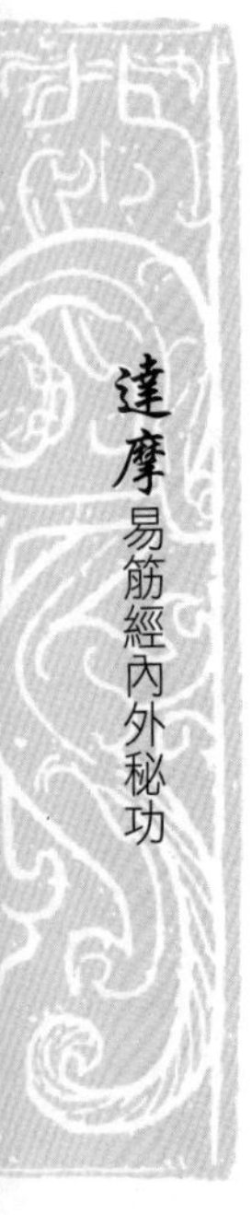

第一章
真本達摩易筋經之外經

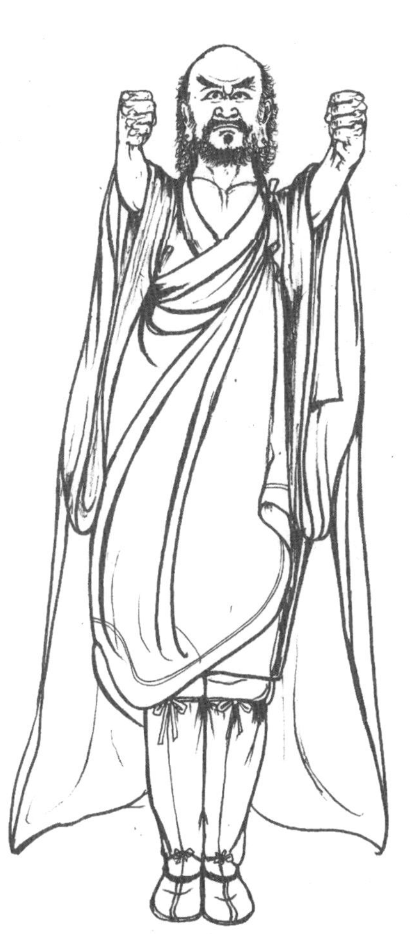

真本達摩易筋經外經

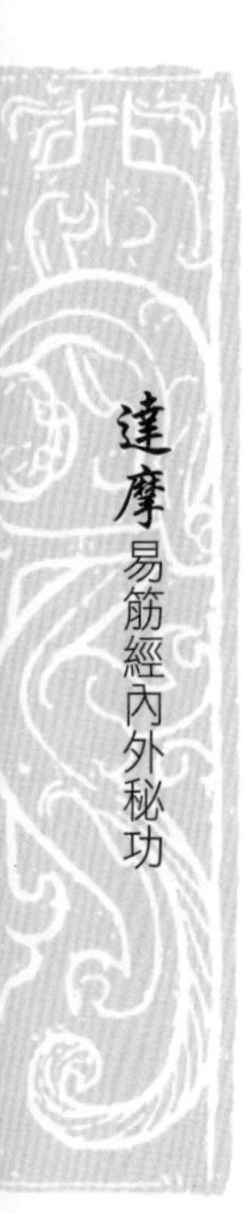

金鐵庵序

易筋經為少林武術祖師達摩所傳授，分內、外二經。

內經主柔，以靜坐運氣為事。非少林正宗弟子，不得其傳，且擅此者，亦不肯輕易授人，守少林戒也。後之練武者，欲自炫耀，往往皆以十二段錦之法代之，以其段數相同，法則相類也。其實十二段錦自十二段錦，易筋經自易筋經，兩經可互證，而不可相混者也。

至於外經，則主剛，以強筋練力為事，其法遍傳世，唯真本亦殊不多遘。坊間俗本，所載各段，節數雖相同，其法實大有出入，欲覓完善之本，不可得也。大抵此法盛行於北方。

茲編各法，乃得之於山西藥商鄒仲達君之秘授。據云為少林山陝支派之真傳，較尋常坊本為勝也。其法偏重於上肢，實為練力運氣、舒展筋脈之妙法。每日依法勤練四五次，百日之後，則食量增加，筋骨舒暢，百病不生。至一二年後，則非但身體強健，精神飽滿，且兩臂之力，可舉千斤。即為平素孱弱多病、力不足以縛雞者，練習一二年，亦可以一掃其孱弱，兩臂增數百斤之力。至若年老之人，精氣已衰，勤習此法，雖不足以返老還童，已足以延年祛病。

江右老人程明志，年已八旬，精神猶如壯年，日徒步三十里不為苦。嘗謂吾曰：「吾氣體素弱，中年多病。從友人之言，勤習易筋經後，不久即康健，四十年中，從未為病魔所擾。今猶能強健步者，謂非易筋經之功乎！」觀乎老人之言，則此法之效力，可以知之矣。

茲將其法繪圖列說，印行於世，以公同好，且為坊間俗本，一正其訛也。

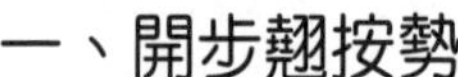

一、開步翹按勢

【功法】

面東而立，兩足分開，相距約一尺地，須要平直，不可作八字形。凝神調息，目宜睜視，口宜緊閉，頭宜上昂，鼓氣於腹。兩手上提，肘微屈，兩掌向地；唯兩臂之力必須下注，如按物踴身之狀。

然後，用力將手指向上翹起，掌根即用力向下一按。

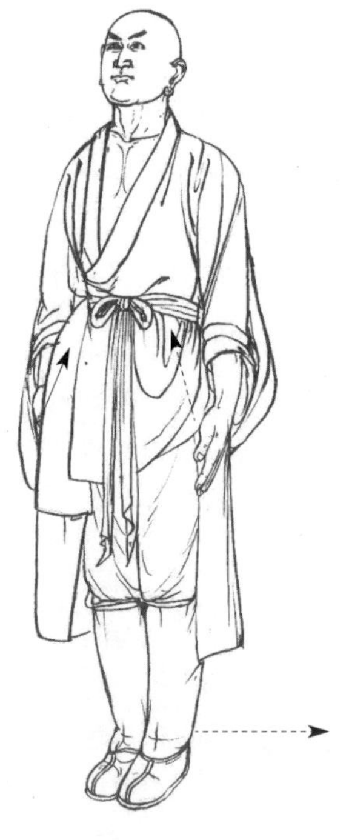

圖1-1

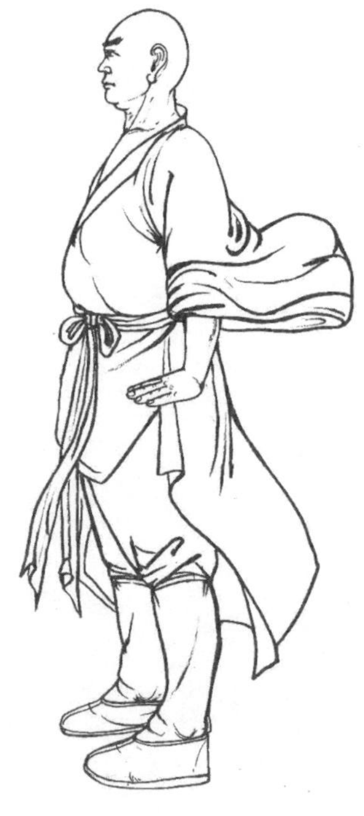

圖1-2

如此一翹一按，是為一度，共行四十九度而止，須默數牢記之。（圖1-1、圖1-2）

【要點】

此段乃混元一氣之勢、先天之象也。

行時指上翹宜速，掌下按宜緩，全神貫注於指掌之間，使力足而氣沛，一翹一按，妙合陰陽。若神氣渙散，力不專注，行之無功，此為最忌。

兩手上提時，肘雖微屈，唯以手掌至腰下為度。若提過腰，則有損筋骨，學者宜慎也。

二、併足握翹勢

【功法】

行前段畢，調息片時，使周身筋骨舒展，然後更續行第二段。

正立如前，兩足緊併，肘挺直，十指屈轉握拳，置大腿前面，兩拇指相向，掌心貼腿。

然後，將拳一緊，拇指即向上用力翹起，愈高愈妙。於握拳翹指之際，兩臂之力須向下注，如抵物狀。

如此一握拳、一翹指，是為一度，默數牢記，共行四十九度而止。行時宜凝神靜氣，專心一念。（圖

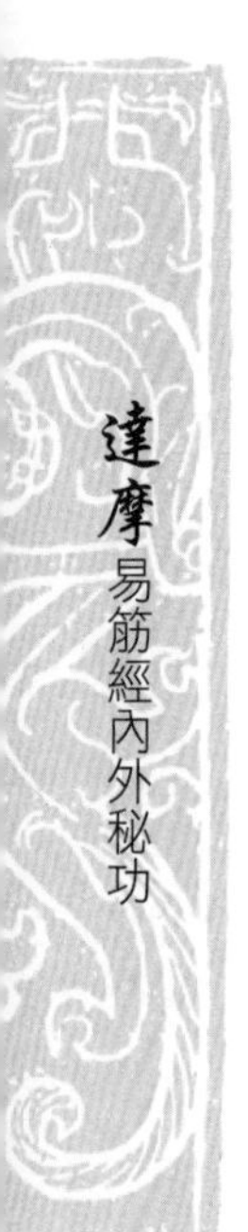

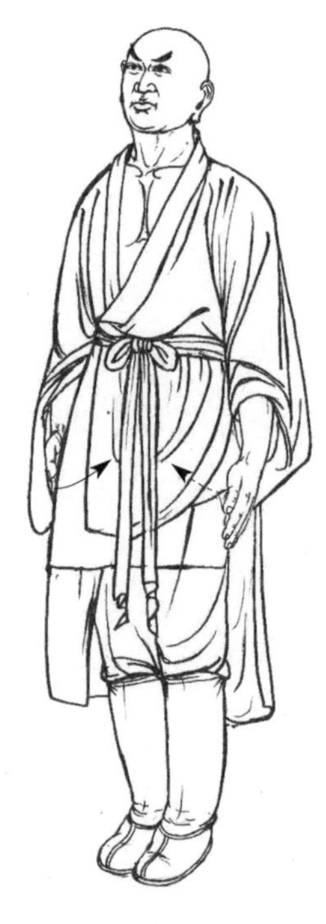

圖1-3

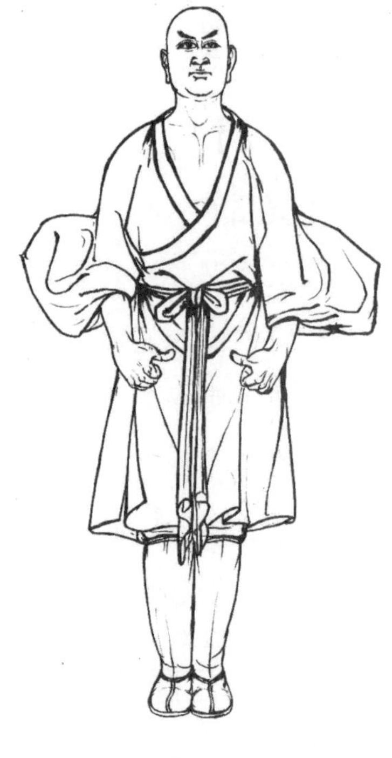

圖1-4

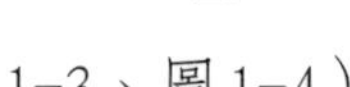

1-3、圖1-4）

【要點】

此段練指力。

握拳宜緊，翹指宜速，臂力下注作抵物狀者，使力聚於拳指，俾拳能愈握愈緊，而指能愈翹愈高也。

坊本有將兩拳貼大腿兩旁，而以拇指向前者，殊不得勢。勢不合則力不充，力不充則氣不凝，精神渙散，只見其謬誤耳，學者宜明辨之。

三、開步握挺勢

【功法】

行前段畢，調息片時，更行第三段。

身正立如前，兩足分開，相距約一尺（1尺≈33.33公分，1寸≈3.33公分，後同），宜平直，不能作八字勢；閉口睜目。

兩手先屈拇指於掌心。然後，以餘指緊之，使成雙拳，直垂於左右，拳背向外，初不必用力，但臂不宜使彎曲耳。

然後，將拳緊緊一握，臂肘向下一挺，使肘節突出，全力聚於拳臂之間。（圖1-5～圖1-8）

如此拳一握、臂一挺，是為一度，默數牢記，共行四十九度而止。

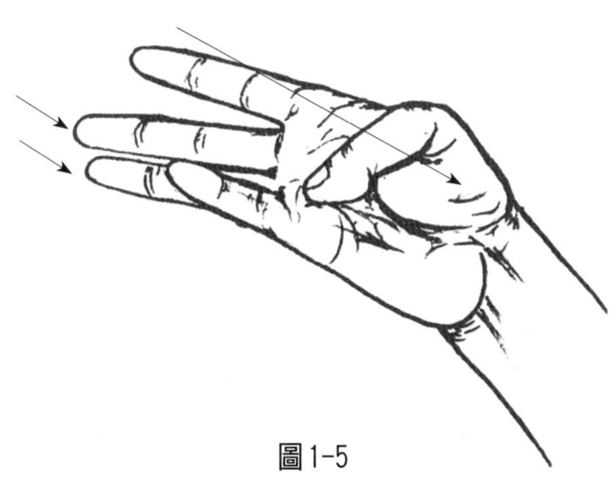

圖1-5

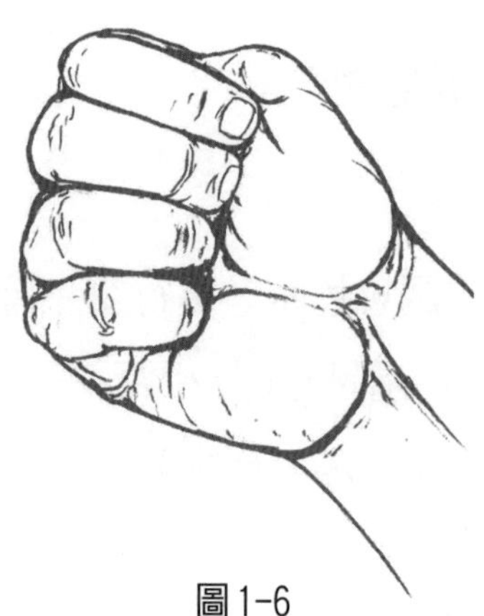

圖1-6

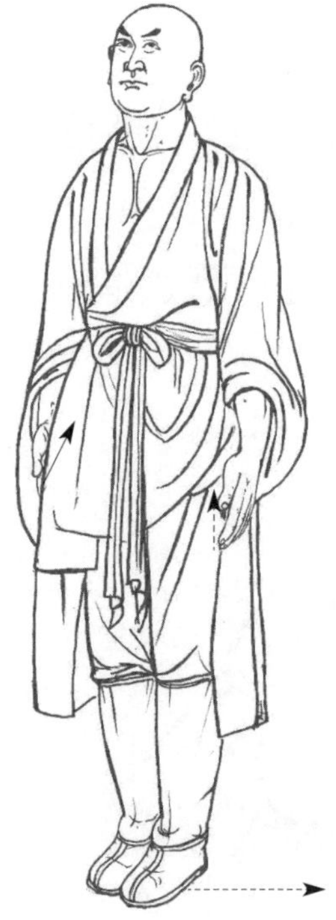

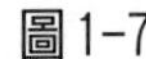

圖1-7

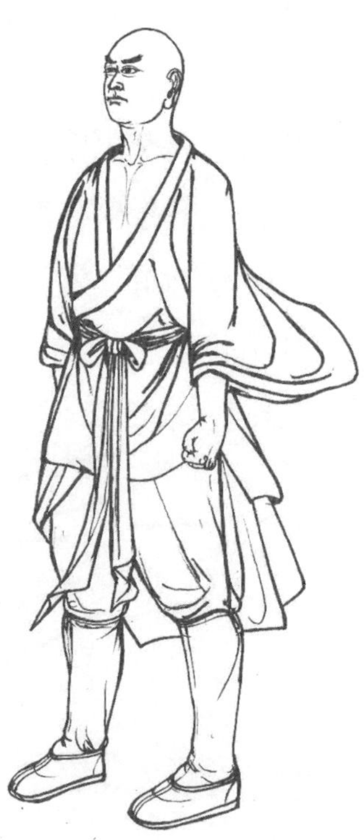

圖1-8

【要點】

此段練拳臂之力。

兩足分開，所以固下盤也；握拇指於中，所以實拳心而易於著力也；臂向下挺，至肘節內突，則全身之力，皆聚於臂而達於拳，故曰此段練拳臂之力也。

四、併足握伸勢

【功法】

行上段畢，略息片刻，更續行此段。

先將兩足緊併，全身正立，屈拇指於掌心。

然後，以餘指握之成拳，從下向前緩緩舉起，拳背向外，兩拳心相對，相距與肩闊相等，拳高亦以齊肩為度，上體不能動搖。

然後，將拳緊緊一握，兩臂乘之用力一伸；在握伸之時，若拳臂向左右盪動，是為切忌。

如此拳一握、一伸，是為一度，默數牢記，共行四十九度而止。（圖1-9、圖1-10）

【要點】

此段乃練肩背拳臂之力。

蓋握拳伸臂，雖力聚於拳臂，而每一伸臂時，兩肩必須向前聳，肩向前聳，則背部之筋骨必現緊張之

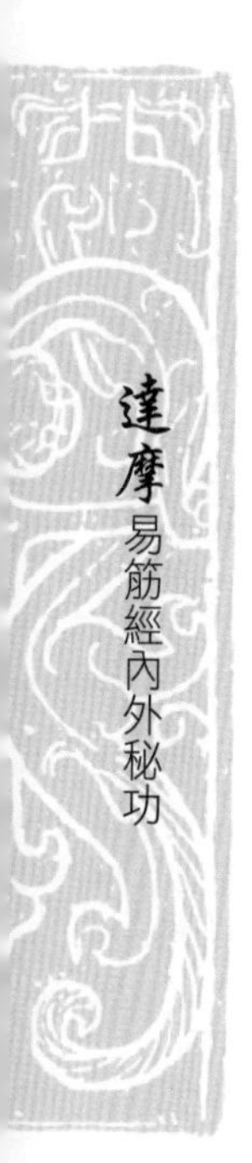

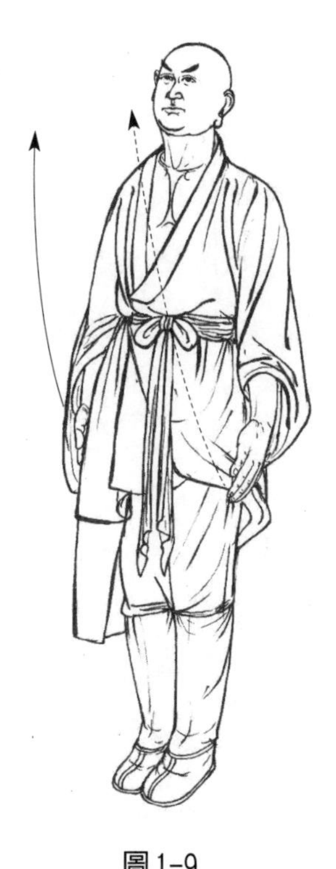

圖1-9

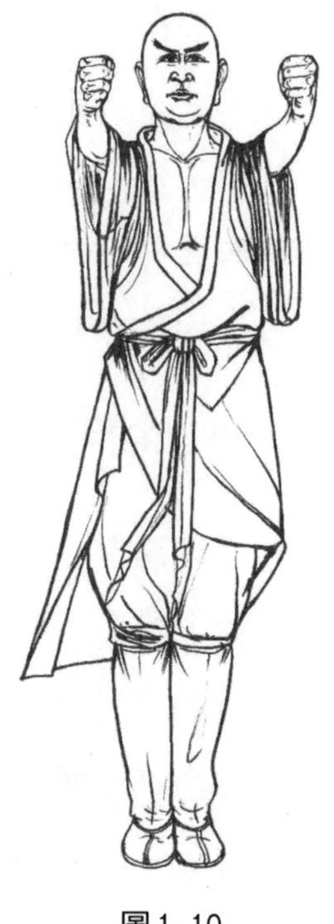

圖1-10

象，其力不運而自至矣。

若兩臂於舉動之時，不能專運其力，而任其盪動，則勢亂神散，徒行無益也，是宜切戒。

五、起落握挫勢

【功法】

行上段畢，略息片刻，續行此段。

先將兩足緊併，全身直立。將兩手握拳，從左右

緩緩舉起，以直伸於上為度，拳背向外，兩拳心相對，肘微屈，兩臂不能貼緊頭上，約離耳際一寸餘；兩足踮起，足跟約離地二三寸。（圖1-11、圖1-12）

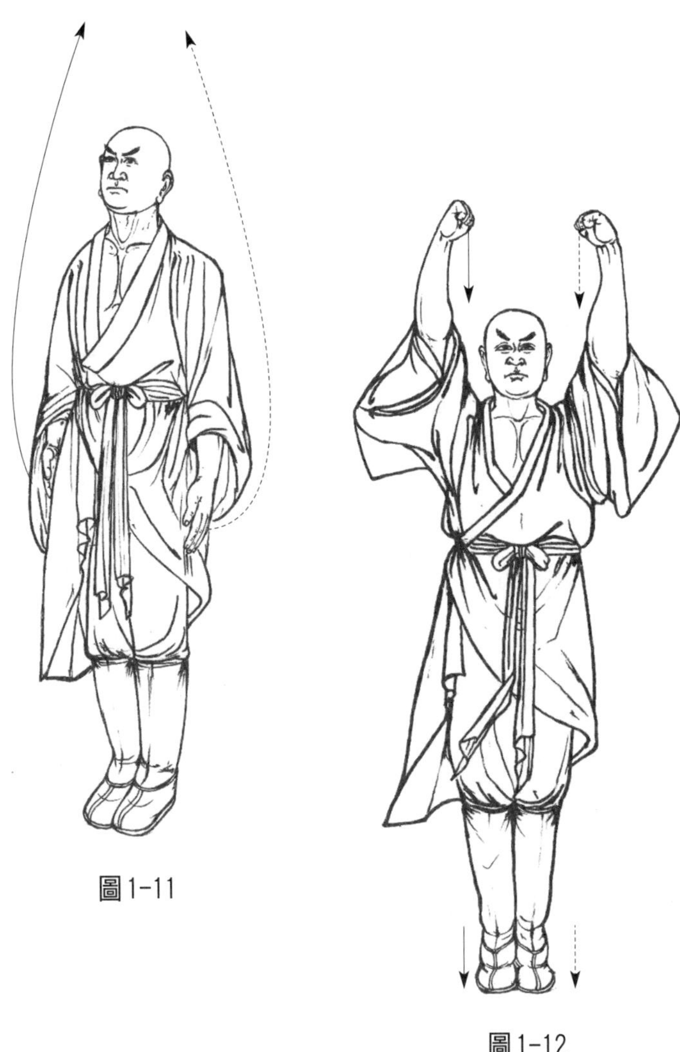

圖1-11

圖1-12

然後，將拳緊緊一握，兩臂蓄力下挫，似作拉物狀；兩足跟乘勢落下，拳暫一鬆，臂力亦暫收。（圖1-13）

如此一起落，為一度，默數牢記，共行四十九度而止。

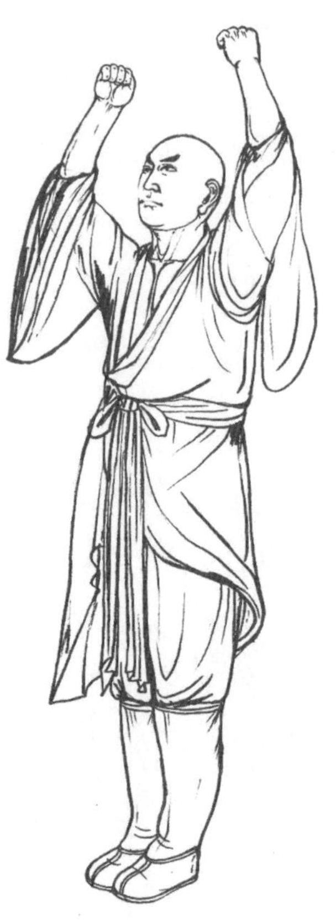
圖1-13

【要點】

此乃練全身筋骨之法。

兩臂上舉，則肩背胸廓，處處著力；兩足上舉，則腿胯等處，處處不虛。若腿胯不用全力，則身體必動搖不定，難行之矣。

至兩臂蓄力下挫，非真將兩臂下挫，但使兩臂之力向下挫，而臂仍不動，此運意使力之法也。

足跟落下時，宜緩緩著地，不能猛疾。過猛、過疾，則踵與地相扣，則全身血脈必受激震，而心房且受其患，切宜慎也。

六、開步折抬勢

【功法】

行上段畢，略息片時，續行此段。

先將兩足分開，相距約一尺，須平直，不宜作八字勢。兩手握拳，拇指並不置拳心中，屈置於外，其第二節與其餘四指之第一節，緊緊相扣。（圖1-14、圖1-15）

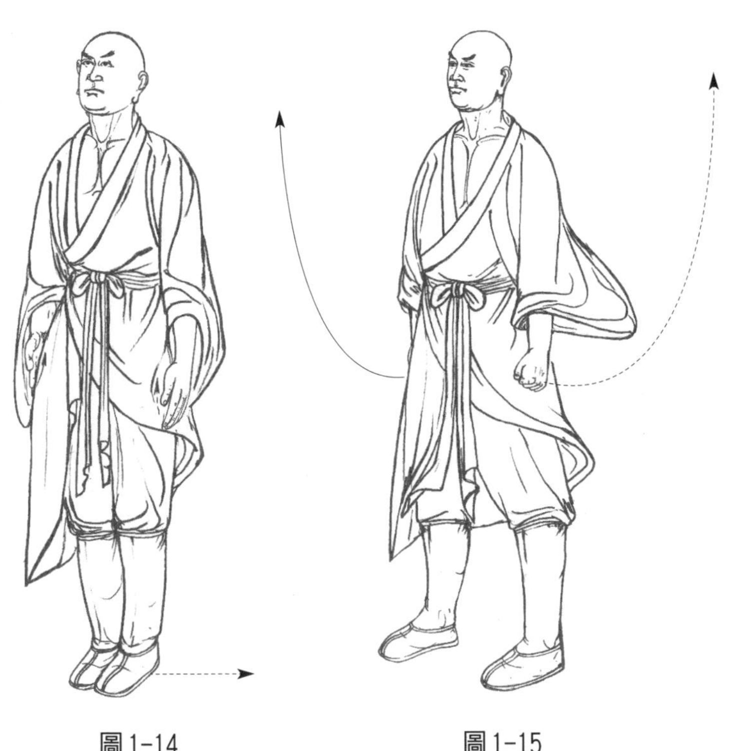

圖1-14　　圖1-15

然後，從左右舉起，至上臂與肩平時，即折肘向內。折至極度，拳對兩耳，相離寸許，臂宜舉平；最忌前後傾側，上下欹斜，拳心向肩。將拳緊握一下，小臂用力向內折，上臂蓄力向上抬。

如此拳一握、臂一折一抬，為一度，默數牢記，共行四十九度為止。（圖1-16、圖1-17）

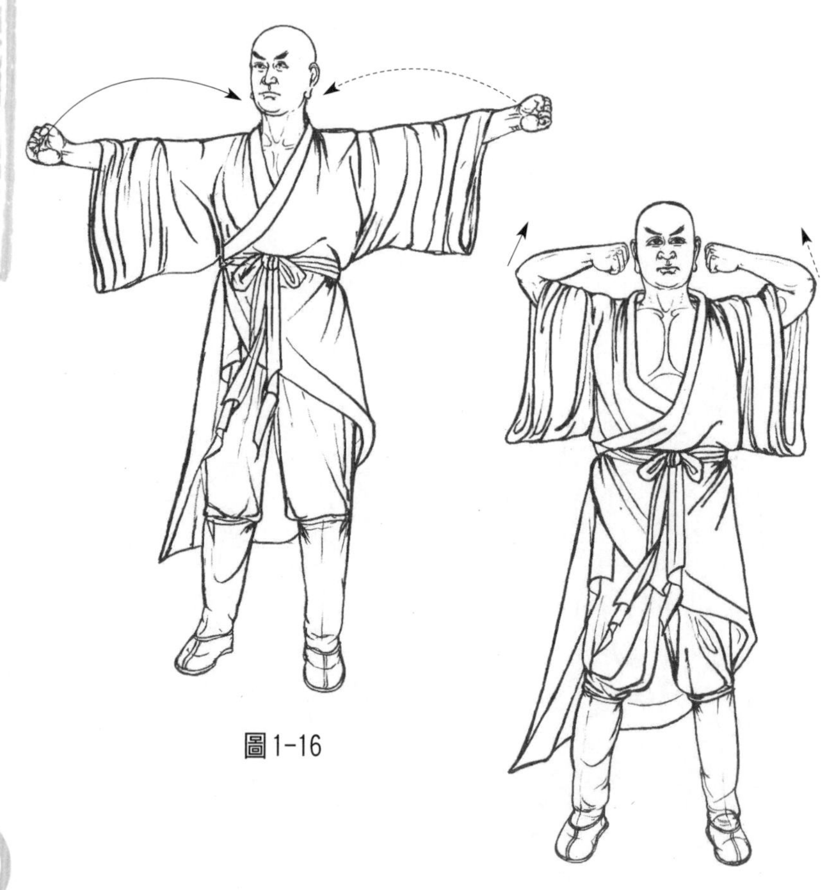

圖1-16

圖1-17

【要點】

此段乃練肘、腕之力，而兼及於胸廓、肩背者也。

小臂內向，則肘折而筋骨緊張；握拳向耳，拳高向肩下挫，手腕必折轉而運用其力；臂舉平肩，胸廓開展，內臟必然伸舒；上臂與小臂內折時上抬，則肩與背亦處處著力矣。

行此之時，上體最忌欹斜動搖，兩腿尤須用力，以固下盤。

七、抬尖握鬆勢

【功法】

行上勢畢，略息片時，續行此段。

先將兩手握拳，拇指在外，其第二節與其餘四指之第一節相扣，提至當胸，拳心向內，肘臂與肩平。（圖1-18、圖1-19）

然後，用力緩緩向左右分去，平肩成一字勢，上身略向後仰；唯

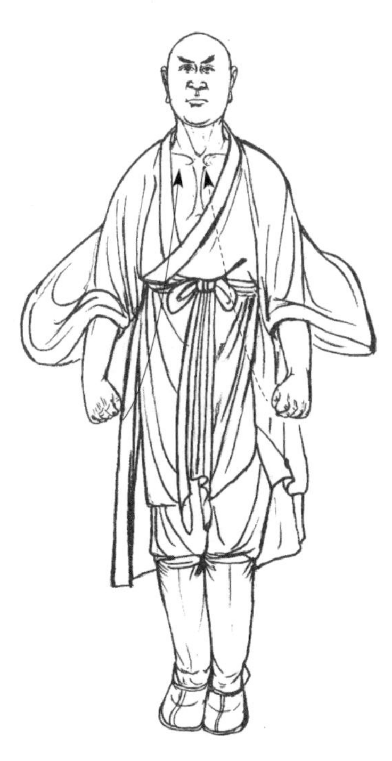

圖1-18

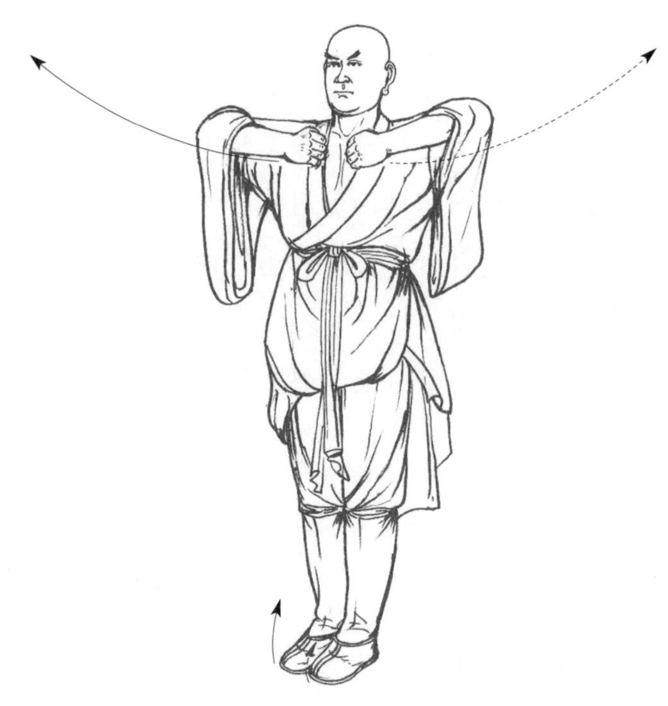

圖1-19

體不能屈，足跟著地，足尖上抬，以離地盈寸為度。將拳緊緊一握，緩緩一鬆，拳緊則吸氣入內，拳鬆則吐氣向外。

如此一緊一鬆，為一度，默數牢記，共行四十九度為止。（圖1-20）

【要點】

此段乃練拳、臂之力，而兼理其內臟之法也。

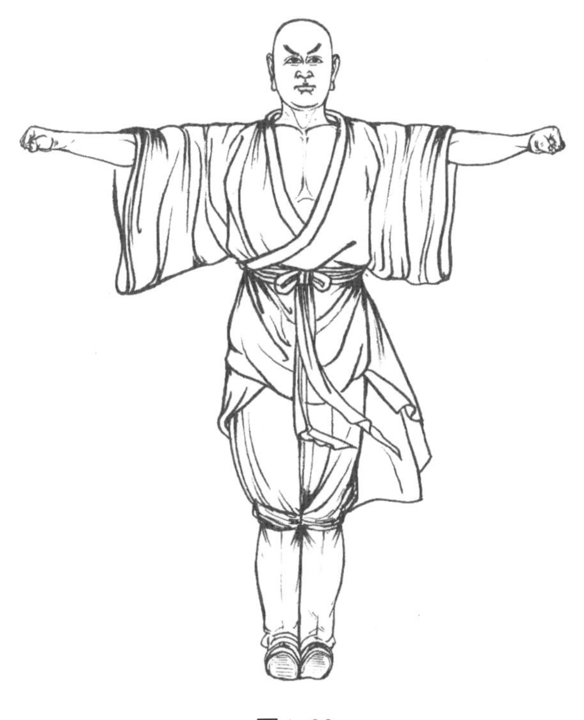

圖1-20

握拳伸臂，所以增其力。

吸氣吐氣，所以理其臟腑，即習吐納術者之所謂納清吐濁也。且欲理內臟，必先使其內部開展舒適，然後有效。此段之所以伸兩臂而仰身向後者，正使其胸廓張大而展其內臟也；然後更納清氣而吐濁氣，則獲益自可想見。

至足尖上抬，蓋欲使兩腿著力而不至鬆懈；若不著力則傾跌立見，用意深遠矣。

八、提踵握鬆勢

【功法】

此與第四勢大略相同。行上段畢，略息片刻，續行此段。

兩手屈拇指於掌心，更以餘指握之成拳；然後從下向前直舉，高與肩平，兩拳心相對，唯第四勢之相距，以與肩闊相等，此則相距二三寸之遙。兩拳上舉時，兩足踵即向上提，完全用足趾點地，足踵離地約二三寸。

然後，將拳緊緊一握，徐徐一鬆。

一握一鬆，為一度，默數牢記，共行四十九度而止。（圖1-21、圖1- 22）

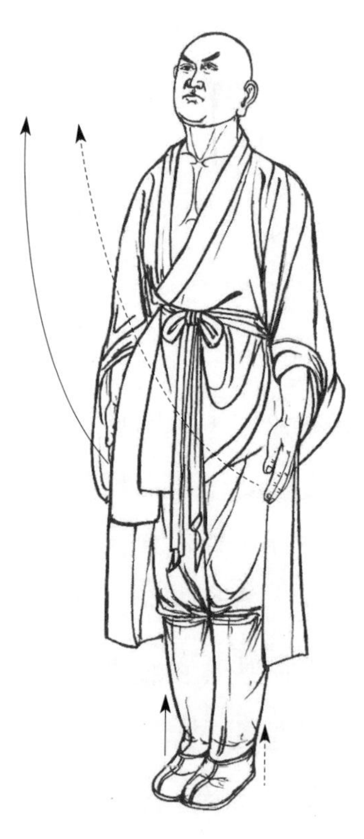

圖1-21

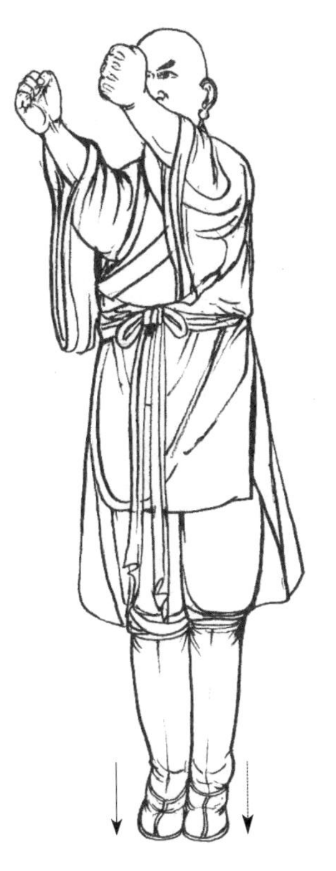

圖1-22

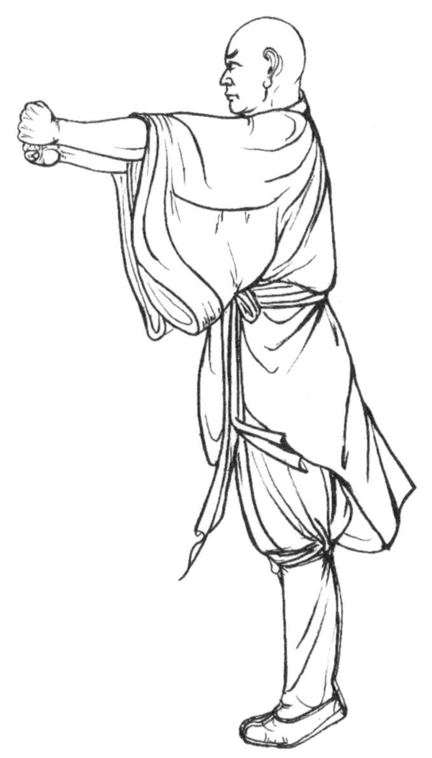

圖1-22附

【要點】

此段乃練兩臂凌空之力者。

緊緊握拳之後，兩臂宜力向外分，至與肩闊相等時為度，蓋作拉引重物之勢也。拳距等肩後，即將拳徐徐鬆開，兩臂仍緩緩合攏，至原處而止。如是行之，其效最著，學者不可不知。

九、併足翻落勢

【功法】

行前段畢，略息片時，續行此段。

先兩足緊併，不宜作八字勢。全身直立，頭正目前視，兩手先屈拇指於掌心，將餘指握之成拳。（圖1-23）

然後，屈肘將兩臂上提，以拳、臂、肩相平為度。此時拳心向下，兩拳相距約二三寸。（圖1-24）

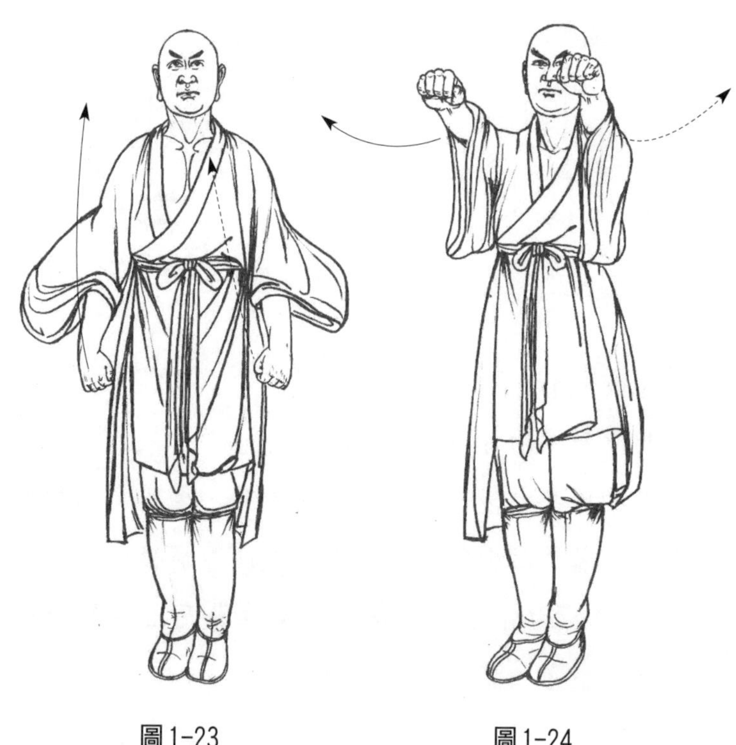

圖1-23　　圖1-24

更將兩拳緊緊一握，小臂上舉，腕用力向上翻轉，至拳心向外，兩拳向鼻為度。唯兩拳不能碰鼻，須離開約盈寸地；腕及小臂上翻之時，上臂不宜隨之上抬。（圖1-25）

然後將拳徐徐鬆開，小臂、肘、腕仍復原位。

如此一翻一落，為一度，默數牢記，共行四十九度而止。

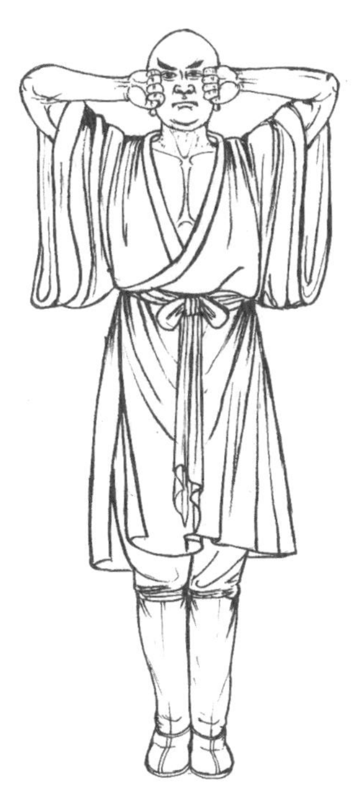

圖1-25

【要點】

此段乃練肘部之力，而兼及兩臂之法。

其翻腕向上時，宜如手握千鈞之物，向上翻起，雖手中並未握物，心目中當作如是觀；否則任意行之，則力不專注，獲益實鮮。

且此段坊本作兩臂上提時，拳即對鼻，腕臂並不翻落，但將拳握放者實誤，蓋如是非但獲益甚少，且與第六勢相混，殊不合理也，學者宜審思而明辨之。

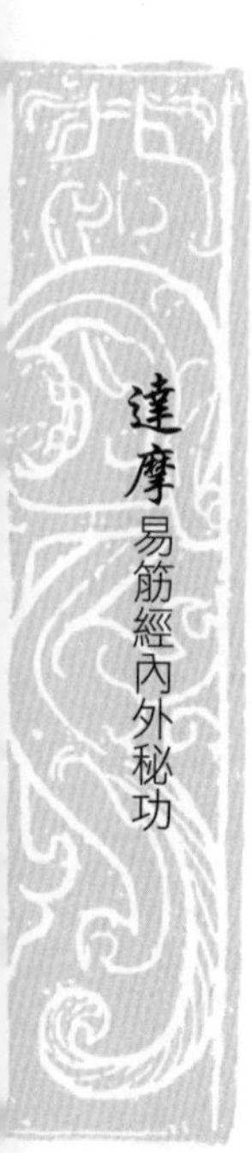

十、併足山字勢

【功法】

行上段畢，略息片刻，更續行此段。

先兩足緊併，全身正立，屈拇指於掌心，以餘指握之成拳。（圖1-26）

然後，折肘將兩臂從前面上舉，使上臂與肩平，小臂直豎左右，拳口對耳，拳心向前，使兩臂與頭成一「山」字形。將拳一緊握，兩臂蓄力向上托，為舉重物狀，兩肘蓄力向外逼，意欲使之湊合。（圖1-27、圖1-28）

然後，徐徐將拳鬆開，收回肘臂之力。

如此一握放，為一度，默數牢記，共行四十九度而止。

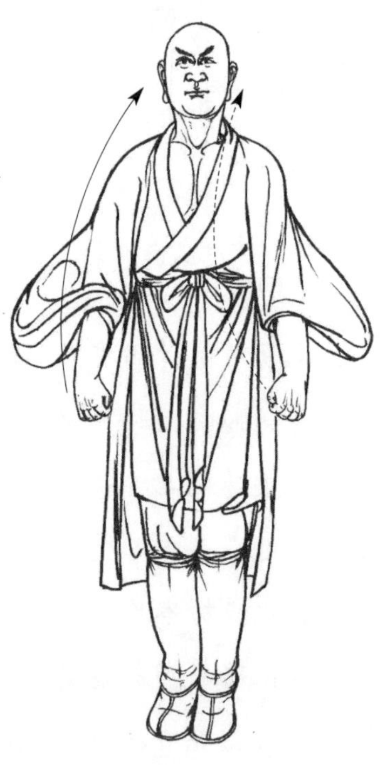

圖1-26

【要點】

此段乃練兩臂上托

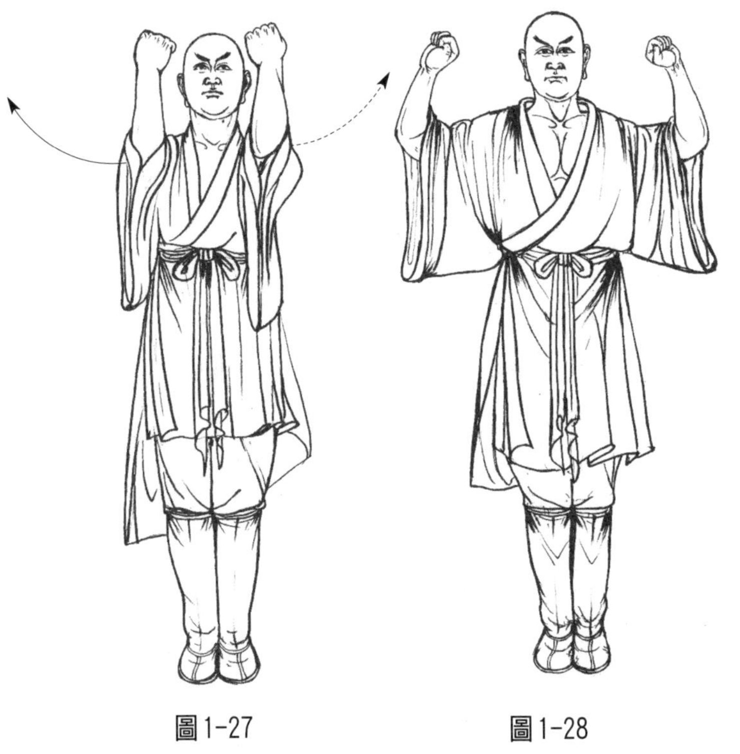

圖1-27　　圖1-28

之力。

所謂臂蓄力上托，肘蓄力外逼者，非真須將臂上托、肘外逼也，亦運意使力之法，即拳技家所謂「力到拳不到」之意。蓋意想所及，使兩臂之力向上托，兩肘之力向外逼也。

坊本作臂上舉、肘外逼，則勢亂而力散矣，殊覺其誕謬，學者宜慎察之。

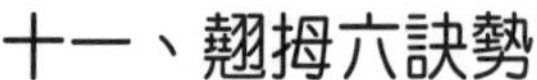

十一、翹拇六訣勢

【功法】

行前段畢，略息片刻，續行此段。

先兩足緊併，全身正立，兩手握拳，拇指第二節與餘四指第一節，緊緊相扣。（圖1-29、圖1-30）

然後，將雙拳緩緩提至少腹之上、臍輪之下，肘微屈，拳離腹盈寸。將拳緊握一下，拇指即向上一翹，而兩臂蓄力使上提，如提千鈞重物。（圖

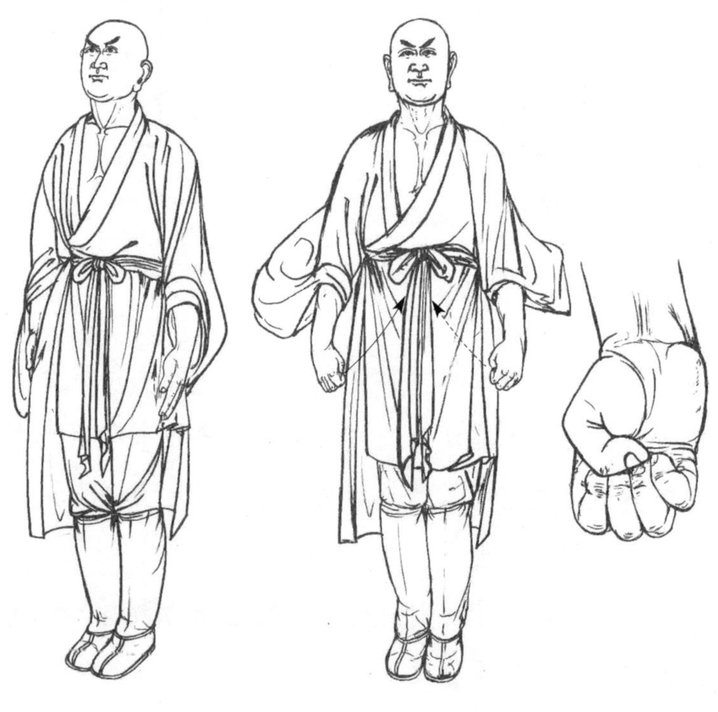

圖1-29　　圖1-30

1-31、圖1-32）

然後，徐徐鬆拳，拇指仍屈置原處。

每於拳緊時，吸氣向內，拳鬆時吐氣向外。如此一緊一鬆者，為一度，默數牢記，四十九度而止。

拳足復原位，靜心屏息，默誦呵、噓、呼、呬、吹、嘻六字九遍。

【要點】

此段練拔之力，而理內臟之法。

納清吐濁，使腹內清潔，至呵、噓、呼、呬、

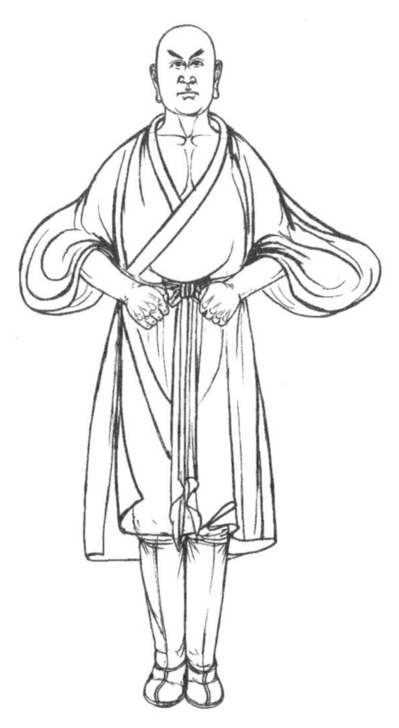

圖1-31

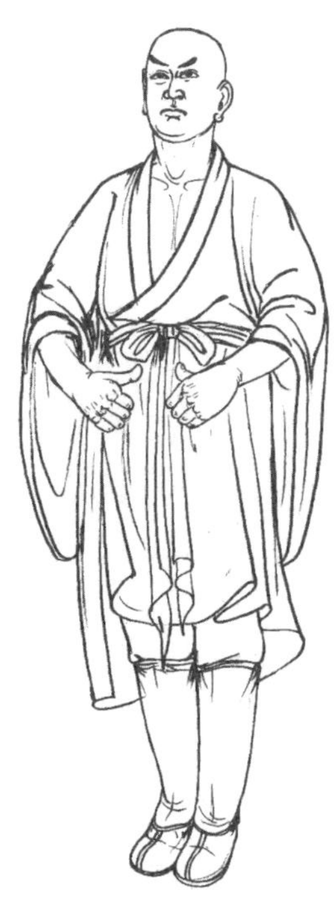

圖1-32

吹、嘻六字，乃治臟之不二妙訣。治心宜呵，治肝宜噓，治脾宜呼，治肺宜呬，治腎宜吹，治三焦宜嘻。其所以必先納清吐濁而後行之者，先清其內臟而後按部調理之也。

行九遍者按九宮也，默誦之時，聲音宜低，每字須延長至一呼吸時；若音高而短，則氣促神渙，是為最忌，切宜留意。

十二、起落單雙勢

【功法】

上段畢，略息片時，續行此段。

先兩足緊併，全身立正，兩臂直垂左右，雙掌向前，指尖朝下；然後用力徐徐向前舉起，平肩為度，在兩臂上舉時，兩足踵亦即向上舉起，足尖著力，踵離地約二寸。更將兩手徐徐放下，兩踵亦輕輕落地。（圖 1-33～圖 1-35）

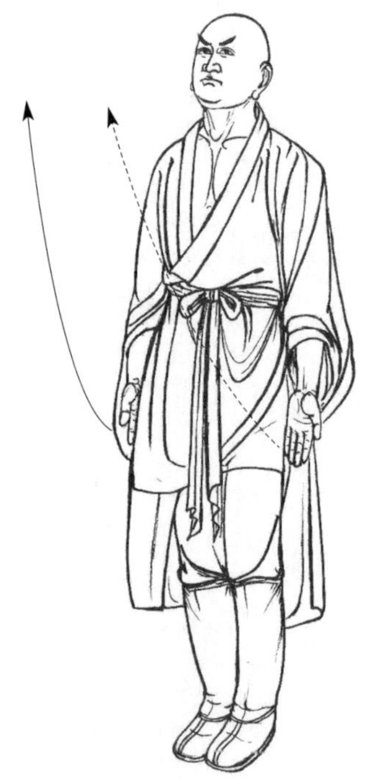

圖1-33

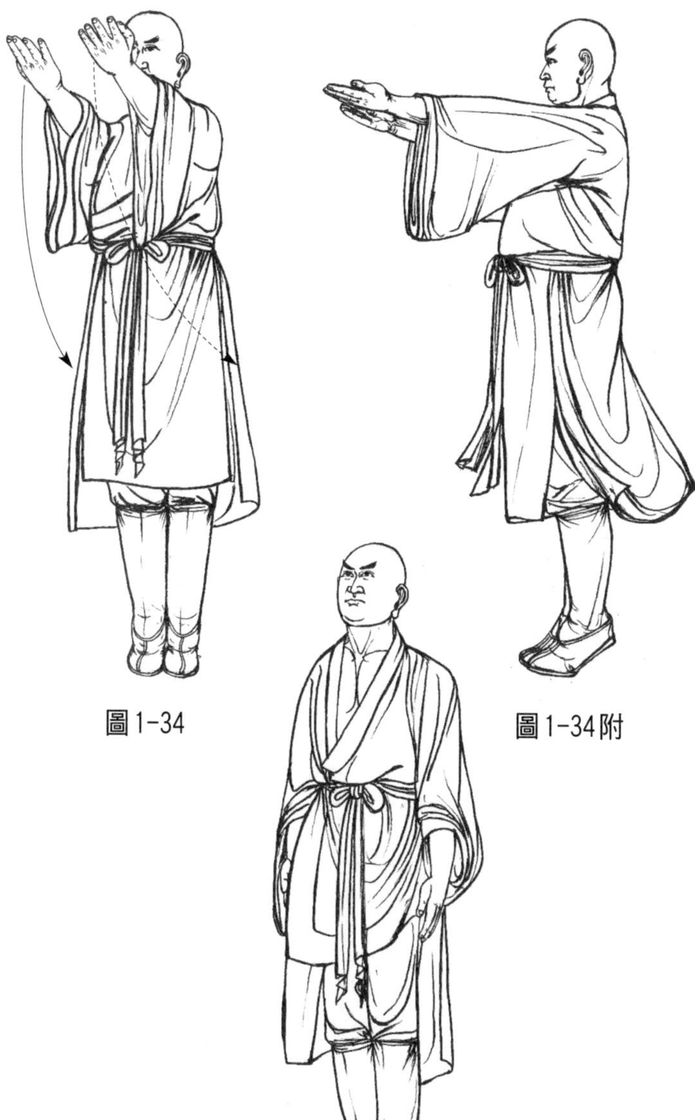

圖 1-34

圖 1-34附

圖 1-35

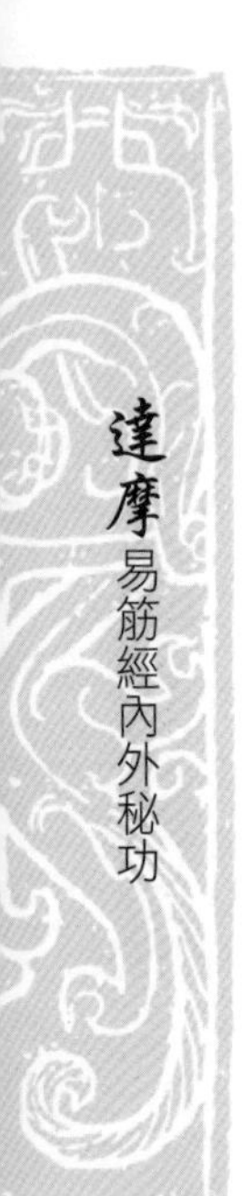

如此一起一落，為一度，共行十二度。

既畢，再舉掌於前，將肘一折，手掌往上一抬，肘即往下一扎，上舉之左足，輕輕落地；再復原勢；然後再一抬一扎，左足踵上舉，右足輕輕落地，兩足替換上下。

以一抬扎為一度，共行十二度。（圖 1-36、圖 1-37）

【要點】

此段乃舒展全身筋絡血脈之法。

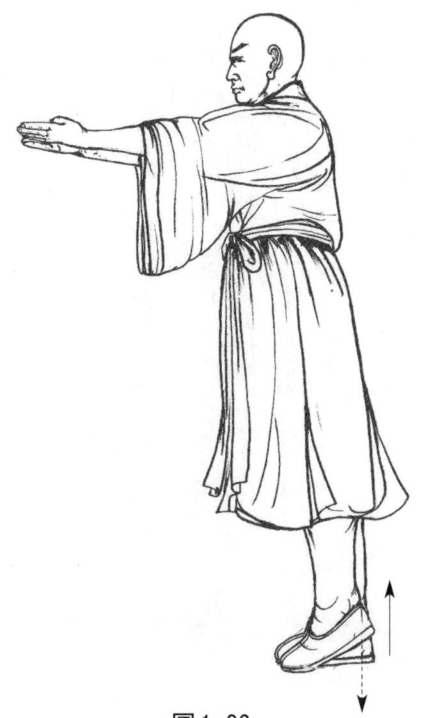

圖 1-36

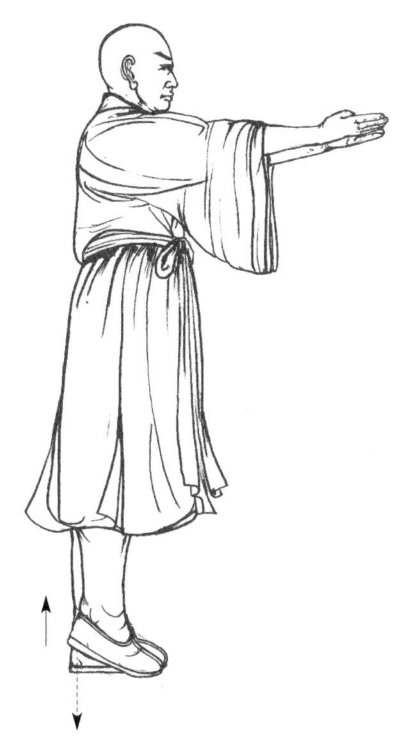

圖1-37

蓋行以上十一勢之後，臂肘、腿足、內臟各部，固皆用力運氣，筋絡伸舒而血脈調和矣。

於頸臀等處，雖亦顧及，然不免偏輕，故用此法而調和之。兩臂起落抬扎，兩踵上下交替，則全身之筋絡血脈無不感應，自然調和舒展矣。

其所以各行十二度者，按十二候也，合之成二十四度，暗應二十四氣也。

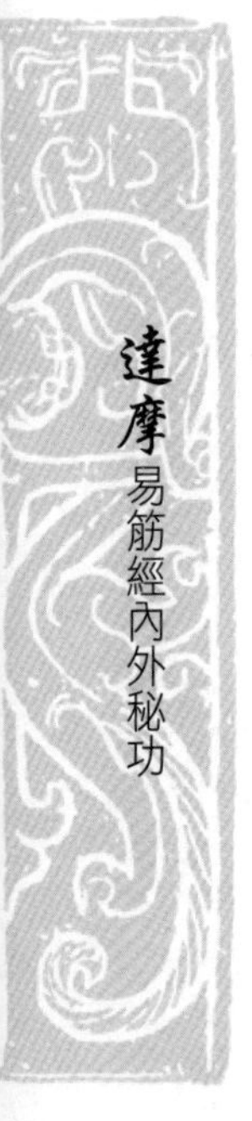

第二章
真本達摩易筋經之內經

金鐵庵按語：世之言拳術者，多宗少林，而少林之傳，始自達摩初祖。

又嘗觀達摩祖師傳之「易筋經」，少林寺僧多習。經分為內、外二經。其外經鍛鍊外壯，較易練習；內經非常精奧。

內經之功，首積氣腹中，以為基礎。次鍛鍊前身胸肋各部，再鍛鍊腰背脊骨。上體氣既用遍，深層筋膜騰起，繼導行四肢。內壯成則渾元一體。

內經練成，則氣力相隨，遍及全身。運氣充實，則身如鐵石，人若鐵人一具，敵之拳腳雖重，亦不足損其毫髮矣。

內經功夫，顧完全注重運行氣力於內膜，以充實全身之筋肉；若先練外經有成，進而練習內經，於純柔之中求運行之道，收效必更神速也。

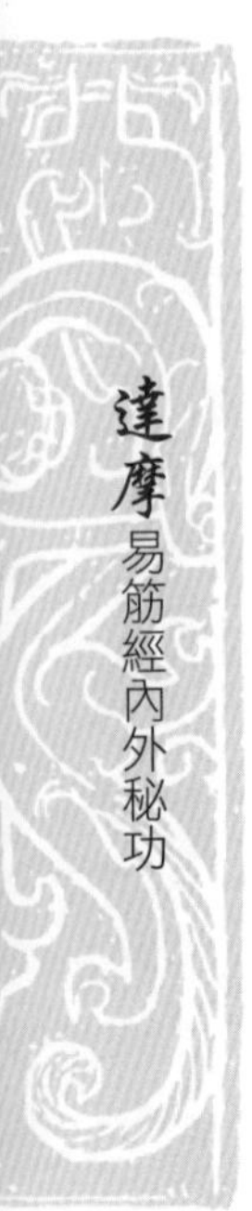

一、丹田功

【功法】

先盤膝而坐，以右腳背加於左大腿之上面，更將左腳從右膝外扳起，以左腳背加於右大腿之上面，使兩足心皆向上。此為雙盤趺坐法。即尋常打坐，亦多用此法，唯須練習有素，始能自然。

坐時身宜正直，且不能有所依傍，而坐於木板之上。因棕藤之墊，質軟而有彈力，易使人身體偏側，故不相宜。

兩手則緊握成拳，四指屈於內，而以拇指護其外。兩拳放於大腿之上，須聽其自然，不可稍微用力。將雙睫下垂，眼露一縫，口緊閉，上下牙關相切，舌舔於牙關之內，冥心屏息，全身完全不用絲毫勉強之力。唯將精氣神三者，用意想之法，而注於丹田。在入手之初，決不能立時匯合，唯如此凝思存神，日久自見功效。（圖2-1）

【要點】

此勢在未行功先，因心中雜念，一時不易消滅。雜念不消，則心神不寧，心神不寧，則精神渙散，行功等於不行，決不能收到絲毫效果。故先用此法，消

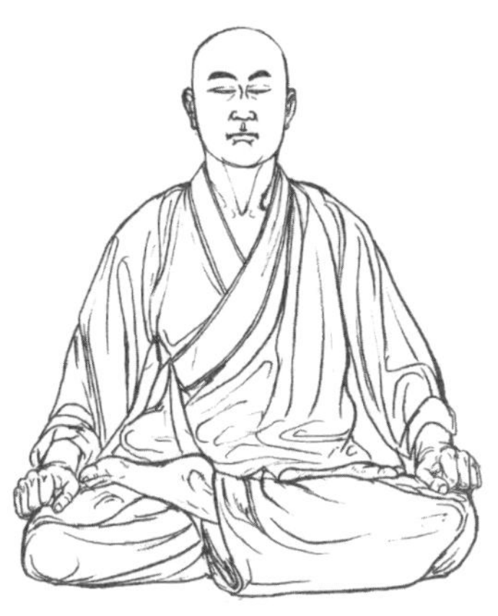

圖2-1

其雜念，然後行功，自無妨礙。所以，必注想於丹田者，蓋以其為內府之中宮也。

二、轉運功

【功法】

行第一勢丹田功，大約一炊時為度，然後更續行第二勢轉運動。

趺坐如前，兩足並不放開，身體亦完全不動，唯兩手將握拳之指，徐徐放開，以舒直為度。

然後，將兩臂緩緩從側旁舉起，掌心向上，舉至與肩平之時，則屈肱內引，由頭上抄至身後面；同時，翻轉手腕，使掌心向前，拇指在下，至玉枕穴後面時，兩手漸漸接合，十指交叉，而抱持其後腦，兩

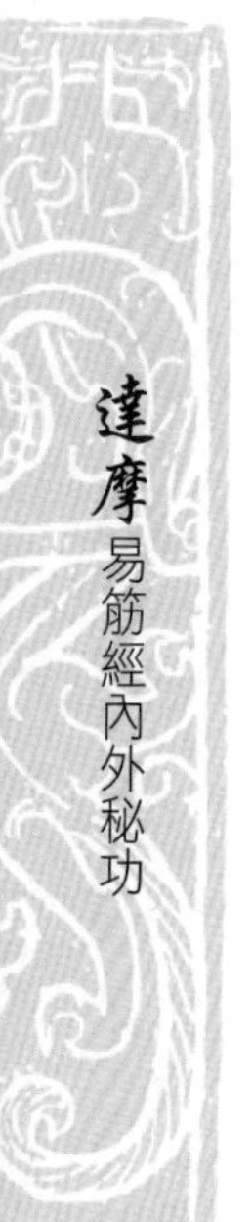
達摩易筋經內外秘功

手掌根適按於耳門穴之上，兩臂則成三角形。（圖2-2、圖2-3）

抱時不宜有有形之力，頭略後仰，胸稍前突。唯在兩手動作之際，軀幹各部，不宜稍有震動，心意仍須注在丹田。既抱住後腦之後，略事停頓，即提氣上升，意想一口氣，似由丹田而起，經過臍輪，上達心包，而過喉結，直至頂門，而停留片刻。再使由頂門向後轉下，經玉枕穴由頸椎沿脊而下，過尾閭抄至海底，再轉上而回丹田。

初行時，不過一種是意想，氣力必不遵此途徑，而運行自在。唯練習既久，自有成效。唯行此功夫時，須一切純任自然，不可有絲毫勉強，且不可過於貪功，是學者宜注意者也。

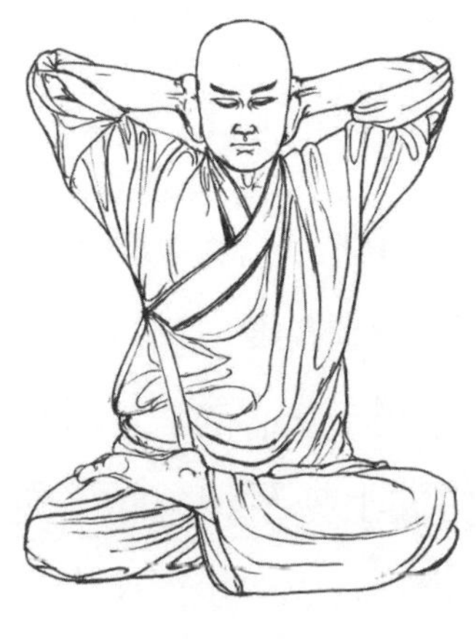

圖2-2

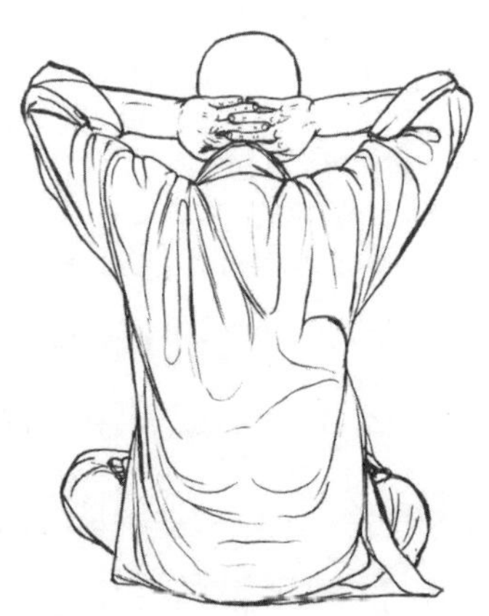

圖2-3

【要點】

此一勢功夫，乃使氣力轉運循環之法。

蓋頂門百會穴，實為首部要區，而臍下之丹田穴，實為內府寶庫，同一緊要。故氣力上升，則貯於百會；氣力下降，則歸於丹田。一升一降，即周天循環之道；一起一伏，為陰陽造化之機。所以，須一切純任自然者，蓋本乎先天之靜穆，而致後天之生動。

練習時，以循環二度而停止，乃將雙手放開，握拳收至兩膝上，回復原狀。

三、腰閭功

【功法】

行第二勢轉運動之後，乃將圈盤之腿，緩緩放下，略事休息，使腿部之筋骨，得以舒展，氣血不至因而壅阻。但在此休息之時，心神猶須寧靜，切不可起絲毫雜念。

一炊時後，再將兩足徐徐向前伸出，至腿部平直為度。兩腿緊併，兩足跟之後部放於板上，蹠則直豎，足心向前，足尖向上。更將上身徐徐下俯，兩手從兩旁側抄向前方，至足前時，乃交叉十指，收住兩足。須將兩足用力，向前伸挺，而兩手則向後拉引，方為得力，腰背兩部始可因之緊張。成此姿勢之後，

乃將貯留丹田之氣運於肩背腰股各部。（圖2-4、圖2-5）

初時，亦僅意想可到，練至功夫漸深，則氣力亦可隨之俱到矣。行此一勢功夫，亦以一炊時為度，然後徐徐放開，回原來之平坐狀態。

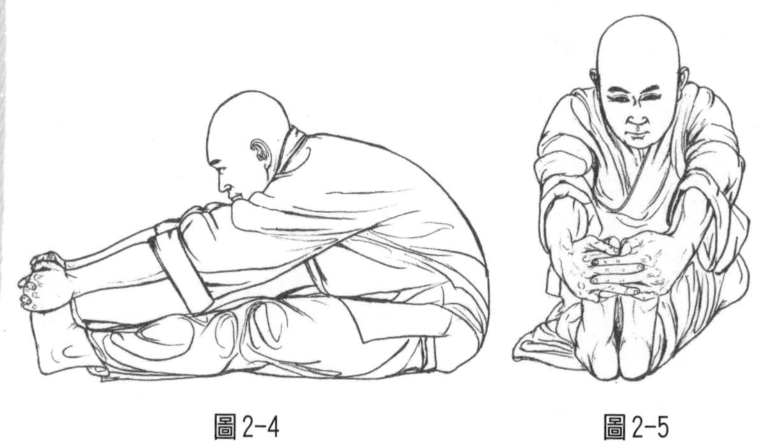

圖2-4　　圖2-5

【要點】

此一功，乃充實軟襠各部之法，其主要之處，則在乎腰閭。因此一部，在人身各部之中為最為軟弱，氣力亦最不易貫注，故行時必須俯身至極度，然後始能使腰部之筋肉緊張，筋肉緊張之後，氣力亦較易達到。勤加練習，自有妙用。

唯身體起落時，務當徐緩，切不可左右擺動，以亂其神而散其氣，是為最要。學者慎之。

四、臂指功

【功法】

行第三勢腰閻功既畢，略略休息，更續行第四勢臂指功。

先將兩腳緩緩盤起，以右腳背置於左大腿上面，然後，將左腳從右膝外扳起，放於右大腿之上面，兩腳心皆向上，成為雙盤坐之勢。唯在兩腿盤坐時，上身切忌向前後或左右搖動。

坐定之後，寧神一志，注氣於丹田，摒除一切雜念。稍事停頓，兩手即徐徐翻腕，使掌心向外。

然後，兩臂從左右兩側緩緩上舉，至頂門上面相合，交叉十指，再將腕向前翻轉，而使掌心向上，兩掌用力上托；同時，運用其氣，使從丹田向上提起，轉入兩臂，而達於指掌。也用以意馭神、以神馭氣之法，並無有形之動作，唯意念專注耳。（圖2-6）

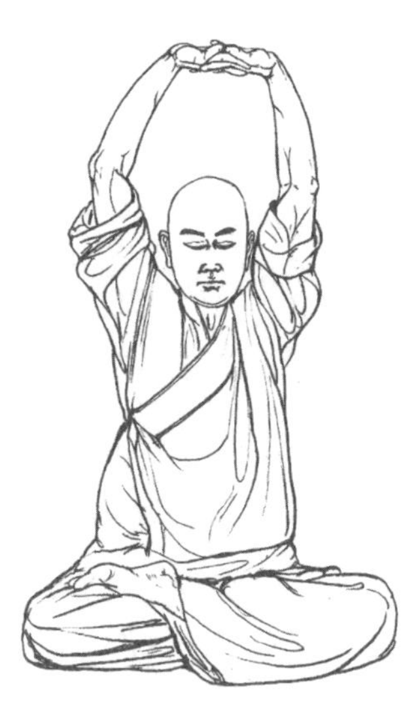

圖2-6

行此一勢功夫，亦以一

炊時為度。然後，徐徐將手鬆開，將兩臂仍從兩旁側落下，運氣下降，回復原狀。

【要點】

此功乃行氣於臂指之法，較第三勢腰閭功為難。因臂部肌肉堅實，氣不易行，如欲練至意到氣達、氣到力隨之境，非短時間可能奏效，頗費苦功也。

其所以須盤坐而行者，固實其下盤也。架手於頂門，則可使全身上提，正直得勢，使氣易於上達，更不至中途多有阻隔也。在兩手動作之時，務須徐緩，而固其神氣，不可粗率也。

五、肩背功

【功法】

行第四勢臂指功既畢之後，乃將所盤之兩腿，徐徐放開，向前伸出，以腿直為度。兩足相併，以足跟之後部放於板上，足心則向前，足尖則向上，與第三勢腰閭功之起手時相同，略略休息之後，即續行第五勢肩背功。

先將兩手由兩旁側之下面，徐徐移向後方，至尾閭穴之後，兩手相合，交叉十指，將腕翻轉，使掌心向正後方，而兩手背貼於尾閭穴之兩旁，須要

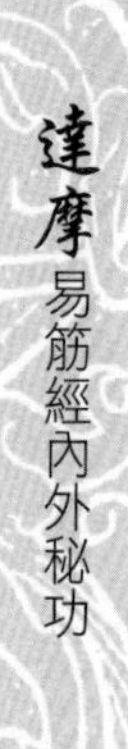

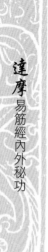

貼得緊緊，不可稍有鬆浮。兩肩頭則用力向前逼出，兼向上聳，務必使肩背部分之筋肉，緊張異常。

然後，用意想之法，運用其氣力，使充實其肩背。起初，不可意行，久後，自能達到。（圖2-7、圖2-8）

行此一勢功夫，亦以一炊時為度，然後，徐徐收回雙手，回復原狀。

【要點】

此功之所以兩手放於後面，及兩肩前逼而兼上聳者，無非欲使肩背等部分之筋肉緊張，而易於運行其氣，使之到達，不致多所阻隔也。

唯在運氣之時，並無有形之動作，純以意行耳。

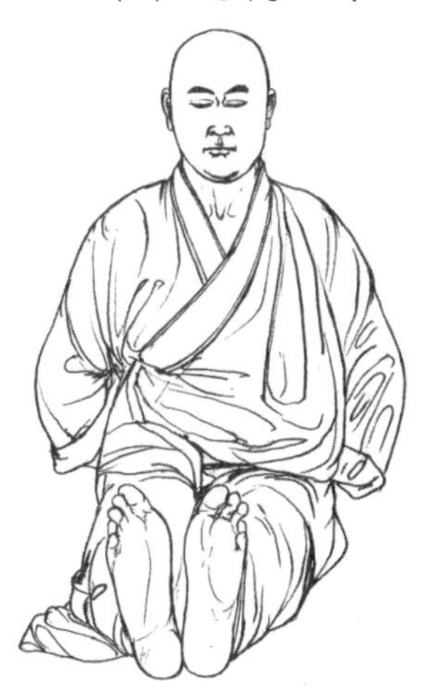

圖2-7

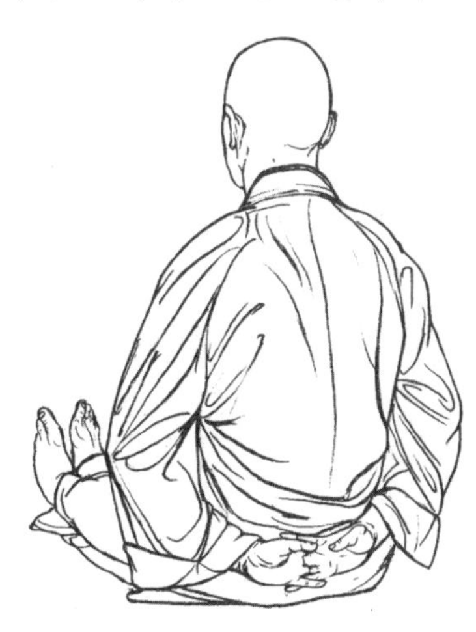

圖2-8

六、斂陰功

【功法】

行第五勢肩背功既畢，略事休息，然後續行第六勢斂陰功。

先將兩足收回，成雙盤之狀，以右腳背加於左大腿上面，更將左腳從右膝之外面扳起，亦將腳背放於右大腿上面，使成雙盤坐法，與第一勢丹田功相同。

兩足動作時，上身切忌搖動。坐定之後，先將兩手從旁移至前面，至臍下時，兩手相合，而交叉其十指，翻腕向內，以掌心捧住小腹。

初時，並不用力，冥心存念，略定神思，然後運氣，由丹田而注於腎囊，以活動其睪丸。停頓少許後，乃提氣上升，以回原處，作似欲將兩睪丸吸入腹中之想。在提氣上升之際，兩手心亦漸漸用力，略作向上摩起之勢。略停片刻，更運氣注於腎囊。（圖2-9）

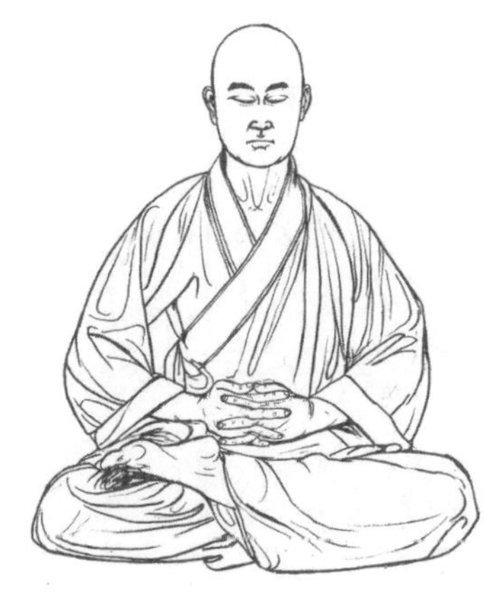
圖2-9

如此升降，各十二度而功畢矣。

【要點】

腎囊為人身最重要之物，睾丸又極嫩弱，稍受外力，即易破損。此一勢功夫，乃專練收斂睾丸之法，即世稱之「斂陰功」是也。

在初練之時，睾丸必難隨氣升降，然練習稍久，即易活動，反較運氣於肩背等為易於收效。因腎囊為筋絡所成，中空而運接於小腹，與丹田相距甚近，故氣力易於運到，待練習既久，睾丸自能隨氣升降矣。此功練成，敵縱欲取我下部而致我之命，亦無從下手。

七、胸廓功

【功法】

行第六勢斂陰功既畢，略事休息，再續行第七勢胸廓功。

上身及兩腿，完全不動，就原勢略略加以停頓耳。兩手則從小腹徐徐撤下，移向兩股之側，按於板上，拇指在內，掌尖則向前面，掌按木板，不宜過分用力，但求其能相貼合耳。

心神既定之後，則將兩臂徐徐用力下注，意欲將上身作向上升起之狀，唯並非有形之動作。同時，提氣上升，使之充於胸廓，停滯不動。歷一呼吸之久，再將氣從原道降下，停於丹田，而兩臂之力，亦同時鬆弛，回復原狀。更隔一呼吸時，再提氣上升如前。如此，升降各十二度為止。（圖2-10、圖2-11）

此勢功夫，雖不甚難，但在初人手時，亦不免有所阻礙，須經過若干時後，始克升降自如。

【要點】

此一勢功夫，乃充實胸廓之法，運氣於內，故較行於筋膜之間為易。唯運行雖易，而停滯一事，極為繁難。若神氣未能完固之人，決難達於此境目的，此即道家所謂「凝神鑄氣」之法也。

初入手時，未能久停，為時不妨稍暫，以後可逐漸加長也。是在學者自己斟酌之。

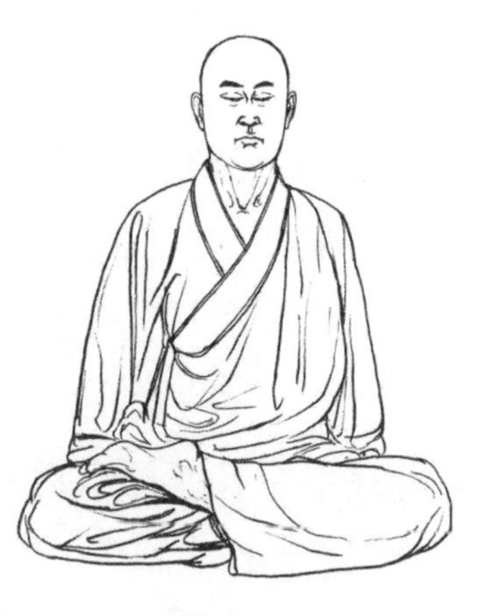

圖2-10

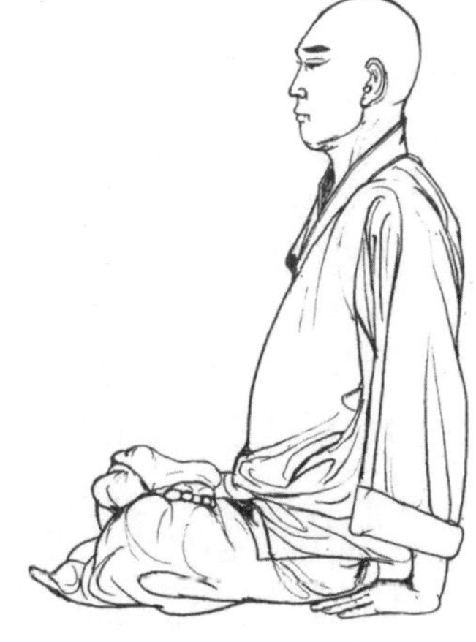

圖2-11

八、肚腹功

【功法】

行第七勢胸廓功既畢之後，即就原勢略事休息，調和氣力，使之稍弛展，然後再續行第八勢肚腹功。

此勢上身與兩足皆不動，一如以上二勢之姿勢，唯將兩手提起，使離開板面，然後，徐徐向前移去，繞至兩腳心之上面，即以左掌心緊按右足心，右掌心緊按左足心，以中渚穴緊對湧泉穴也。拇指在內，掌尖相對，兩肘微屈，臂部並不用十分氣力，但以手足兩心貼合為度。

略略停頓之後，始將兩臂稍微用力撐住；同時，將氣從丹田中運行而出，使之從下抄左，轉上繞右而下，回至丹田，在臍之四周繞一圓圈，上及肚子之下，旁及前腰。（圖2-12）

如此，運行一周之後，即休息一呼吸時，再為運行，以九度為止。若為女子，則宜自右而左。

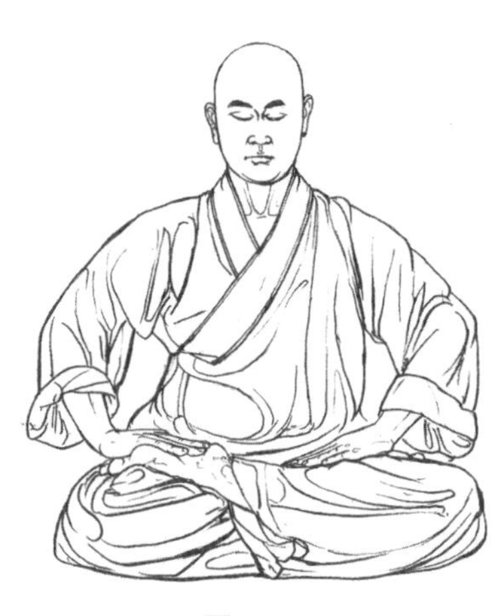

圖2-12

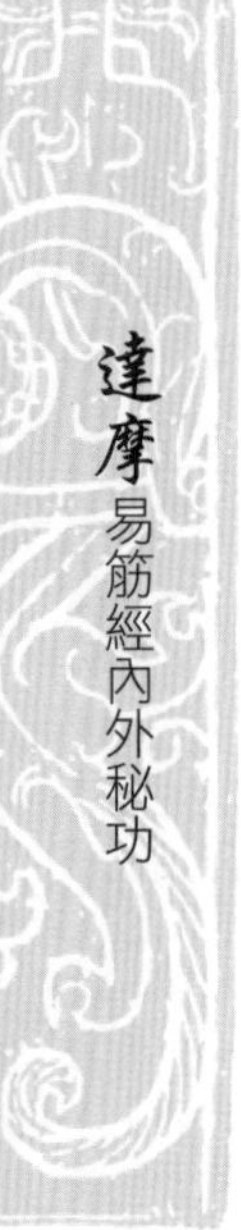

【要點】

此勢乃練氣充實肚腹之法，而兼及於腰腎之前部者。

行時，宜先鼓足其氣，使之略一停滯；然後，再運之，循軌而行，似較稍易。

唯在運行之時，非但外表不宜顯有形之動作，如身體動搖等，既內部亦不宜有迸氣掙力之象，須純任其自然。初時未必能盡如我意，久後必可成功也。

九、肩背功

【功法】

行第八勢肚腹功既畢之後，仍就雙盤坐之原勢，略事休息。上身與腿足完全不動，一如上勢，唯將兩手徐徐移至側面，仍按於板上。休息約三個呼吸時，則續行此第九勢肩背功。

先將右手在前面徐徐向斜上方屈肱舉起，至左肩上，即用手掌搭於肩上，掌心適按於肩窩穴上，五指則在肩後，肱緊貼於胸脅前。

然後，再將左手亦從前面向斜上方徐徐屈肱舉起，左掌心按住右肩窩穴，左肱則緊貼於右肱之外側，用力緩緩挌緊（挌：ㄍㄜ，用力抱），而使其肩背筋肉，緊張至極度；同時，則運用丹田之氣，使之上升，而充實其肩背之內部。初時，決難氣隨神到，但宜用意想之法行之，日久之後，自能運行無阻。（圖2-13、圖2-14）

【要點】

此一功亦係行氣於肩背之法。肩背以筋雜肉薄之故，氣力殊不易運到，唯其不易運到，故須多練。而內經中，對於練習肩背之法獨多，亦為此也。

行時所以必兩手抱肩、緊聚相掰者，亦正欲使其肩背緊張，而氣易於貫注也。

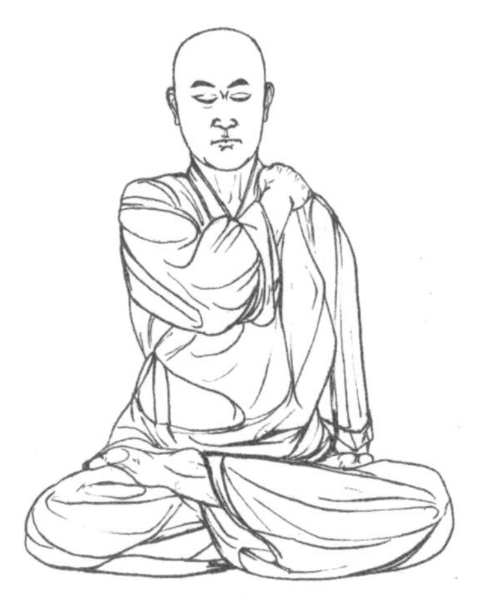

圖2-13

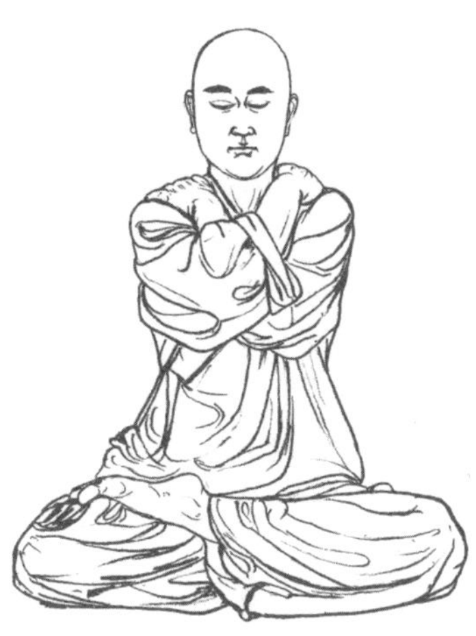

圖2-14

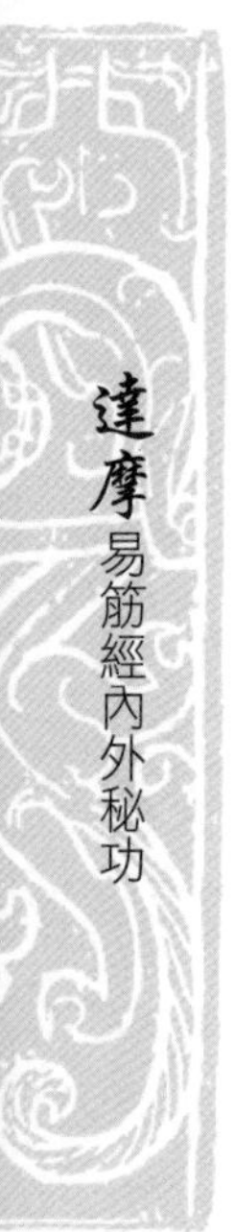

十、乳部功

【功法】

行第九勢肩背功畢，先將左手徐徐放下，按於板上，再將右手落下按板。然後，將圈盤之腿徐徐放開，直伸於前。略事休息，更續行第十勢乳部功。

須將兩腳收回，屈膝而跪，兩腿緊緊相靠，腳背貼板，臀部坐於小腿之上面，尾閭則緊靠兩腳跟。上身略向後仰，頭正目前視。但經此一番動作，心神必外瞀，故須休息片刻，加以收攝。

心神既定，則徐徐將兩手從側面抄至前下方，屈肱向上舉起，至心窩旁、兩乳下為度，乃將兩手掌輕輕按於脅上，兩肘則略略用力後引，唯非有形動作。

按定之後，即將氣提之上升，用意想之法，使之充滿於兩乳房，停滯不動。歷一呼吸之久，仍從原路，使之下降。如此，升降各九度而止。（圖2-15）

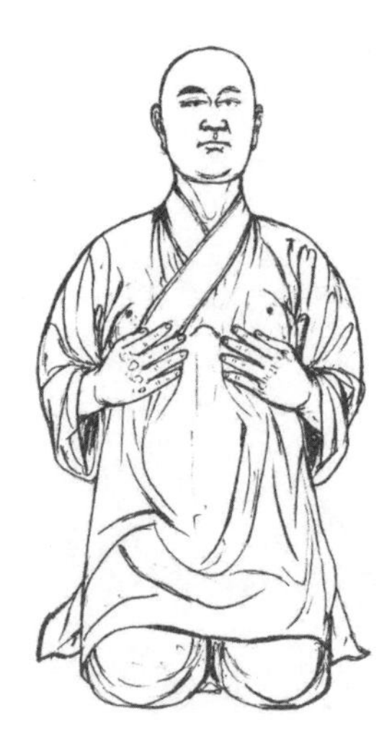
圖2-15

【要點】

乳房在胸前亦係主要之部分，而膺窗、乳根等大穴，皆在於此。若不練氣使之充實，最易為外力所傷，與斂陰功一勢功夫，實有同等之緊要。

此功之所跪行者，蓋欲使上身正直，而氣易於運行也。兩手按脅者，即所以示氣循行之路也。

十一、咽喉功

【功法】

行第十勢乳部功畢，即就原勢略休息片刻，兩手則徐徐放下，垂於旁側，稍稍舒展，續行第十一勢咽喉功。

先將兩手稍微舉起，徐徐移向前面，至膝蓋之上，乃將右掌心按於右膝蓋，左掌心按於左膝蓋，即膝骨與腿骨接合之處。拇指在內，指尖向前，兩臂稍用力作撐拄之狀，上身則向後作倚靠之勢，頭則後仰至極度。

心神既定之後，則將氣提之上升，經臍輪、心坎等部而上起，至喉結穴而停留不動，使喉部充實。

如此，歷一呼吸時，仍將氣下降，停於丹田，亦經一呼吸之時，再運氣，上升而充注於喉結。

如此，升降各九次，乃將上身徐徐坐直，頭亦下

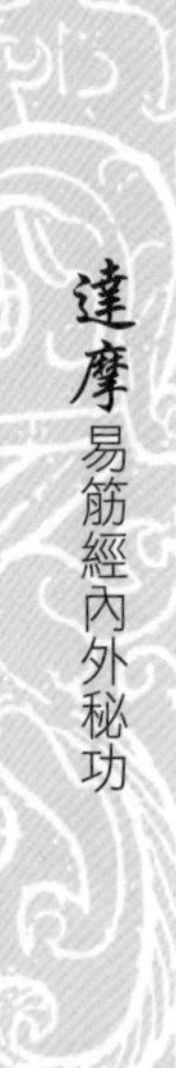

俯，兩手收回，垂兩側，回復原狀。（圖2-16）

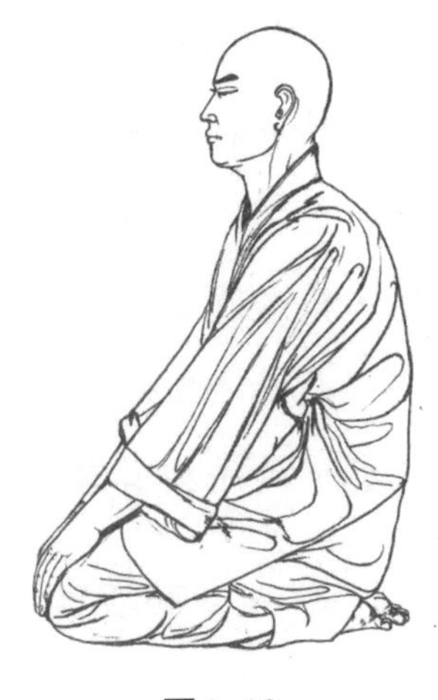
圖2-16

【要點】

咽喉為人身最重要之地，生死關頭之所繫，且喉管為一軟骨，雖有筋肉護於其外，奈極薄弱，故此部極易受傷，稍重即足致命，故必須加以鍛鍊。

若能運氣於喉，而充實其內部，功夫精純時，即快刀快劍，亦不足損其毫髮矣。唯咽喉功夫，亦極不易練耳。

十二、摩腰功

【功法】

行第十一勢咽喉功既畢，則將上身抬起，而使兩足徐徐舒展，直伸於前。略事休息，即收起兩足盤坐，仍以右腳背置於左大腿上，而左腳背則置於右大腿上，成雙盤坐之勢。

在動作之後，神志不免外瞀，故須冥目靜心，以收攝之。待心神既定之後，即將兩手移至前方，上下相向。右手在下，左手在上，掌心相合，然後，用力將左掌自左而右，旋摩七十二度。再翻轉兩手，使右手在上，左手在下，用右掌之力，自右而左，亦用力旋摩七十二度。（圖2-17）

此時，掌心熱如火發，乃將兩掌移貼後腰，先由外轉內，旋摩七十二度；更由內而外，亦旋摩七十二度。則此勢功夫畢矣。（圖2-18）

【要點】

此十二勢功夫，皆係坐行之法，甚不易行，且久坐傷精，為行功十八傷之一。此一勢加於後，良非無故，蓋恐行功之人，久坐而損傷其精，故用此勢以養

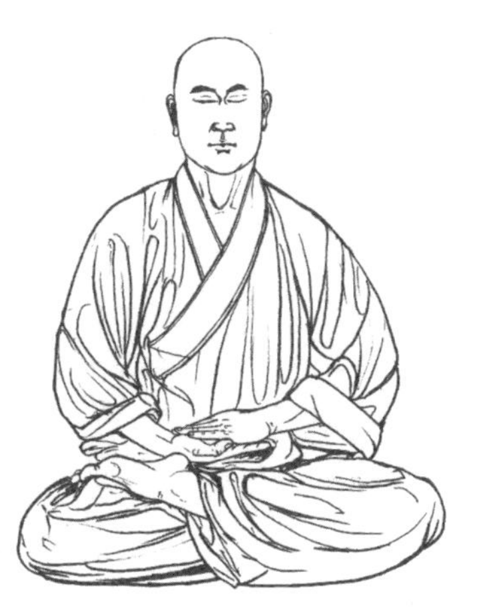

圖2-17

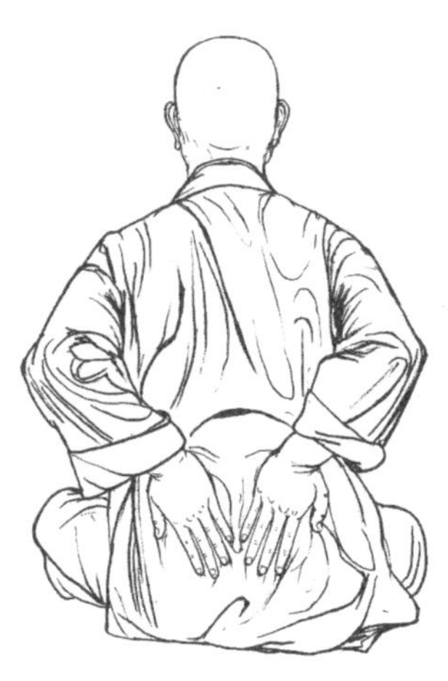

圖2-18

其精。

此勢摩腰養精。後腰，精之門也，精門和暖，則生氣自足，更不虞其損傷矣。

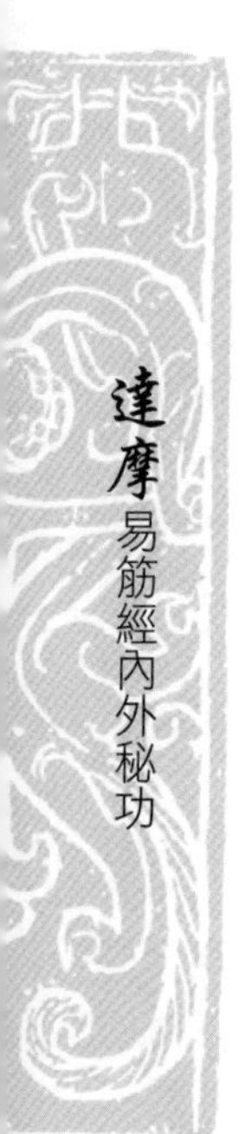

第三章
達摩派易筋經之剛柔法

湯顯按語：達摩派易筋經，以內功之勢做慢動作，做外功之勢用活手法。亦稱「剛柔法」。剛柔者，為強健身心、活動筋骨之妙法也。

此功以力為主，剛中有柔，運柔成剛；以力行氣，練氣增力，堅強筋骨，有效禦敵。

每日勤習，必可有成，氣力較未練可增數倍，而收身強力壯之效，足以抵抗外侮矣。

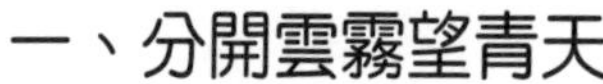

一、分開雲霧望青天

【練法】

1. 立正。（圖3-1）

2. 兩手脈門交叉，左手外，右手內；兩足跟提起。（圖3-2）

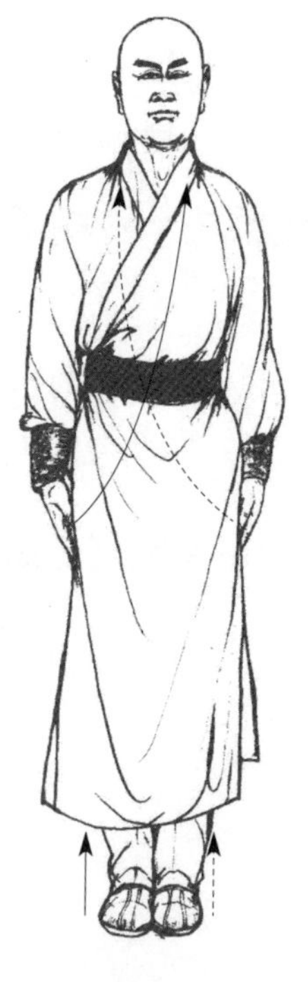

圖3-1

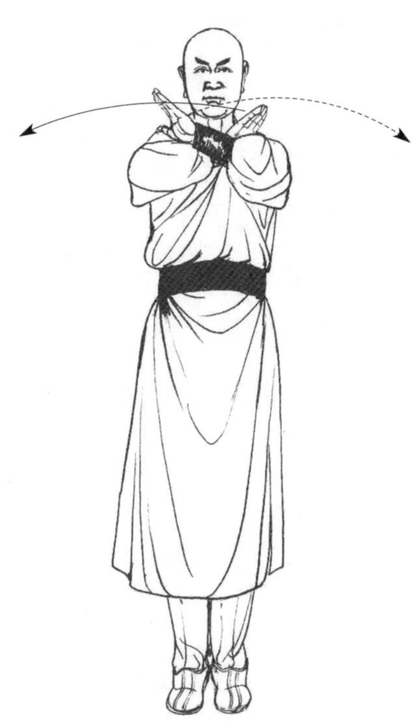

圖3-2

3. 雙手左右分開，做一個全繞形。（圖3-3）

4. 雙手向下放在大腿兩旁，雙足後跟放地。（圖3-4）

如此連做幾次。

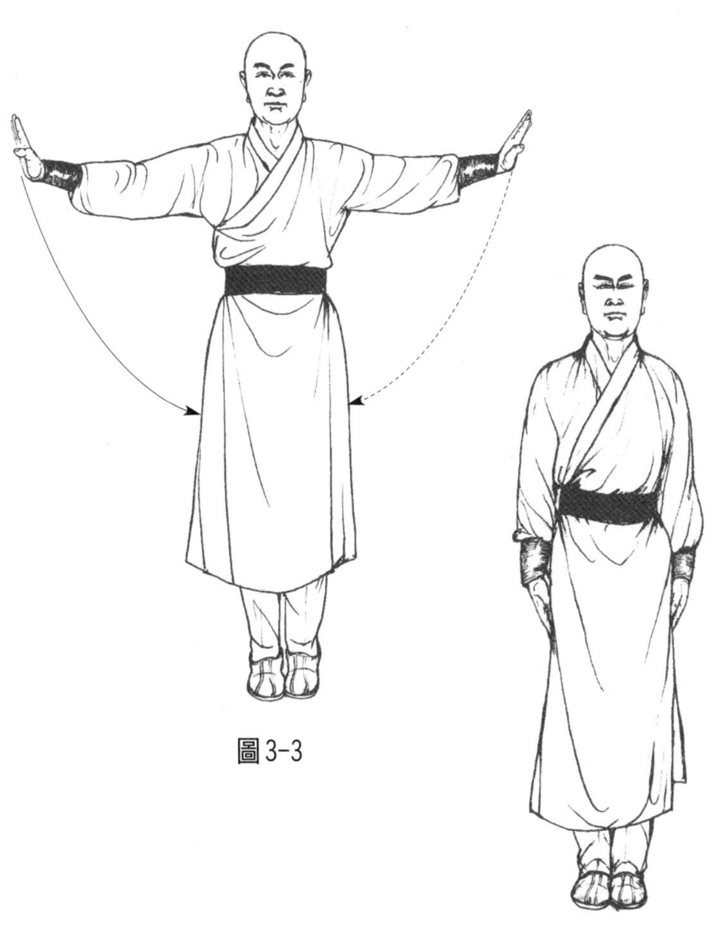

圖3-3

圖3-4

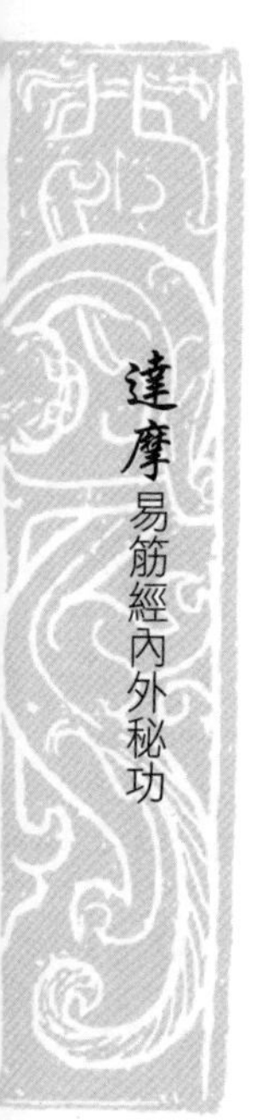

二、斜風細雨用暗箭

【練法】

1. 立正。（圖3-5）

2. 左足向左跨開一尺；雙手靠腰，掌心向前。（圖3-6）

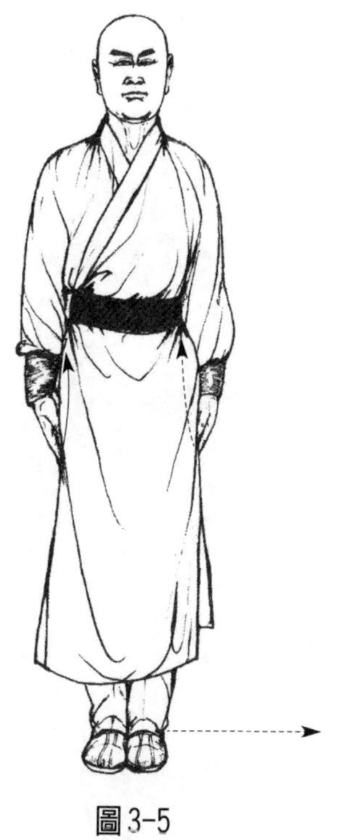

圖3-5

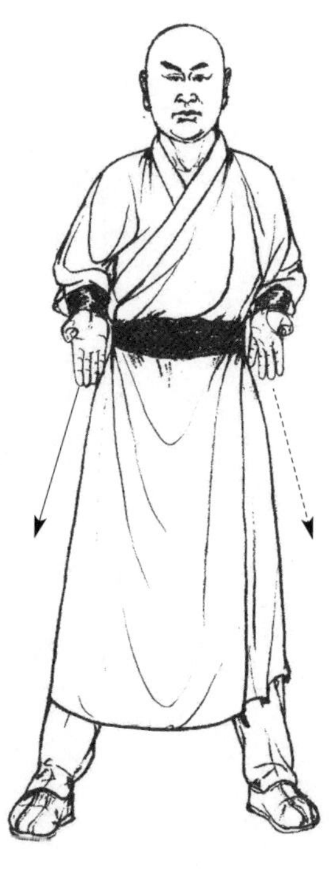

圖3-6

3. 雙手掌心反轉，向下伸直，放在左右大腿外。（圖3-7）

4. 雙手掌心反轉，托上胸部。（圖3-8）

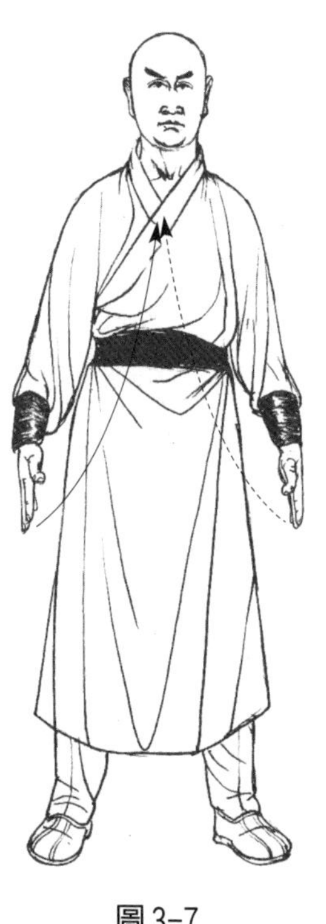

圖3-7

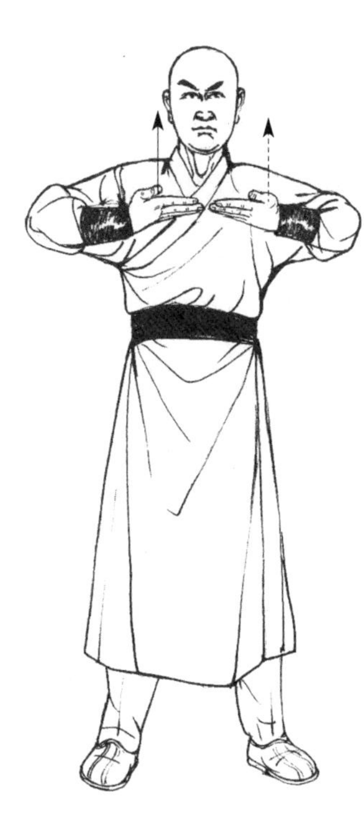

圖3-8

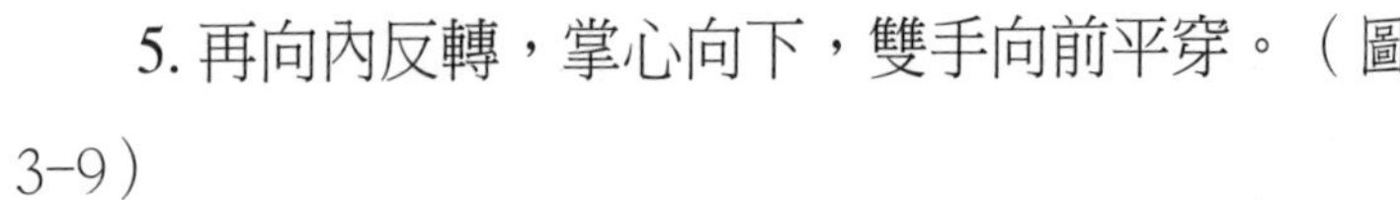

5. 再向內反轉，掌心向下，雙手向前平穿。（圖3-9）

6. 雙手左右放於大腿外。（圖3-10）

7. 如此連做幾手，左足收回，立定。（圖3-11）

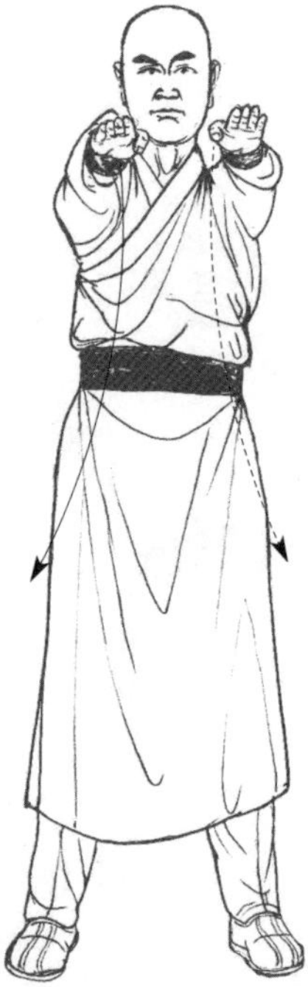

圖3-9

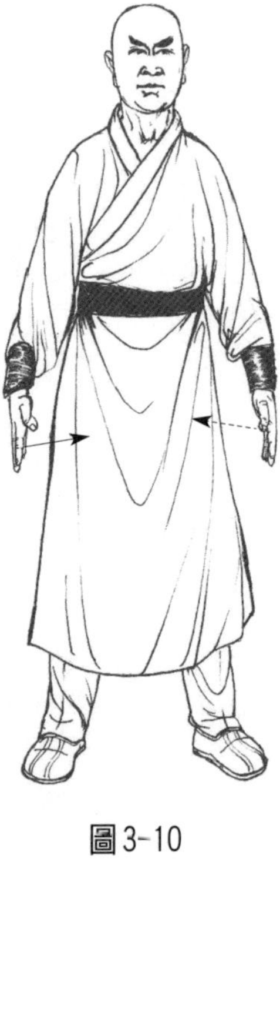

圖3-10

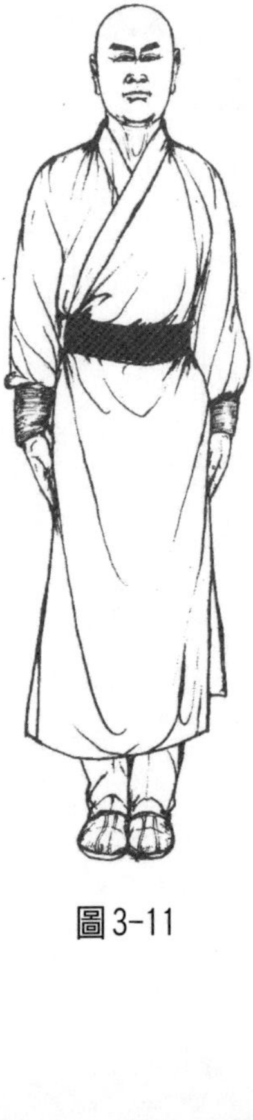

圖3-11

三、磨掌擦拳刺敵人

【練法】

1. 立正。（圖 3-12）

2. 雙手靠腰，掌心向前。（圖 3-13）

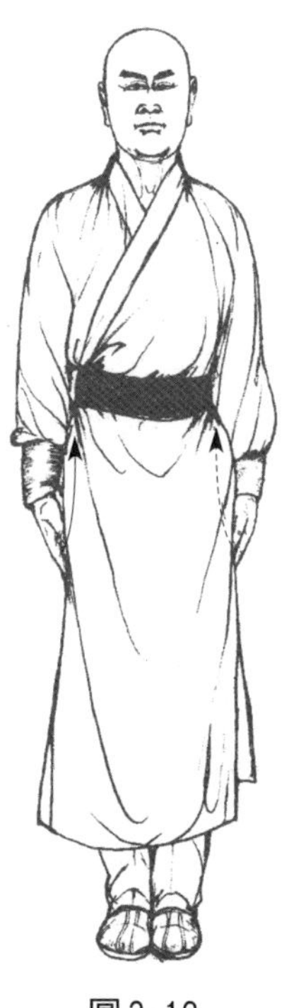

圖 3-12

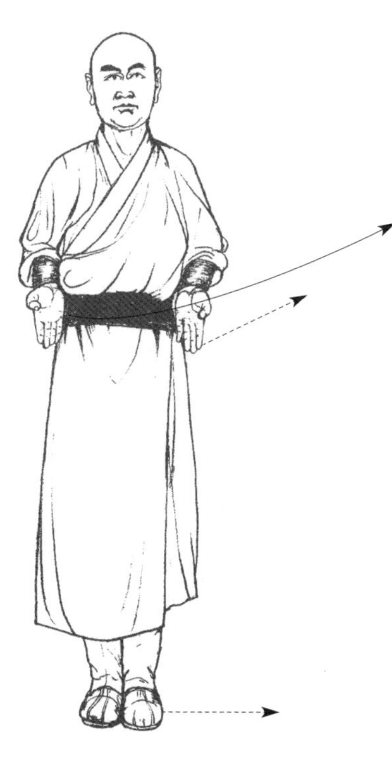

圖 3-13

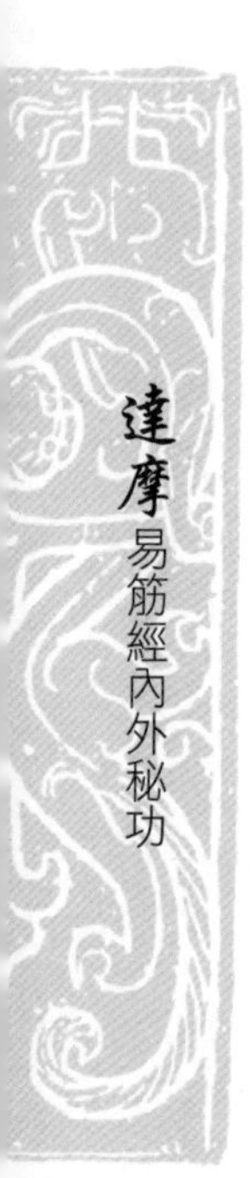

3. 左足向左踏出平馬，身向左轉；右手掌心反轉向下，與左手掌心磨過，右手掌心向前伸直。（圖3-14）

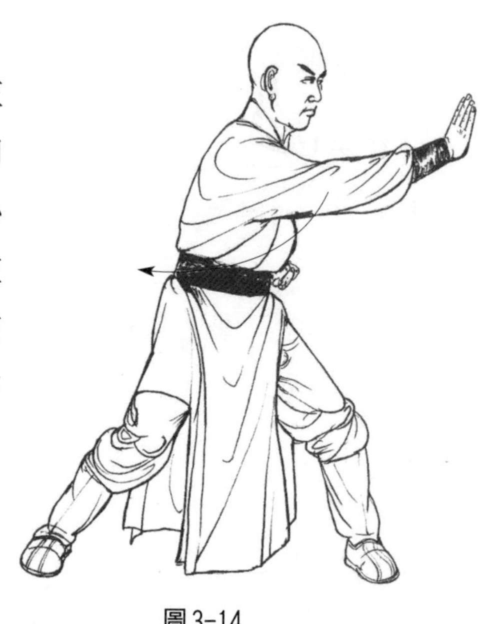

圖3-14

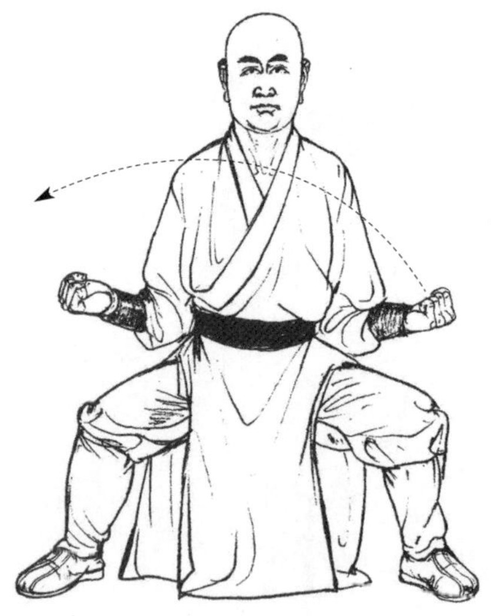

圖3-15

4. 右掌握拳，拳心向上收回，臂膀靠腰。（圖3-15）

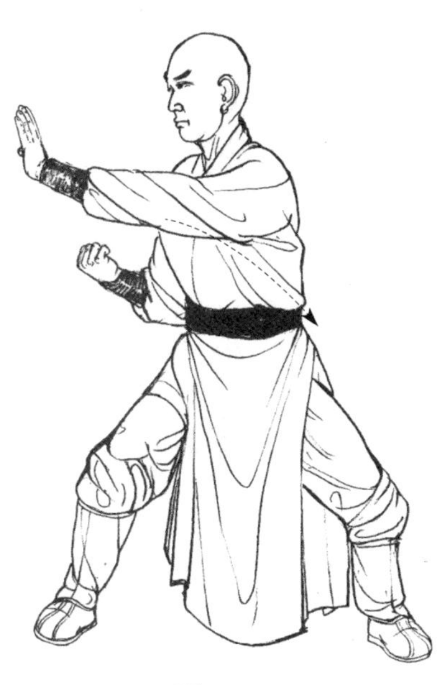

5. 左手掌心反轉向下，磨過右手掌心，左手掌心向前伸直。（圖3-16）

圖3-16

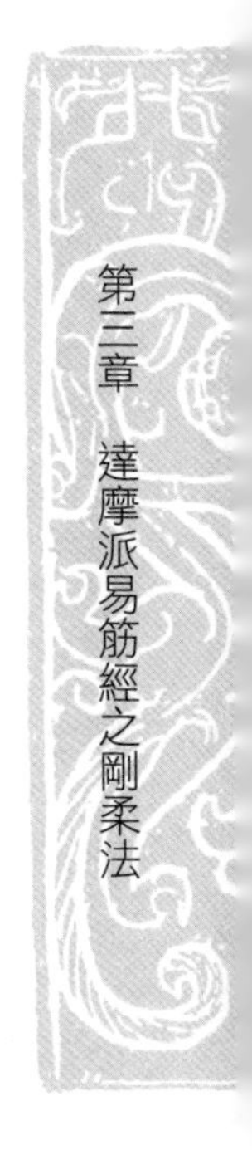

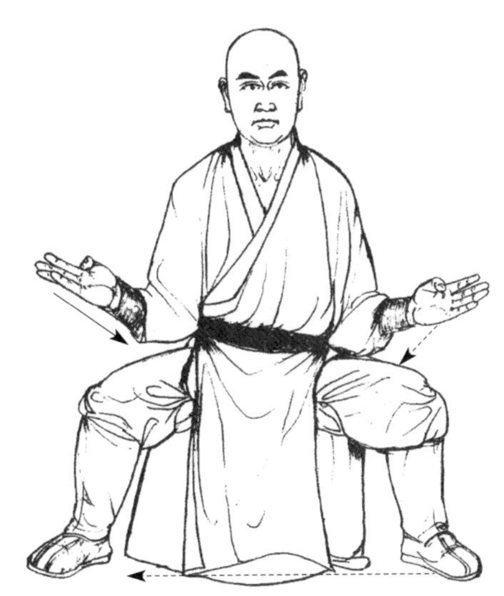

6. 掌心向上收回，兩掌臂膀靠腰。（圖3-17）

圖3-17

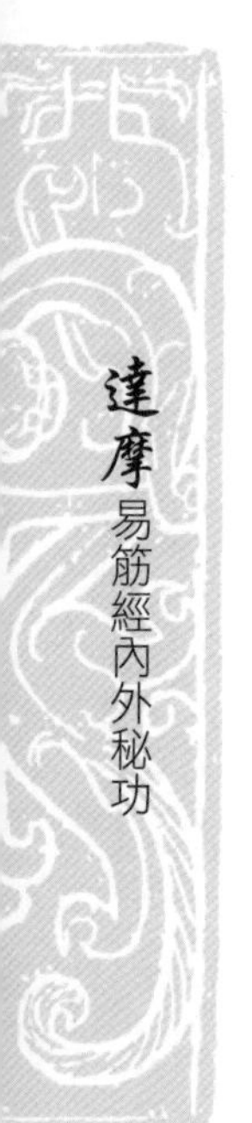

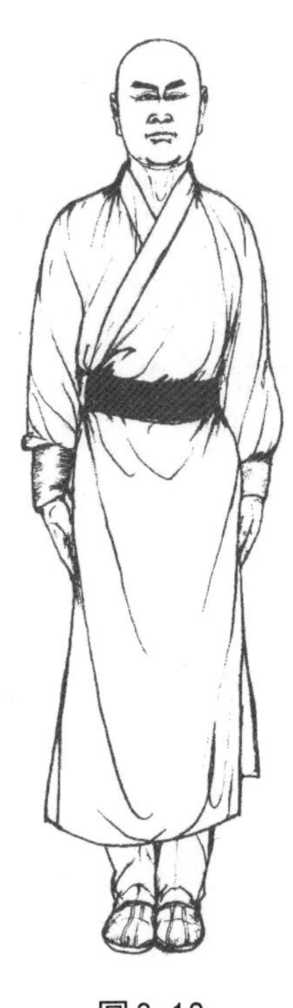
圖3-18

7. 如此連做幾手，左足收回立定。（圖3-18）

8. 雙手左右向下放於大腿旁，再提起雙手靠腰，掌心向前；右足向右踏出平馬，身向右轉。與上相同，再做幾手。

四、撩印擦心練筋骨

【練法】

1. 立正。（圖3-19）

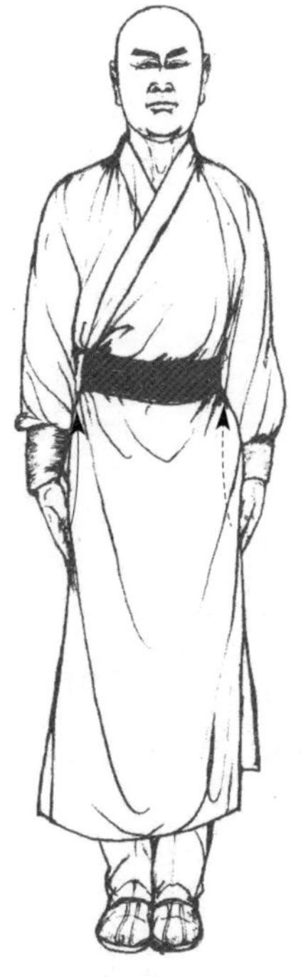
圖3-19

2. 兩手靠腰，掌心向前。（圖 3-20）

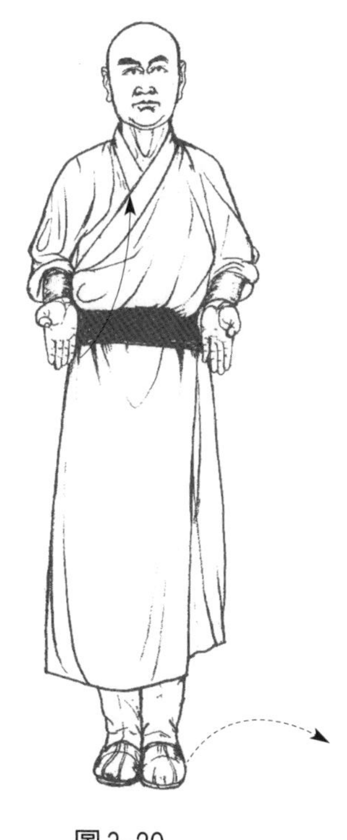

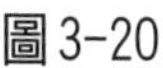
圖 3-20

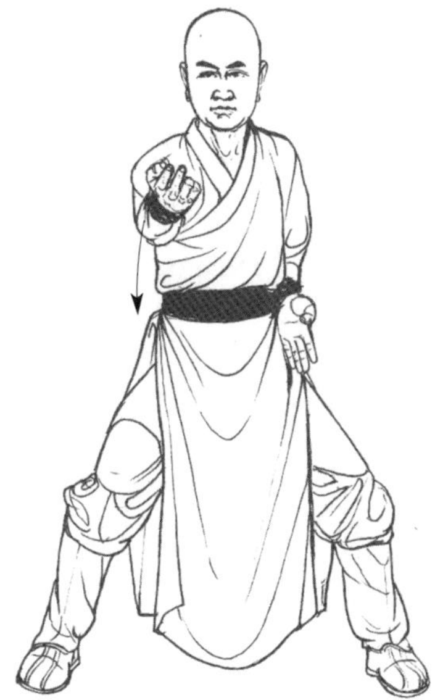
圖 3-21

3. 左足向左踏出平馬；右手向前從下向上平伸，掌心向上，五指拘攏。（圖 3-21）

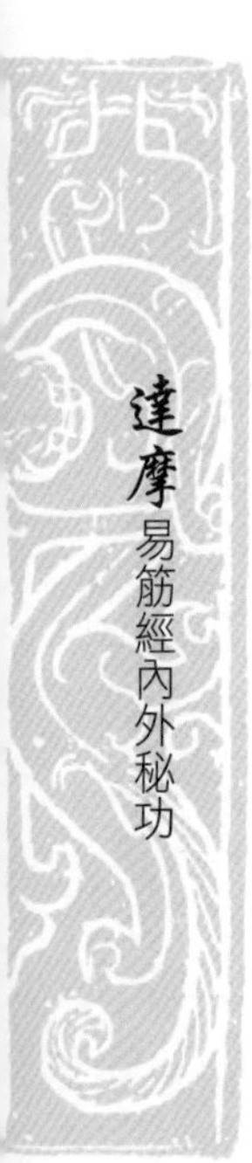

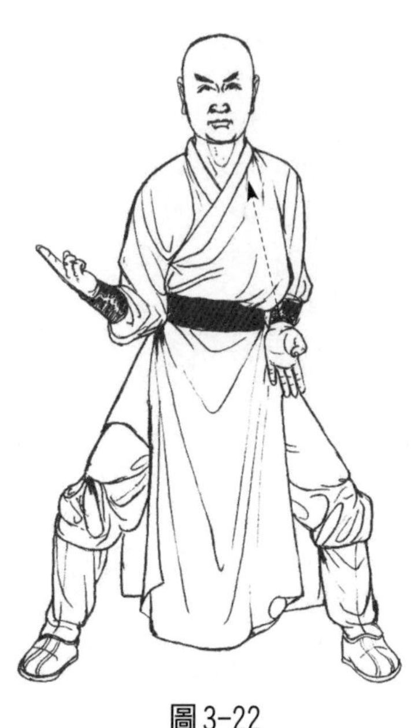
圖 3-22

4. 收回臂膀靠腰。（圖 3-22）

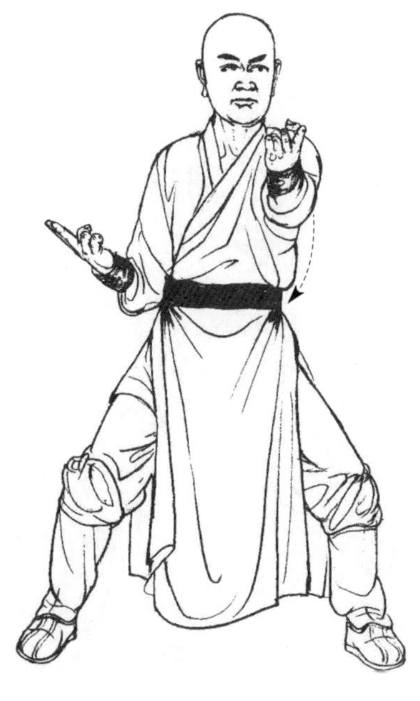
圖 3-23

5. 左手向前，從下向上平伸，掌心向上，五指拘攏。（圖 3-23）

6. 收回臂膀靠腰。（圖3-24）

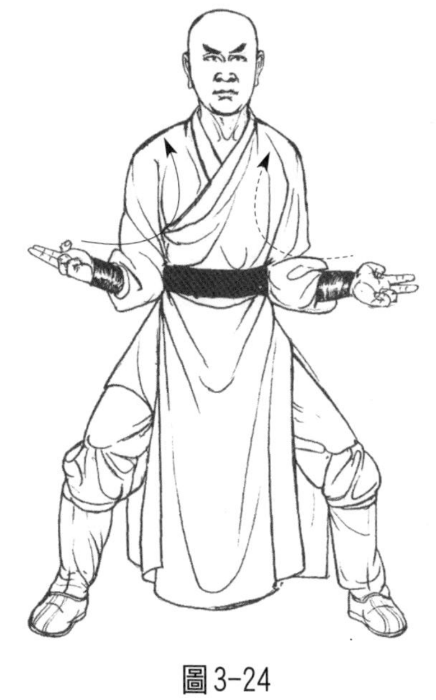

圖3-24

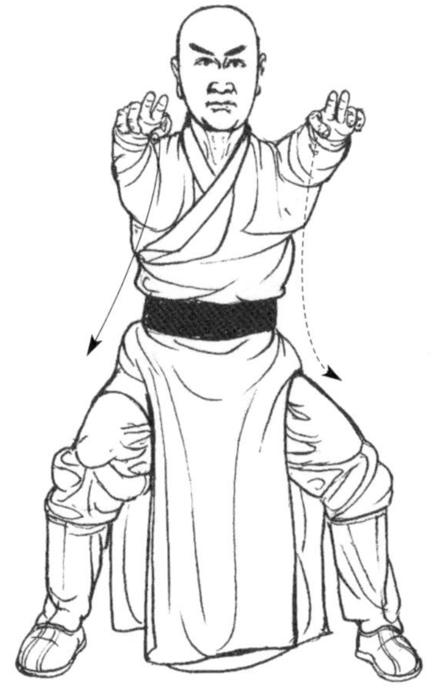

圖3-25

7. 雙手四指向內反轉，掌心向下，四指向前直穿。（圖3-25）

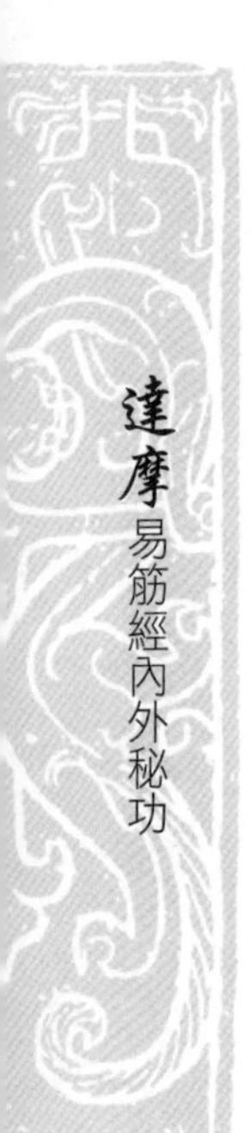

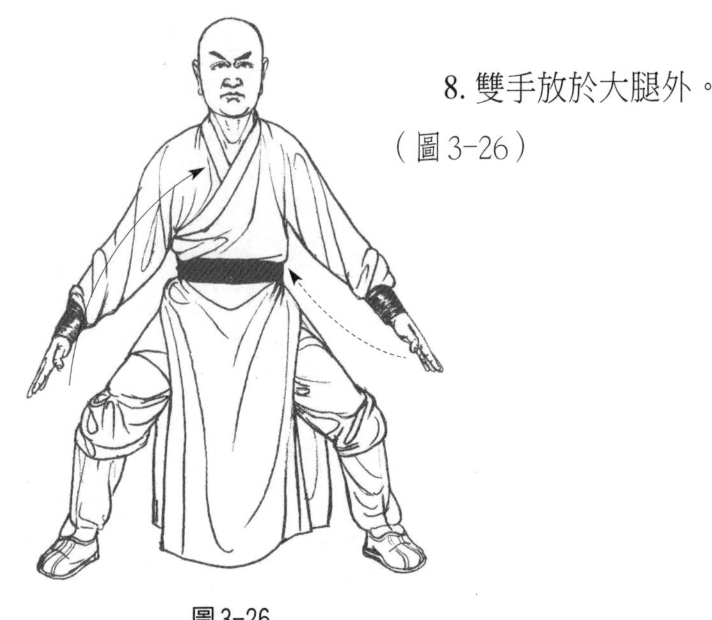

8. 雙手放於大腿外。（圖3-26）

圖3-26

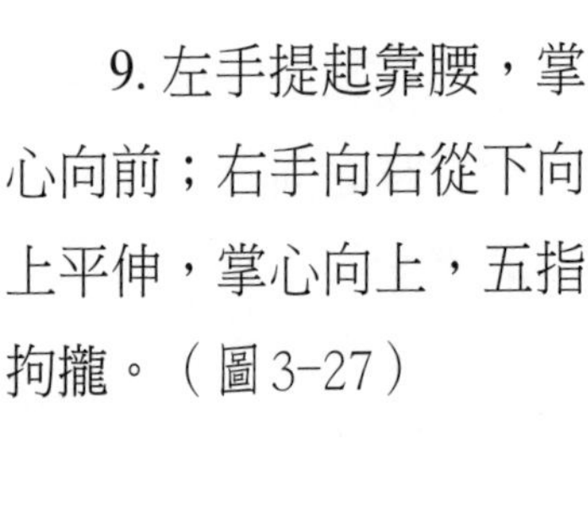

9. 左手提起靠腰，掌心向前；右手向右從下向上平伸，掌心向上，五指拘攏。（圖3-27）

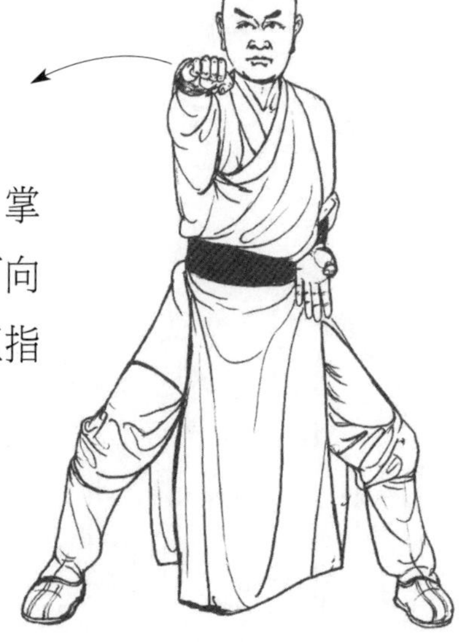

圖3-27

10. 收回，脈門反轉，向下、向右直打。（圖 3-28）

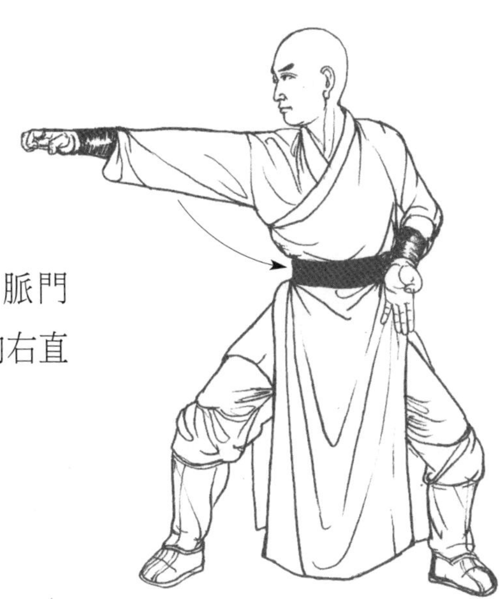

圖 3-28

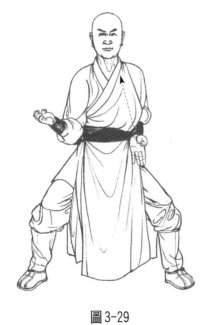

11. 收回，臂膀靠腰。（圖 3-29）

圖 3-29

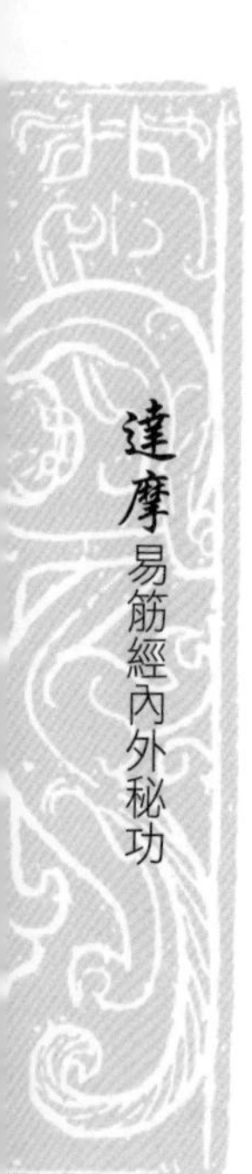

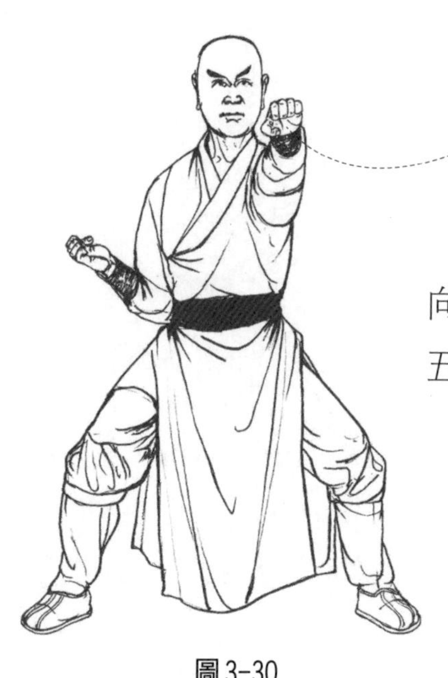

12. 左手向左從下向上平伸，掌心向上，五指併攏。（圖3-30）

圖3-30

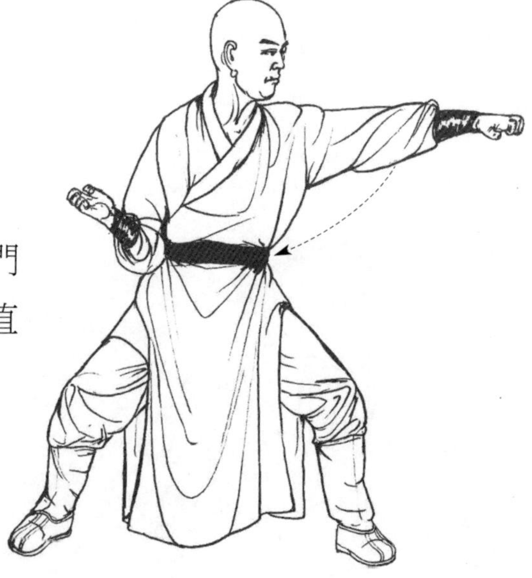

13. 收回，脈門反轉向下，向左直打。（圖3-31）

圖3-31

14. 收回，臂膀靠腰。（圖 3-32）

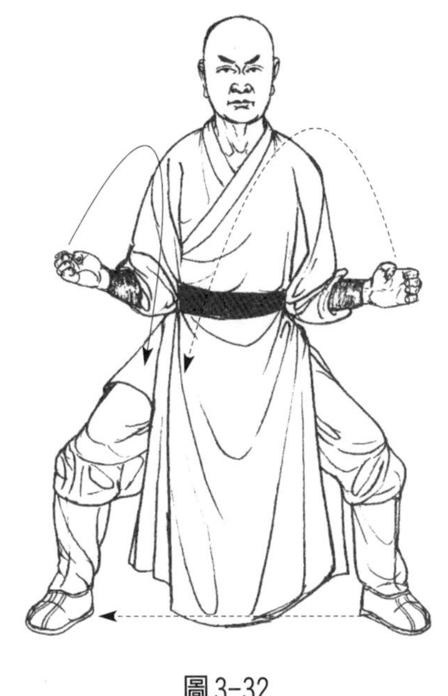

圖 3-32

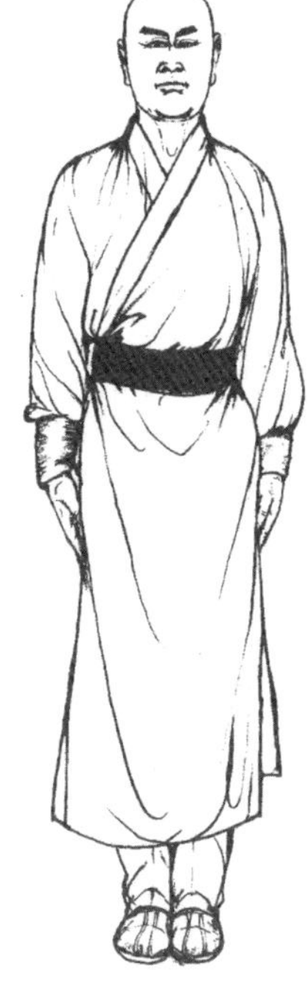

圖 3-33

15. 雙手向上、放下，再提起靠腰。與上相同，再做，左足收回，立定。（圖 3-33）

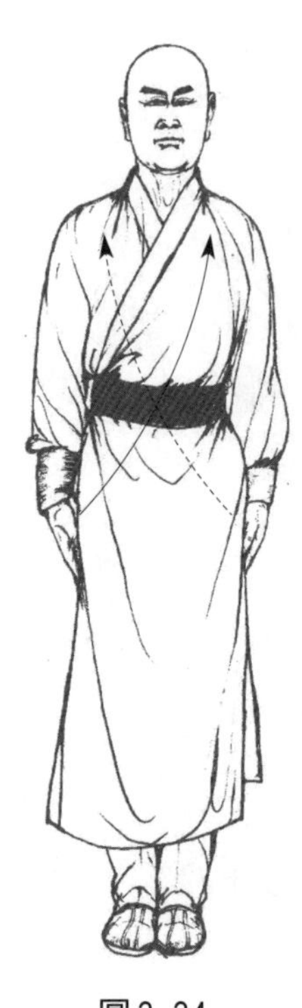

圖 3–34

五、行者挑擔練精神

【練法】

1. 立正。（圖 3–34）

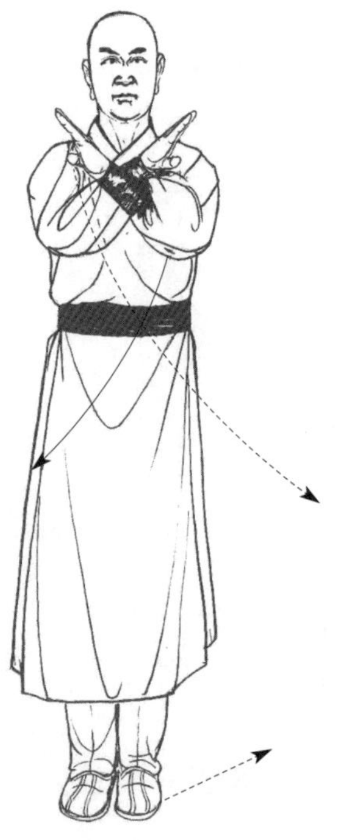

圖 3–35

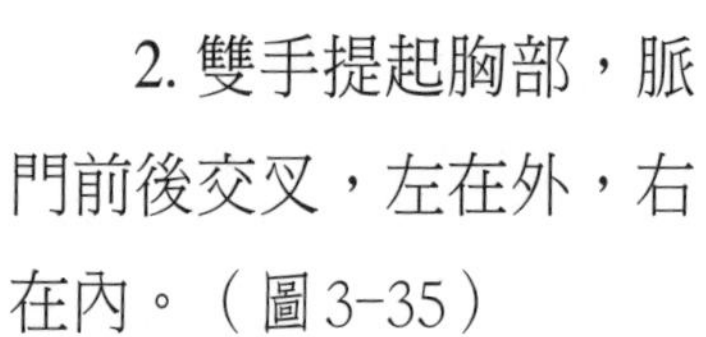

2. 雙手提起胸部，脈門前後交叉，左在外，右在內。（圖 3–35）

3. 左足向右踏出平馬，足尖向左，同時，雙手放下，向左右分開。（圖3-36）

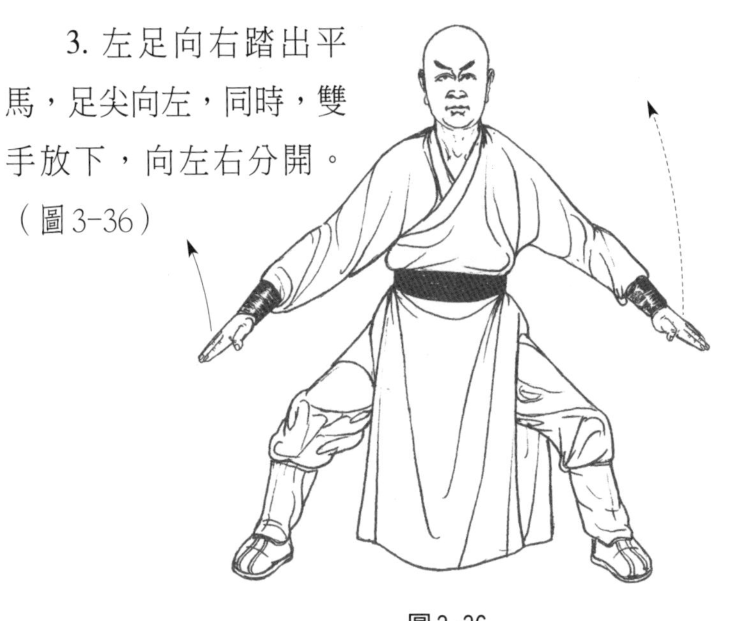

圖3-36

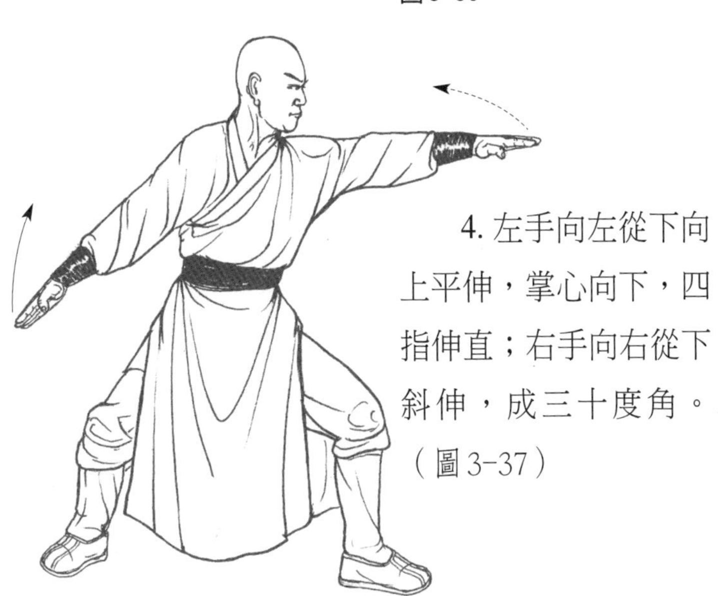

4. 左手向左從下向上平伸，掌心向下，四指伸直；右手向右從下斜伸，成三十度角。（圖3-37）

圖3-37

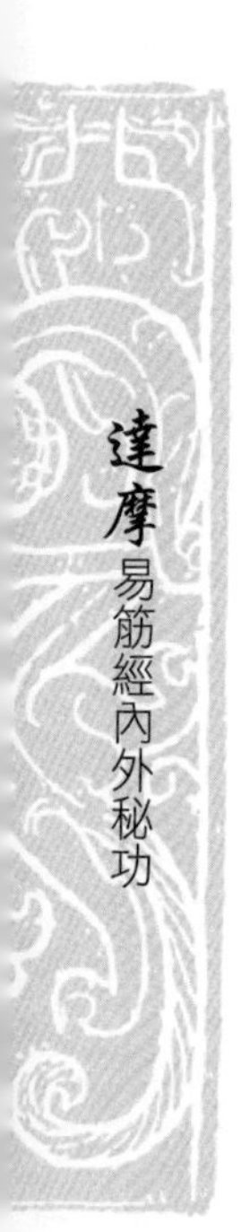

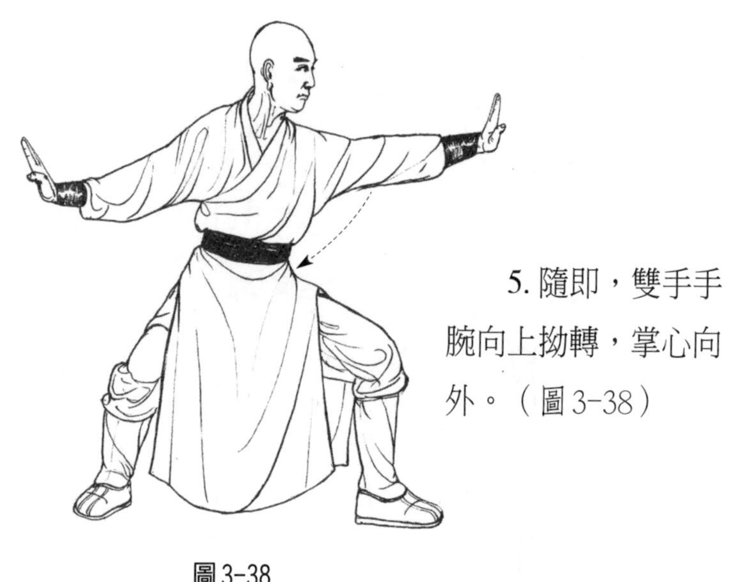

5. 隨即，雙手手腕向上拗轉，掌心向外。（圖3-38）

圖3-38

6. 左手掌心向裡反轉，收回臂膀靠腰。（圖3-39）

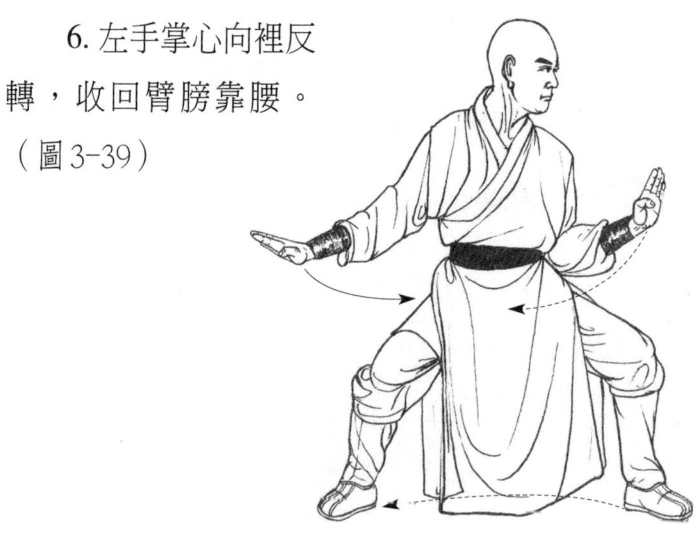

圖3-39

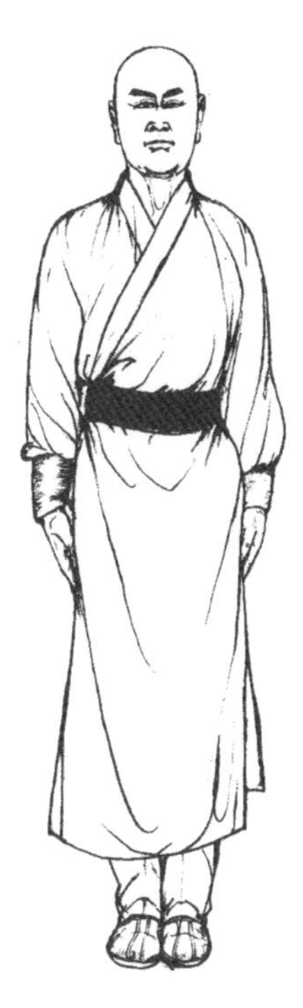
圖3-40

7. 左足收回，立定。（圖3-40）

8. 雙手放下；右足向右踏出平馬，足尖向右。與上相同，連做幾次。

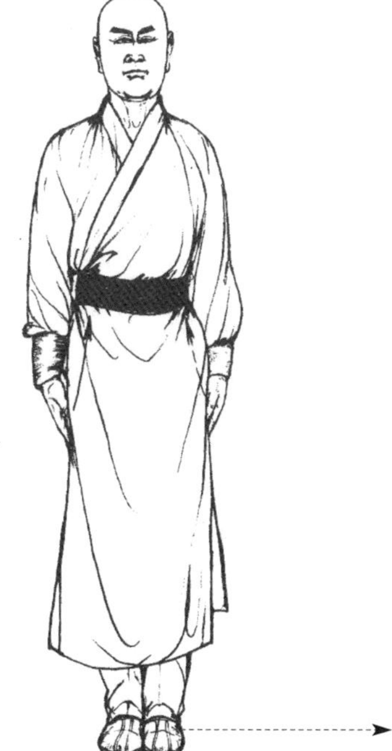
圖3-41

六、鳳凰曬翅散經絡

【練法】

1. 立正。（圖3-41）

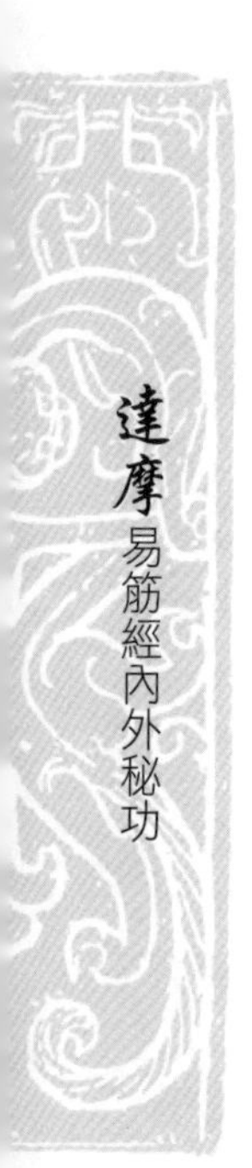

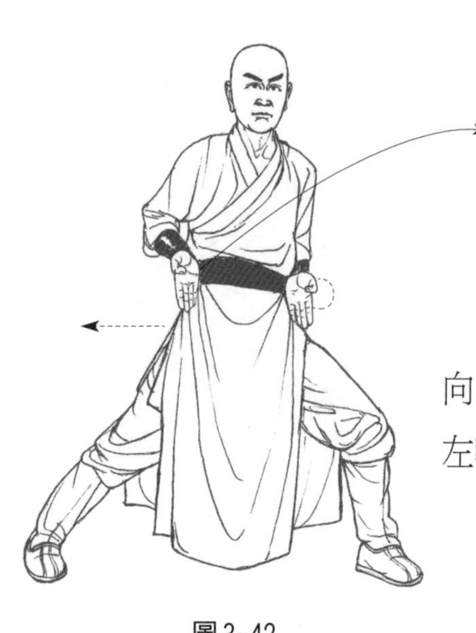

圖3-42

2. 雙手靠腰，左足向左踏出左箭馬，身向左轉。（圖3-42）

3. 隨即，右手從下向上過左手腋下，掌心向前伸直；左手向下往後伸直，手腕拘攏，做一個摘手。（圖3-43）

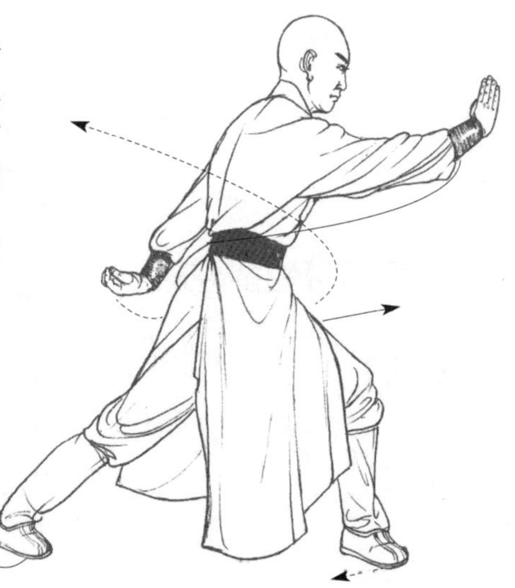

圖3-43

4. 身向右轉，同時，雙足旋轉，成右箭馬。乘勢左手從下向上過右手腋下，掌心向前伸直；同時，右手向下往後伸直，手腕拘攏，做一個摘手。（圖3-44）

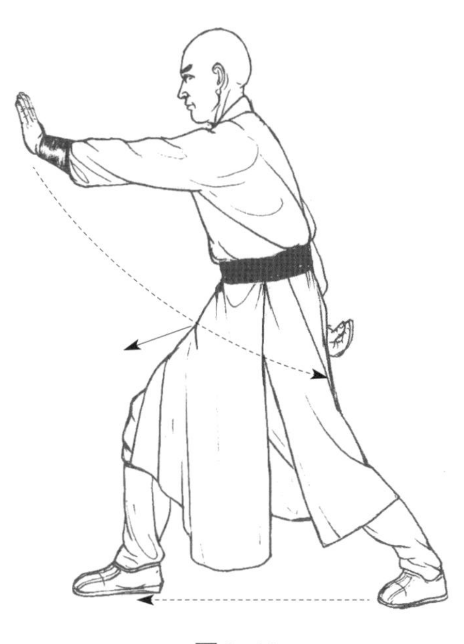

圖3-44

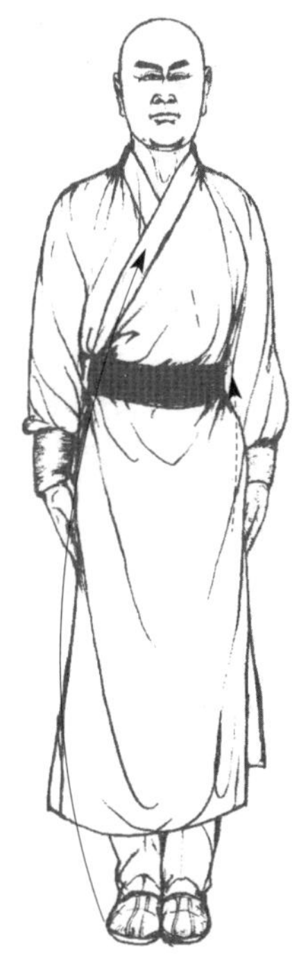

圖3-45

5. 左足收回，立定，雙手放下。（圖3-45）

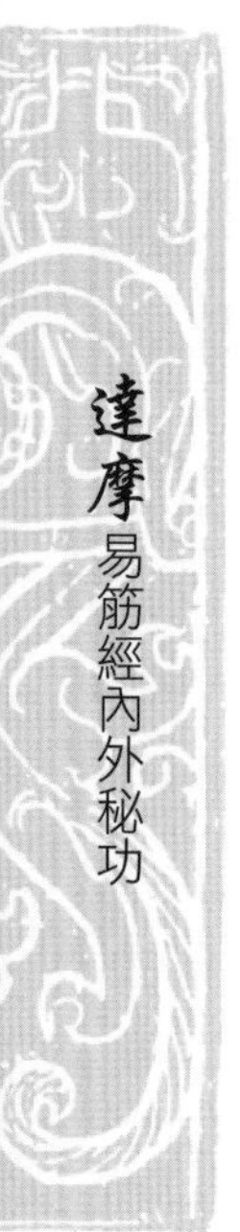

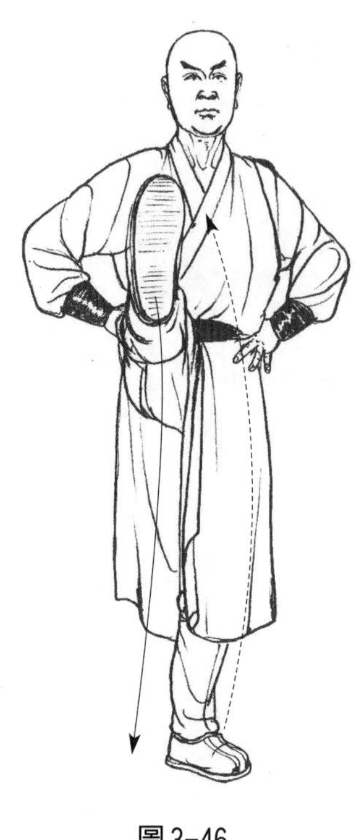

圖3-46

6. 再提起插腰，四指前，拇指後；右足提起，向前平伸。（圖3-46）

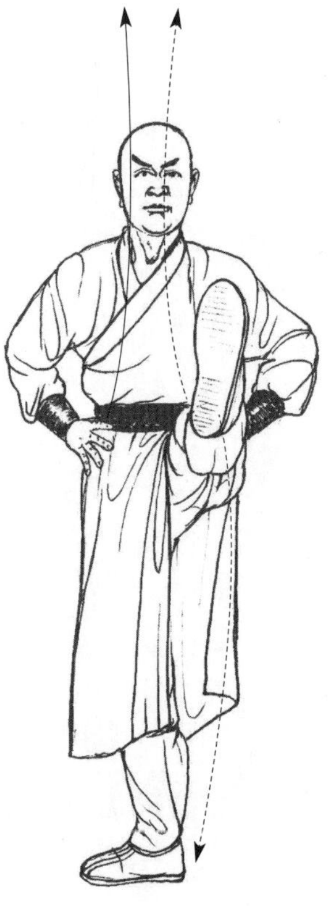

圖3-47

7. 右足底向前放下，左足提起向前平伸。（圖3-47）

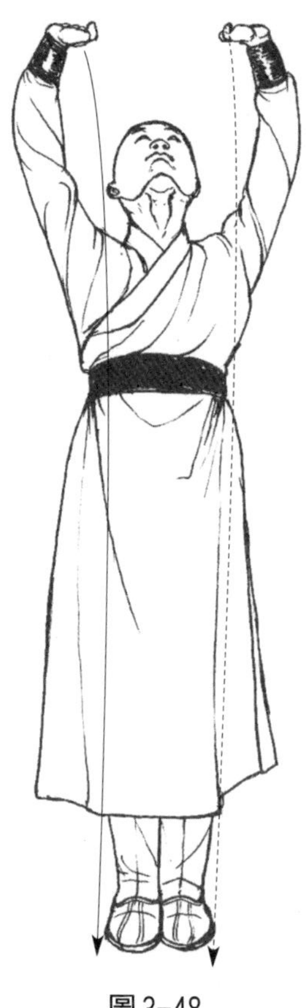

圖 3-48

8. 左足底向前放下，立定。雙手伸上，掌心向天，身向後拗。（圖 3-48）

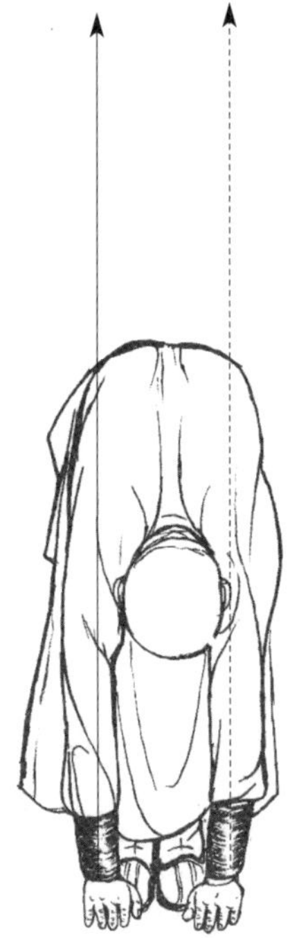

圖 3-49

9. 回轉，身向前屈，雙手做半繞形，掌心揿地。（圖 3-49）

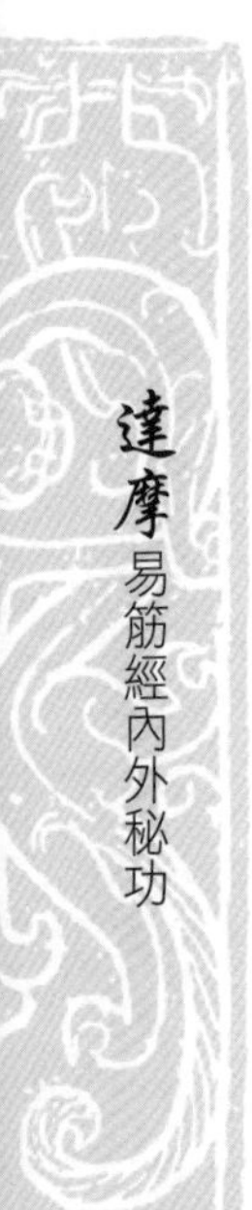

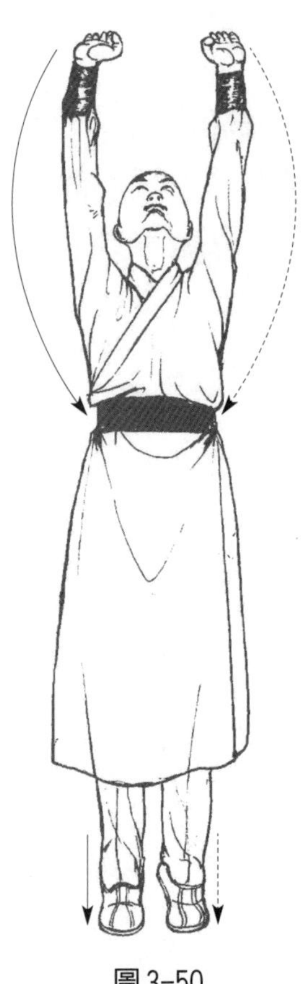
圖 3-50

10. 回起，雙手做半月形，伸上，掌心向天；雙足跟提起。（圖 3-50）

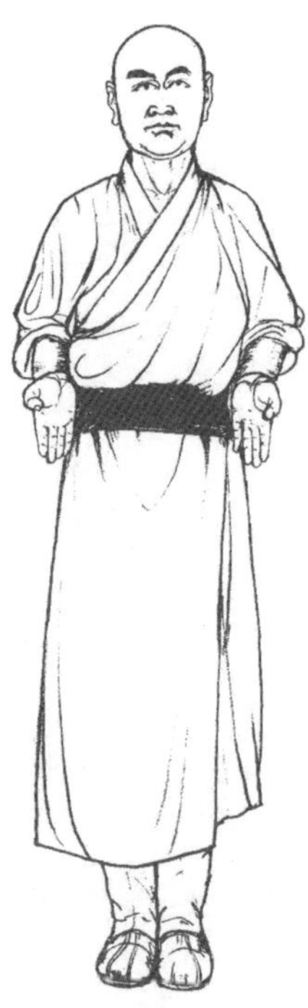
圖 3-51

11. 雙手向左右放下插腰，立定。（圖 3-51）

12. 踏步半分鐘可止。

第四章
達摩易筋經之舒筋柔身功圖譜

此功抻筋拔骨，動作舒展，練法圓活；注重柔韌，以柔見長，柔中有剛。

練之既可活血通絡、強健筋骨，而祛病健身、延年益壽；又可使身法活泛、拳腳靈便、柔勁貫體，而為武功深造打下良好基礎。

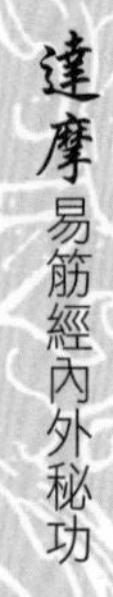

一、羽客揮扇勢

如圖4-1～圖4-7所示。

(一)羽客揮扇動作一

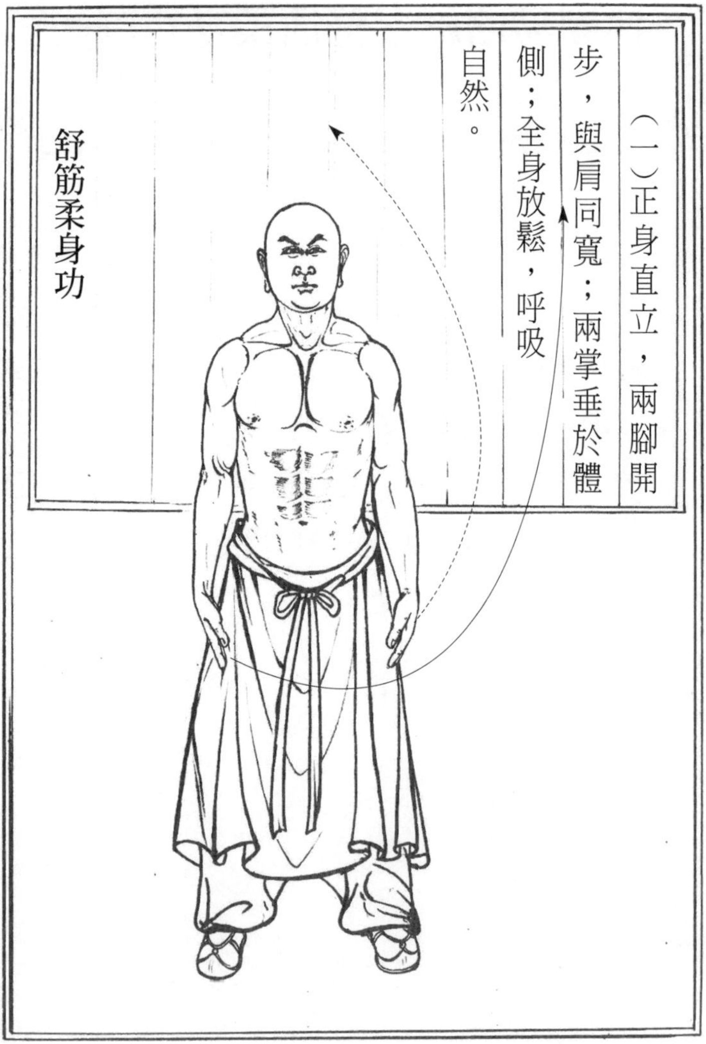

(一)正身直立，兩腳開步，與肩同寬；兩掌垂於體側；全身放鬆，呼吸自然。

舒筋柔身功

圖4-1

(二)羽客揮扇動作二

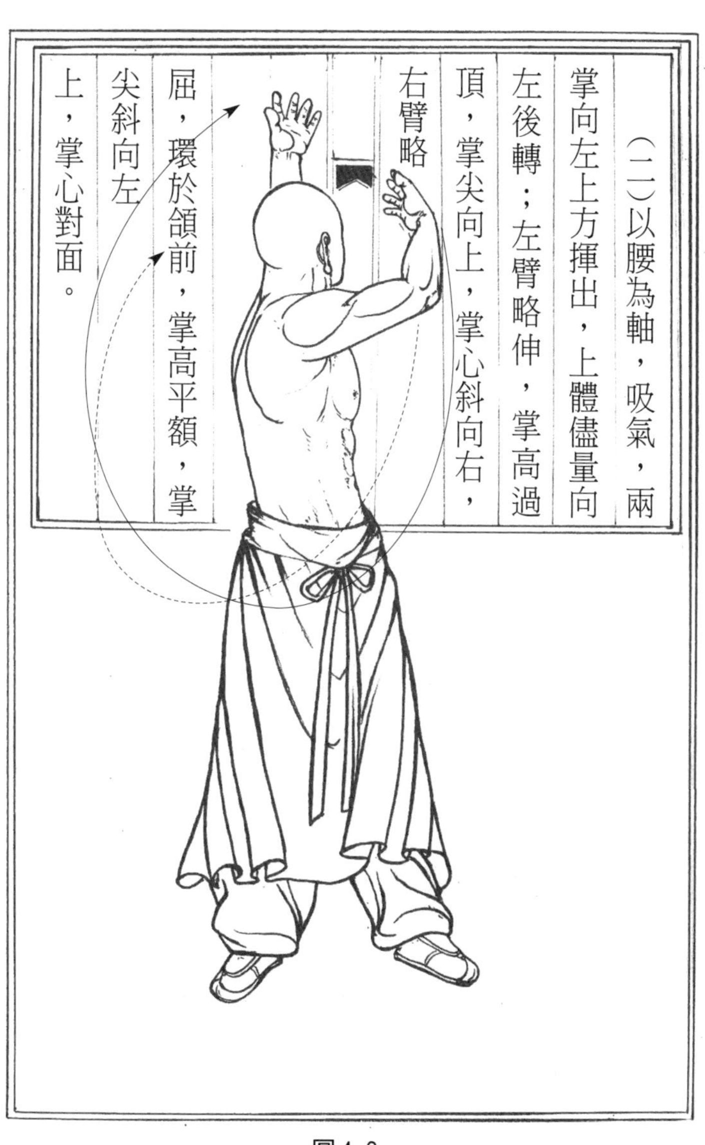
(二)以腰為軸，吸氣，兩
掌向左上方揮出，上體儘量向
左後轉；左臂略伸，掌高過
頂，掌尖向上，掌心斜向右，
右臂略
屈，環於頷前，掌高平額，掌
尖斜向左
上，掌心對面。

圖4-2

(三)羽客揮扇動作三

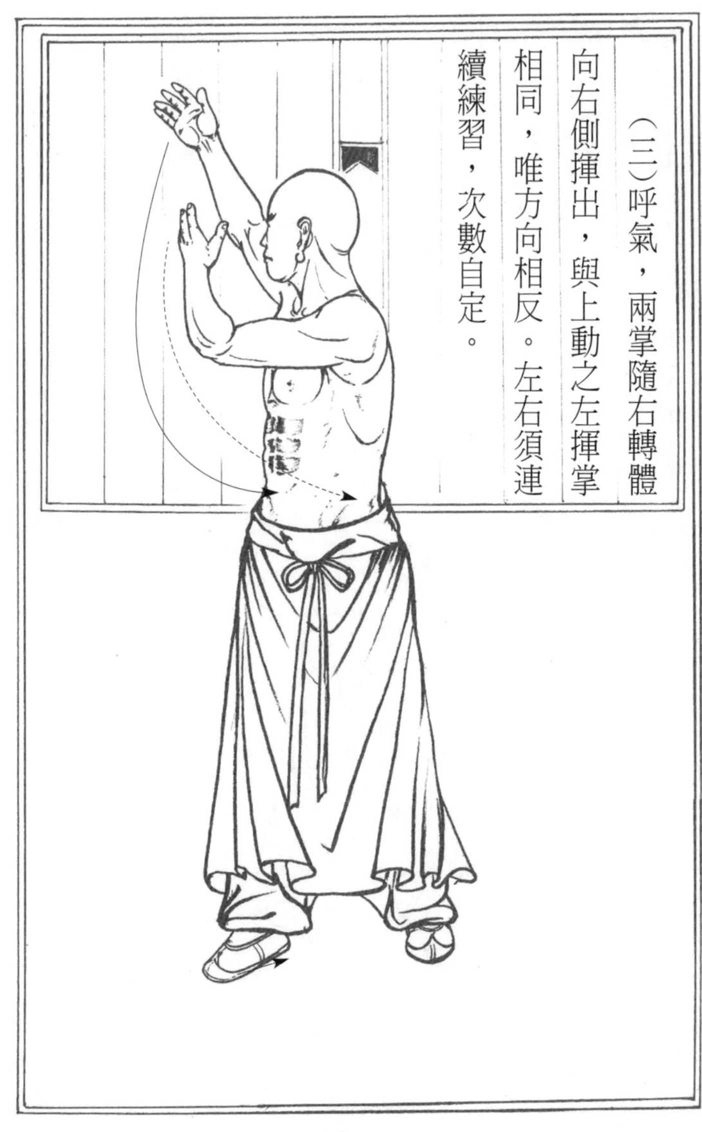
(三)呼氣，兩掌隨右轉體向右側揮出，與上動之左揮掌相同，唯方向相反。左右須連續練習，次數自定。

圖4-3

(四)羽客揮扇動作四

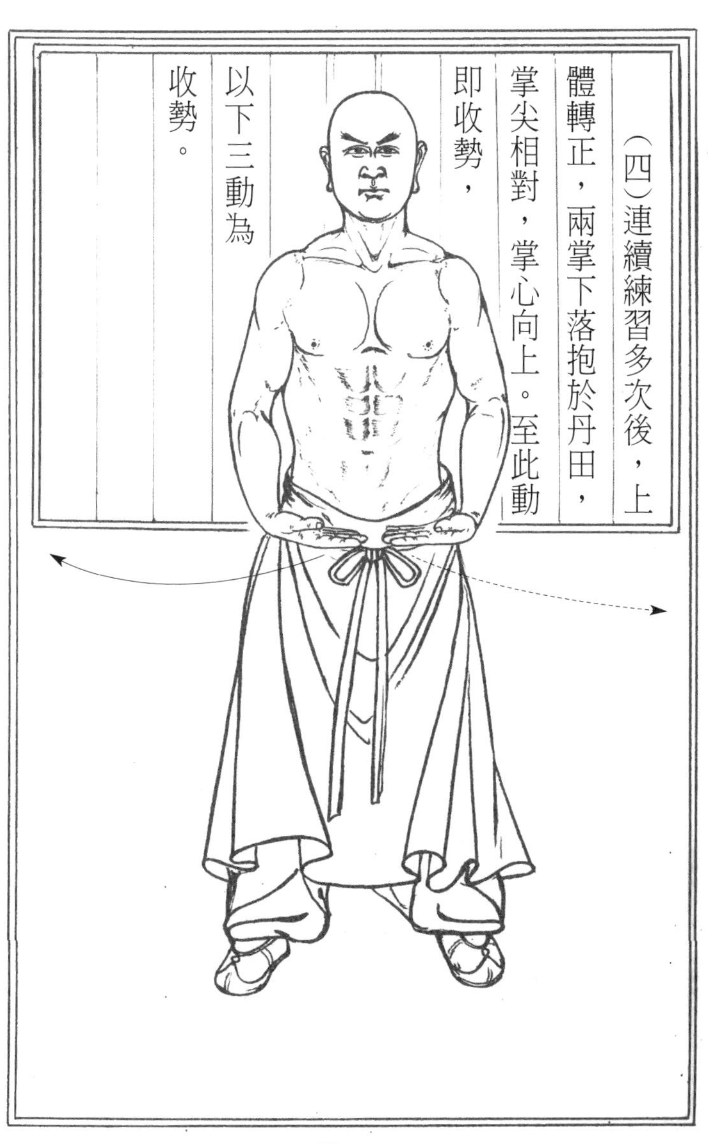
(四)連續練習多次後，上
體轉正，兩掌下落抱於丹田，
掌尖相對，掌心向上。至此動
即收勢，
以下三動為
收勢。

圖4-4

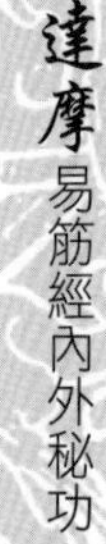

(五)收勢動作一

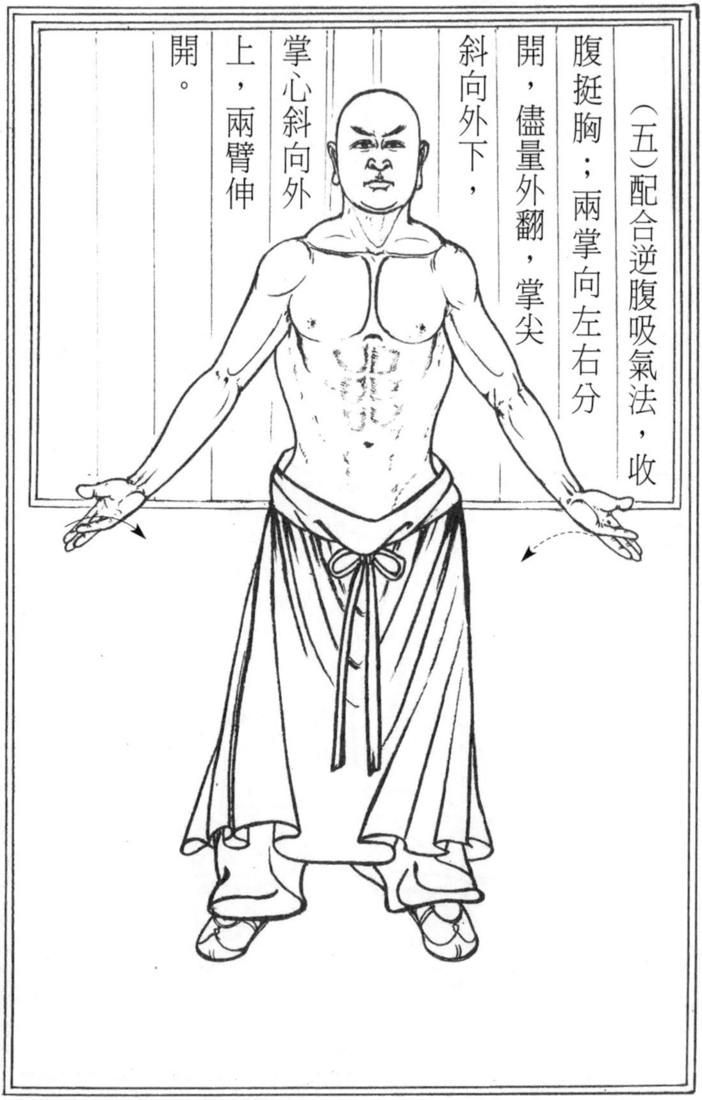

(五)配合逆腹吸氣法，收腹挺胸；兩掌向左右分開，儘量外翻，掌尖斜向外下，掌心斜向外上，兩臂伸開。

圖4-5

(六)收勢動作二

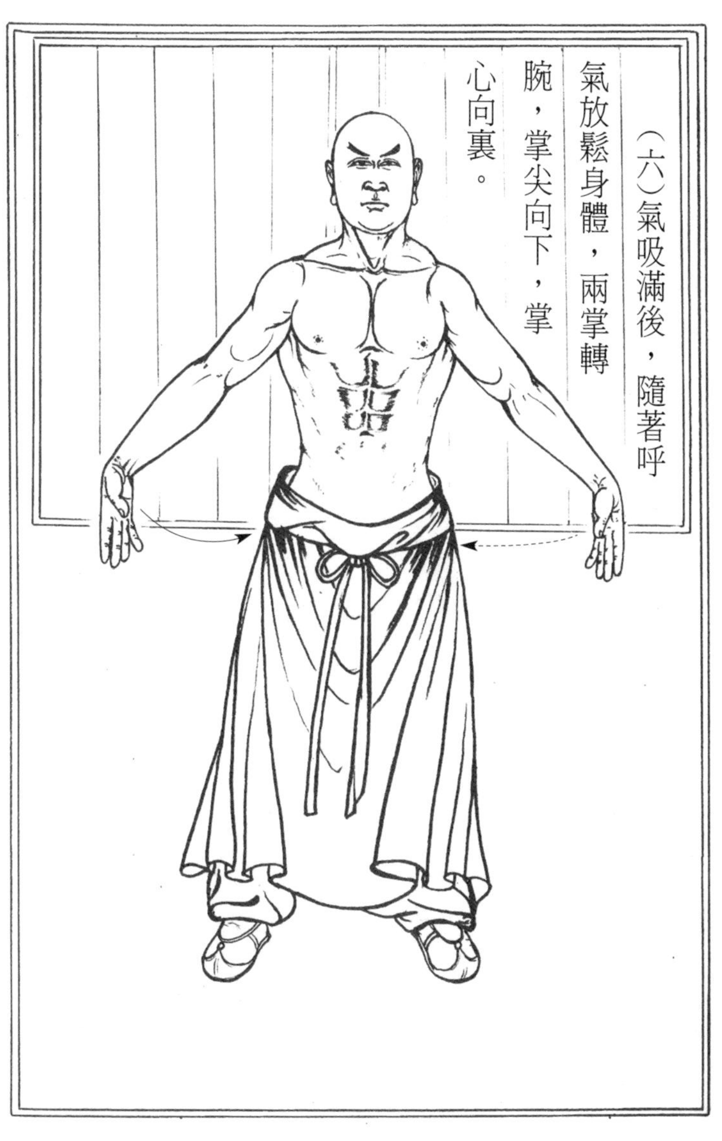
(六)氣吸滿後，隨著呼
氣放鬆身體，兩掌轉
腕，掌尖向下，掌
心向裏。

圖4-6

(七)收勢動作三

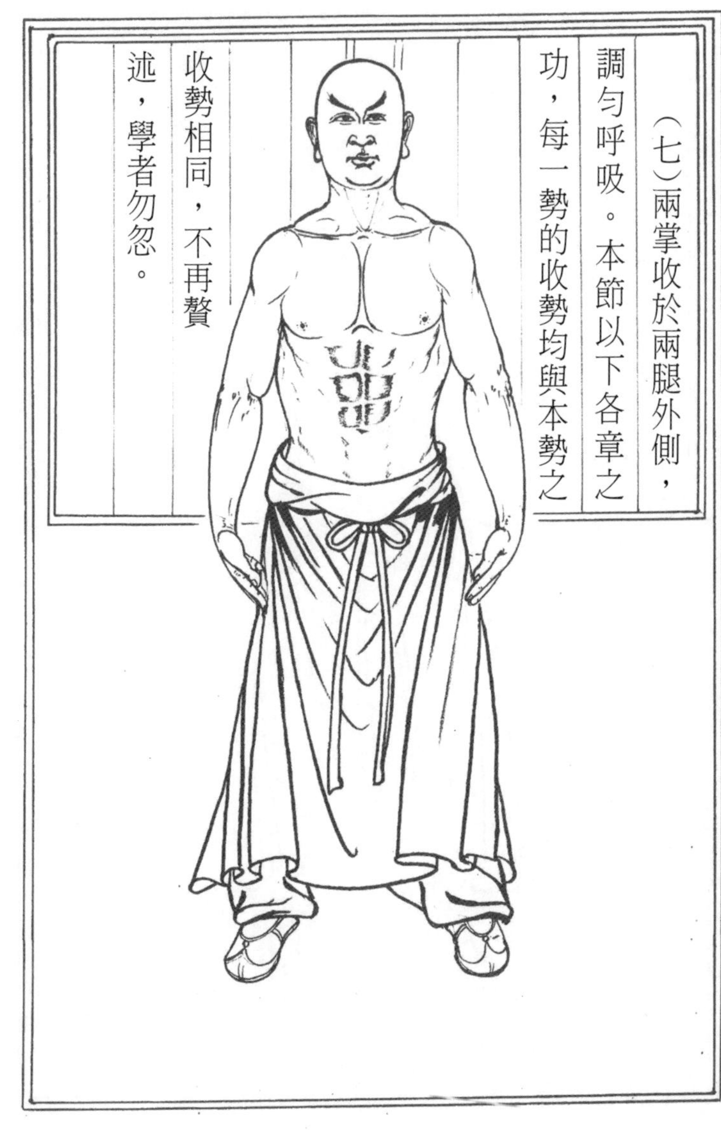

(七)兩掌收於兩腿外側，
調勻呼吸。本節以下各章之
功，每一勢的收勢均與本勢之
收勢相同，不再贅
述，學者勿忽。

圖4-7

二、紫燕抛剪勢

如圖4-8～圖4-11所示。

(一)紫燕抛剪動作一

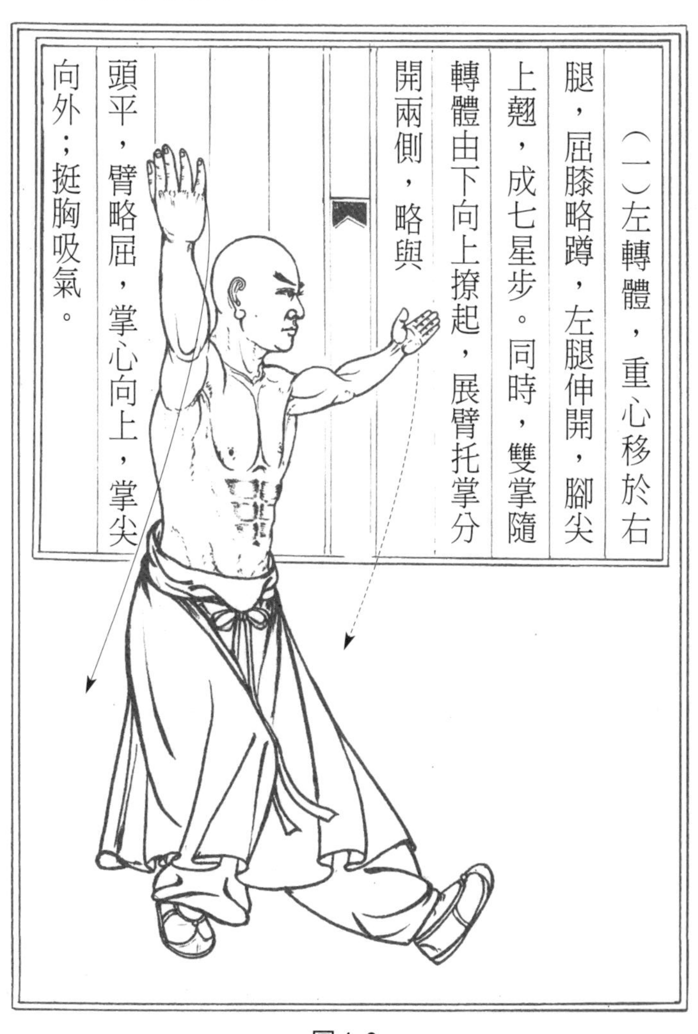
(一)左轉體，重心移於右
腿，屈膝略蹲，左腿伸開，腳尖
上翹，成七星步。同時，雙掌隨
轉體由下向上撩起，展臂托掌分
開兩側，略與
頭平，臂略屈，掌心向上，掌尖
向外；挺胸吸氣。

圖4-8

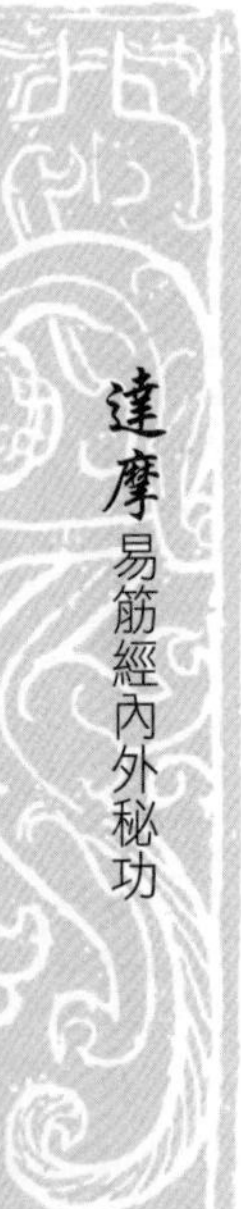

(二)紫燕拋剪動作二

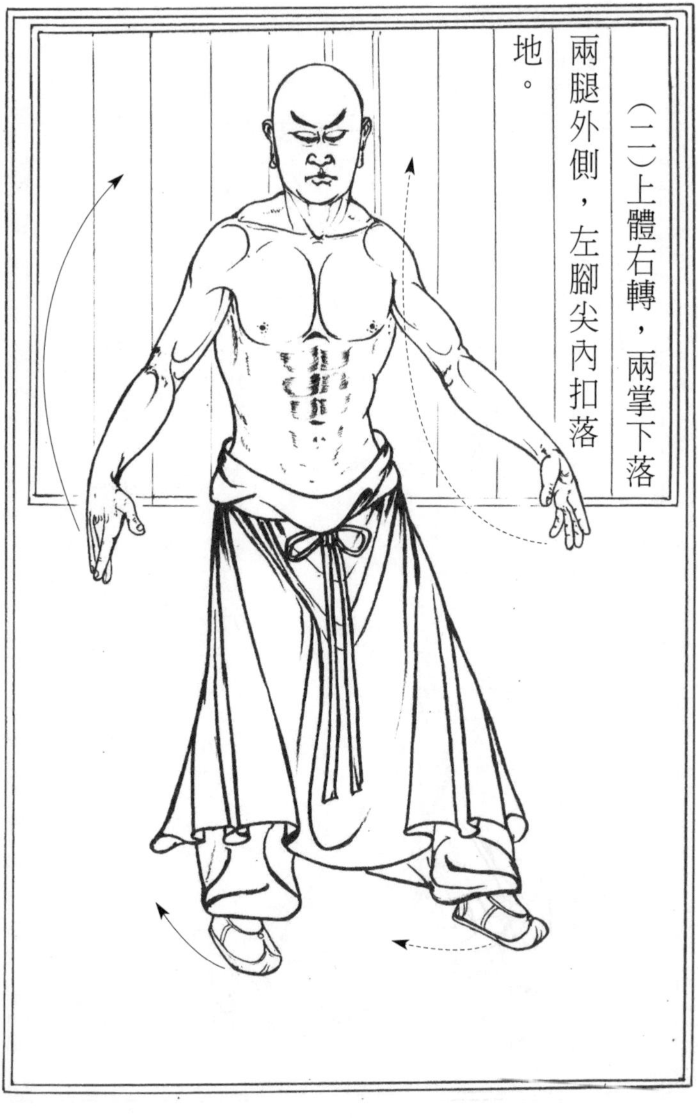

(二)上體右轉，兩掌下落兩腿外側，左腳尖內扣落地。

圖4-9

(三)紫燕拋剪動作三

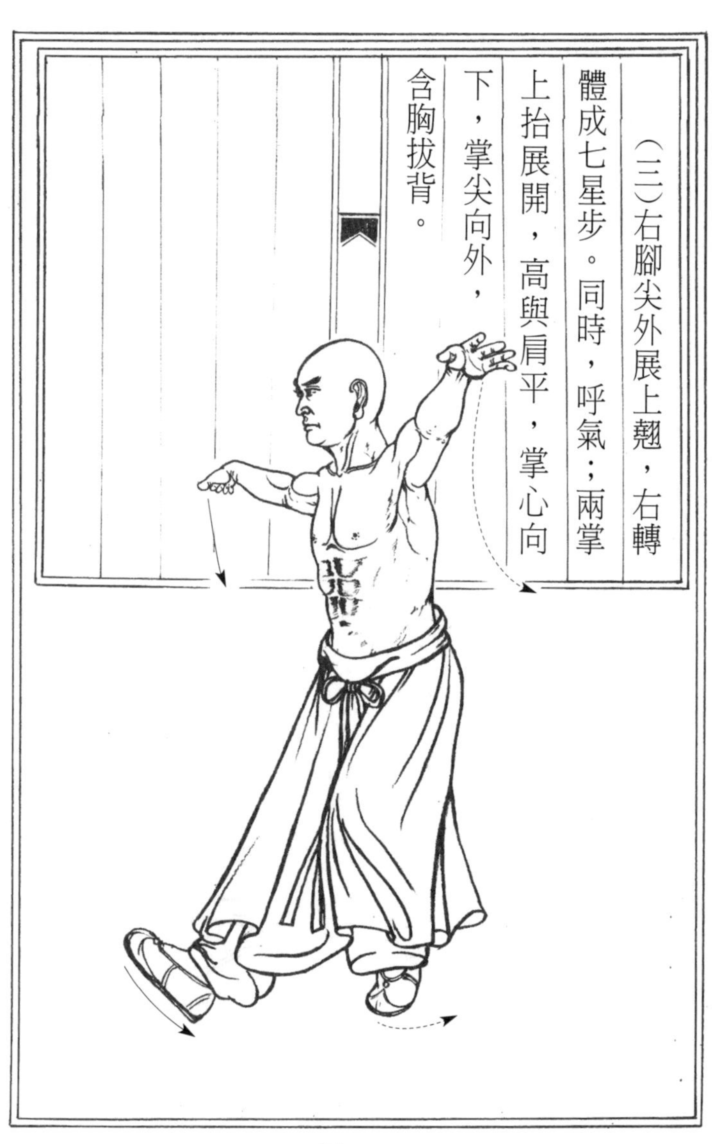
(三)右腳尖外展上翹，右轉
體成七星步。同時，呼氣；兩掌
上抬展開，高與肩平，掌心向
下，掌尖向外，
含胸拔背。

圖4-10

(四)紫燕拋剪動作四

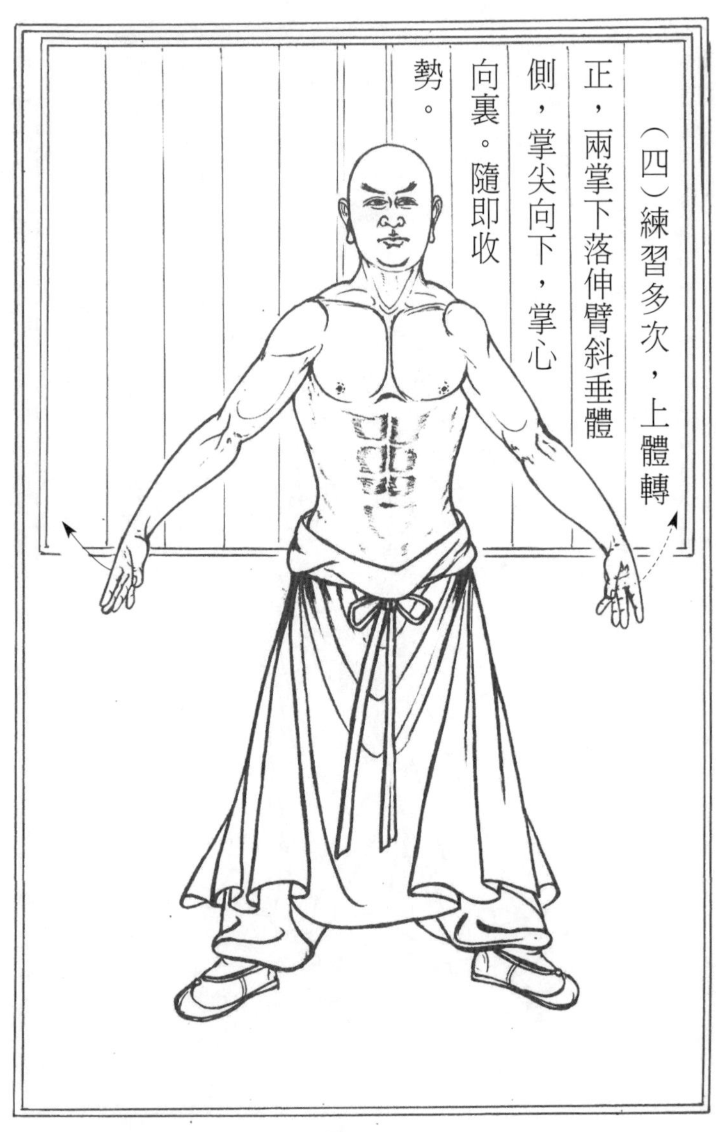
(四)練習多次，上體轉
正，兩掌下落伸臂斜垂體
側，掌尖向下，掌心
向裏。隨即收
勢。

圖4-11

三、仙鶴舒翼勢

如圖4-12～圖4-15所示。

(一)仙鶴舒翼動作一

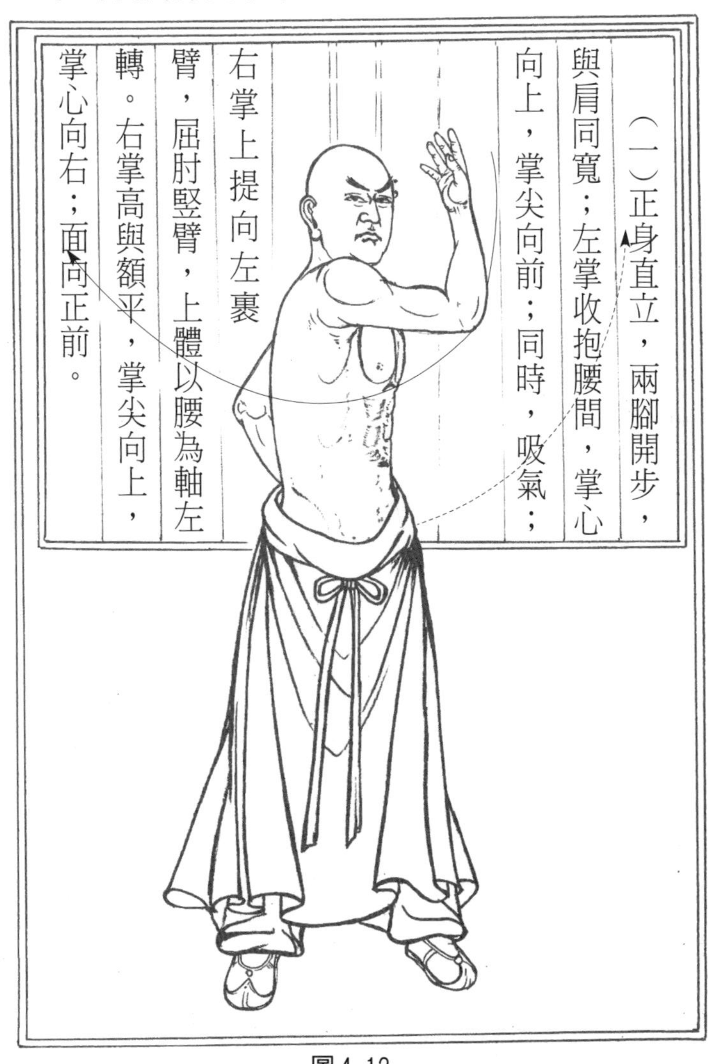
(一)正身直立，兩腳開步，
與肩同寬；左掌收抱腰間，掌心
向上，掌尖向前；同時，吸氣；
右掌上提向左裹
臂，屈肘豎臂，上體以腰為軸左
轉。右掌高與額平，掌尖向上，
掌心向右；面向正前。

圖4-12

(二)仙鶴舒翼動作二

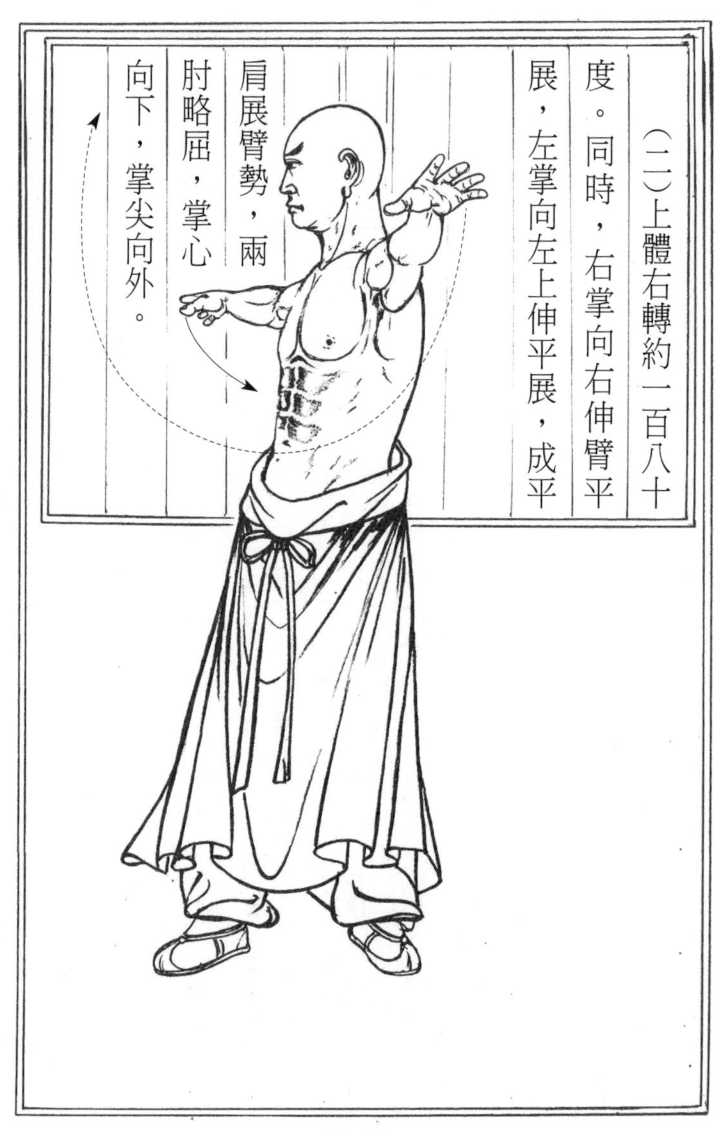
(二)上體右轉約一百八十度。同時，右掌向右伸臂平展，左掌向左上伸平展，成平肩展臂勢，兩肘略屈，掌心向下，掌尖向外。

圖4-13

(三)仙鶴舒翼動作三

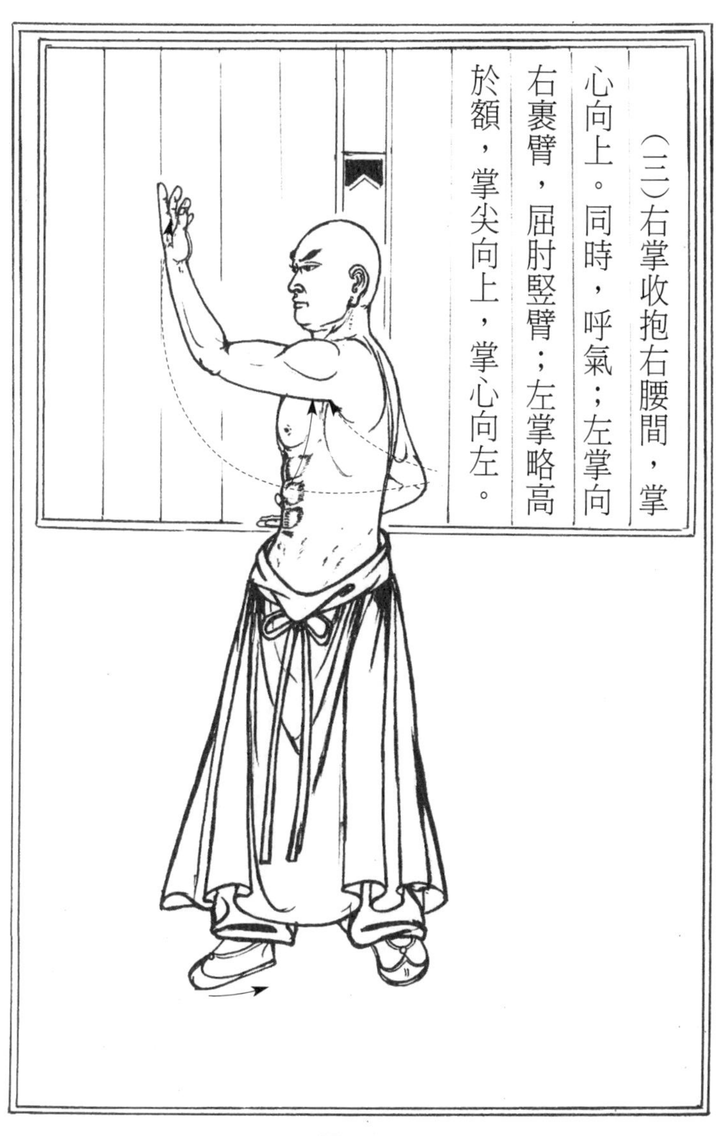
(三)右掌收抱右腰間，掌心向上。同時，呼氣；左掌向右裹臂，屈肘豎臂；左掌略高於額，掌尖向上，掌心向左。

圖4-14

(四)仙鶴舒翼動作四

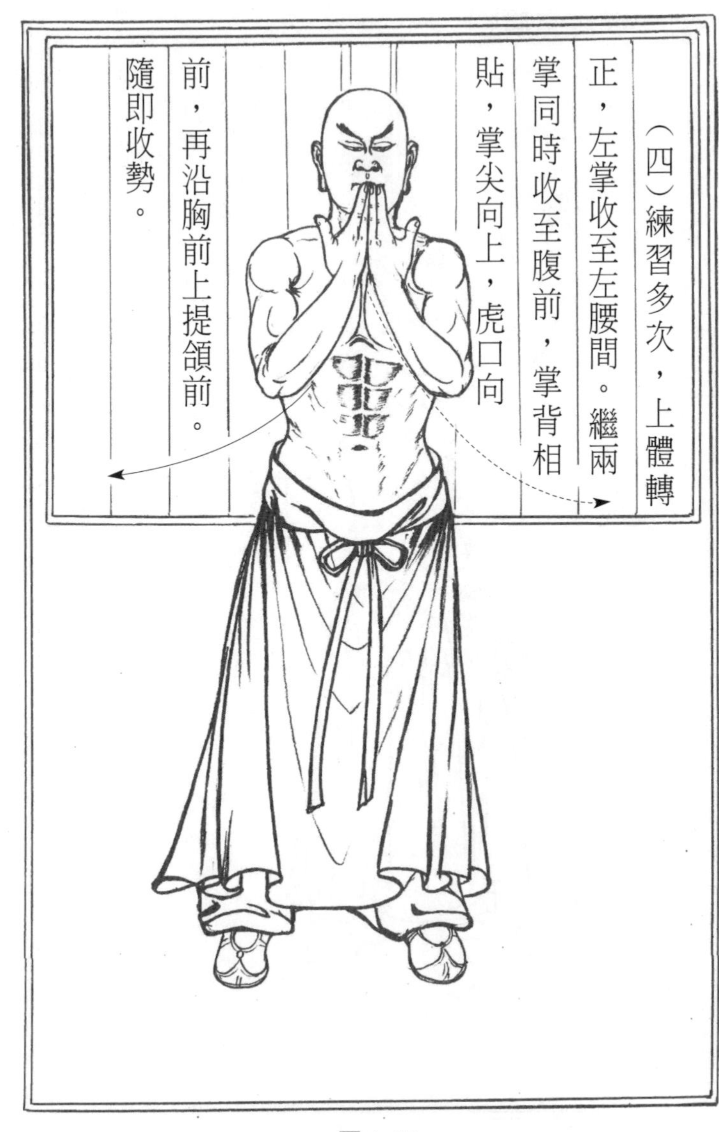
(四)練習多次，上體轉正，左掌收至左腰間。繼兩掌同時收至腹前，掌背相貼，掌尖向上，虎口向前，再沿胸前上提頜前。隨即收勢。

圖4-15

四、倒插黃旗勢

如圖4–16～圖4–23所示。

(一)倒插黃旗動作一

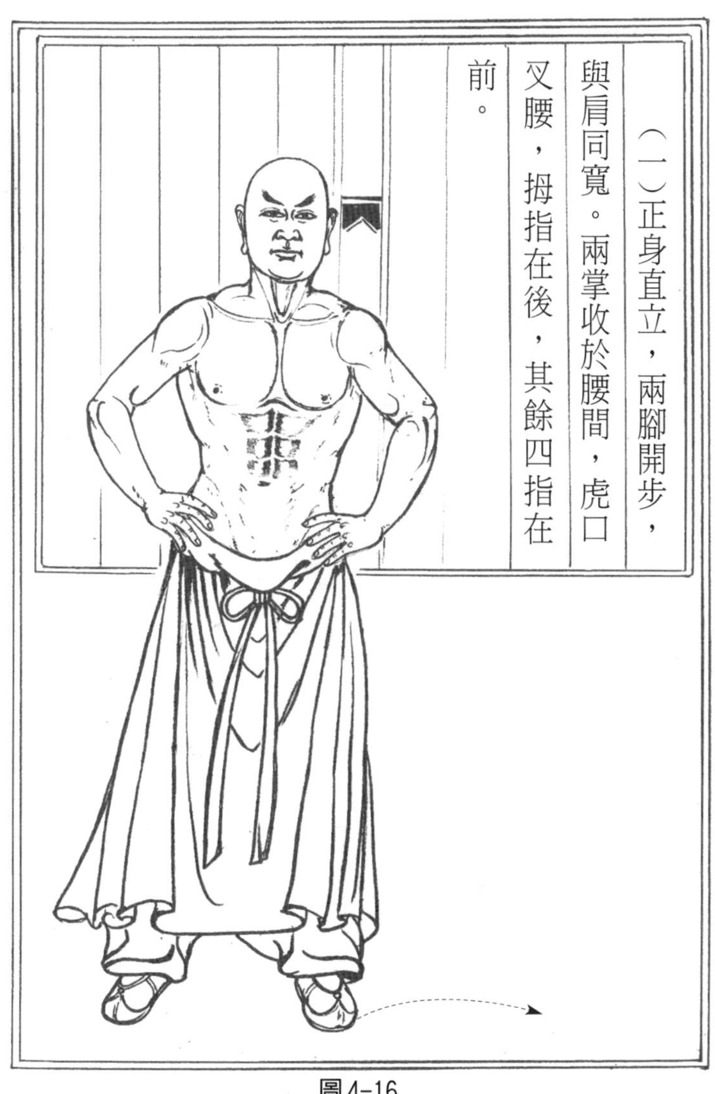
（一）正身直立，兩腳開步，
與肩同寬。兩掌收於腰間，虎口
叉腰，拇指在後，其餘四指在
前。

圖4–16

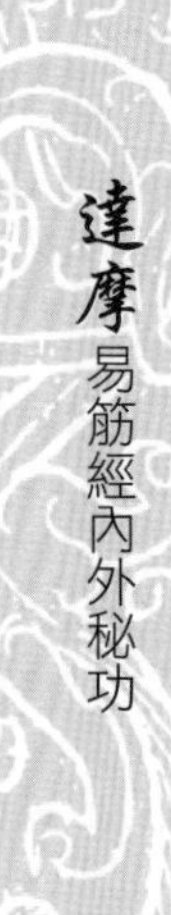

(二)倒插黃旗動作二

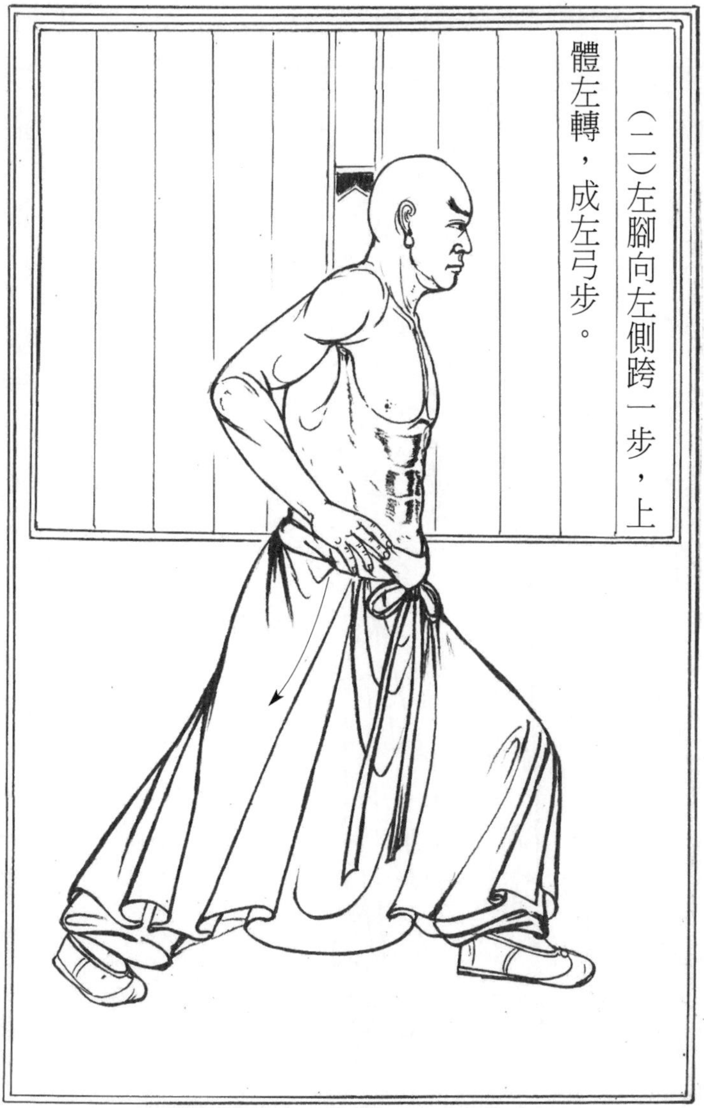

(二)左腳向左側跨一步，上體左轉，成左弓步。

圖4-17

(三)倒插黃旗動作三

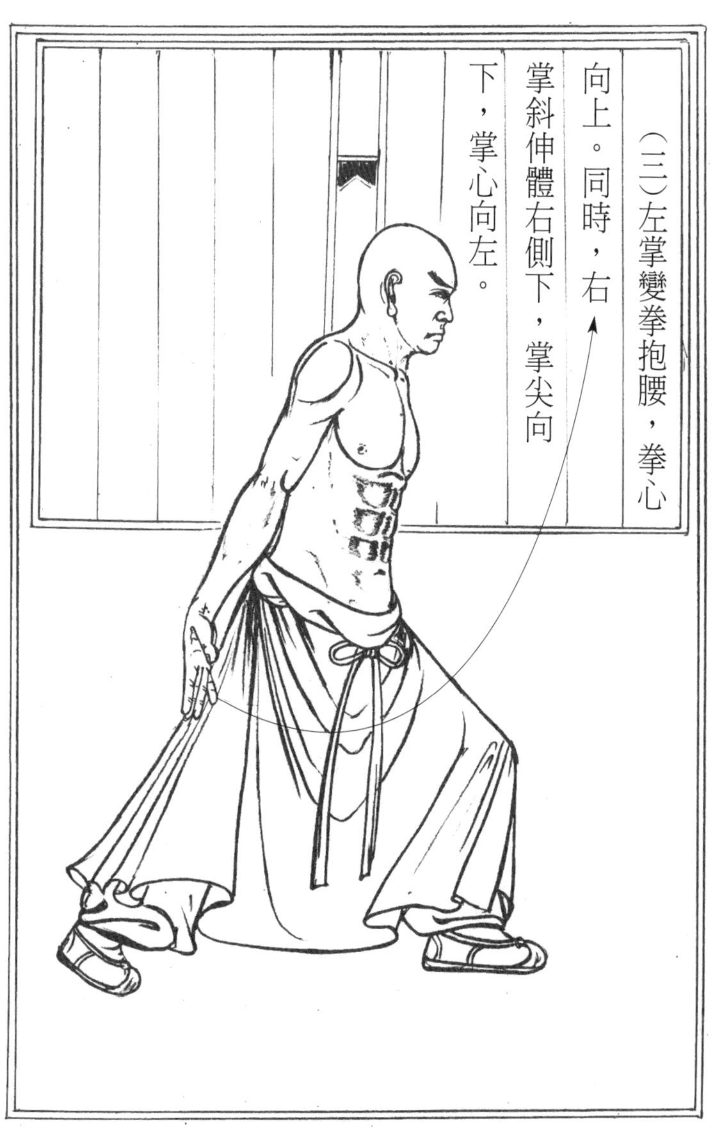
(三)左掌變拳抱腰，拳心向上。同時，右掌斜伸體右側下，掌尖向下，掌心向左。

圖4-18

(四)倒插黃旗動作四

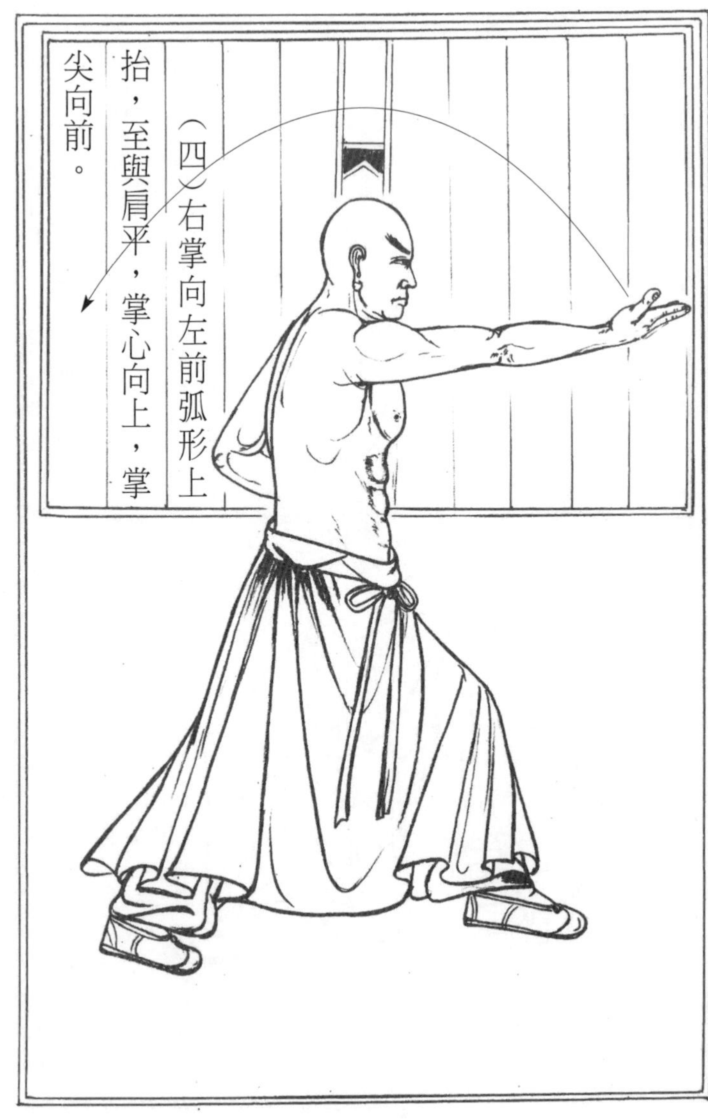
（四）右掌向左前弧形上抬，至與肩平，掌心向上，掌尖向前。

圖4-19

(五)倒插黃旗動作五

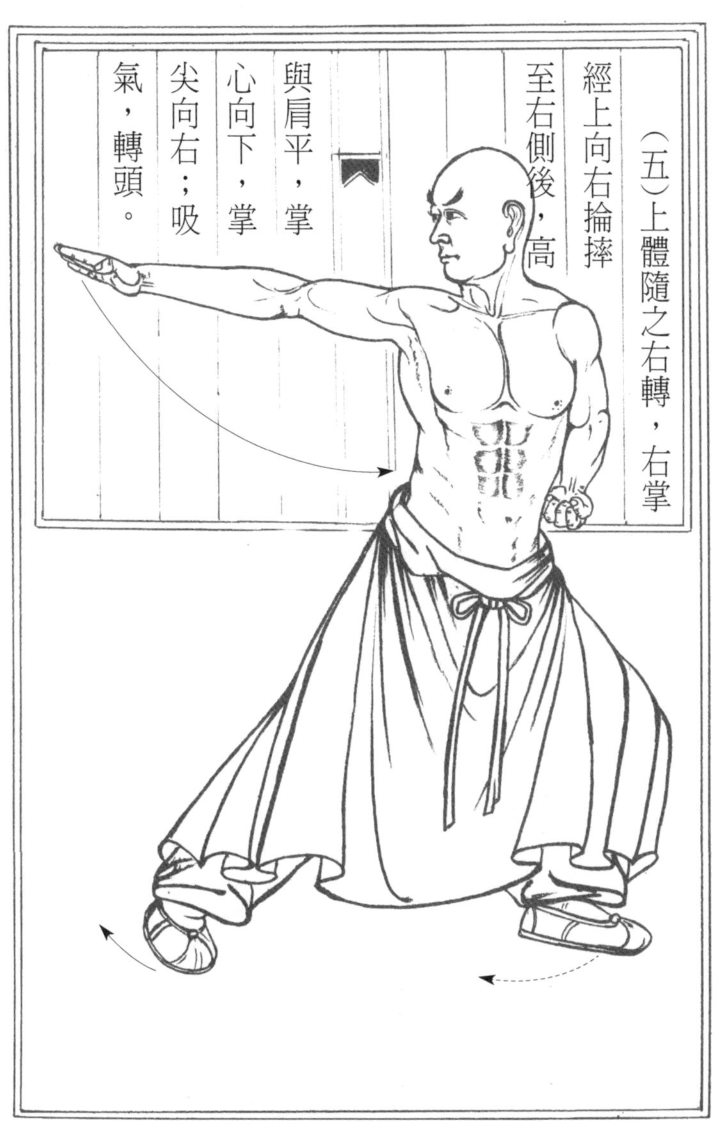
(五)上體隨之右轉,右掌經上向右掄摔至右側後,高與肩平,掌心向下,掌尖向右;吸氣,轉頭。

圖4-20

(六)倒插黃旗動作六

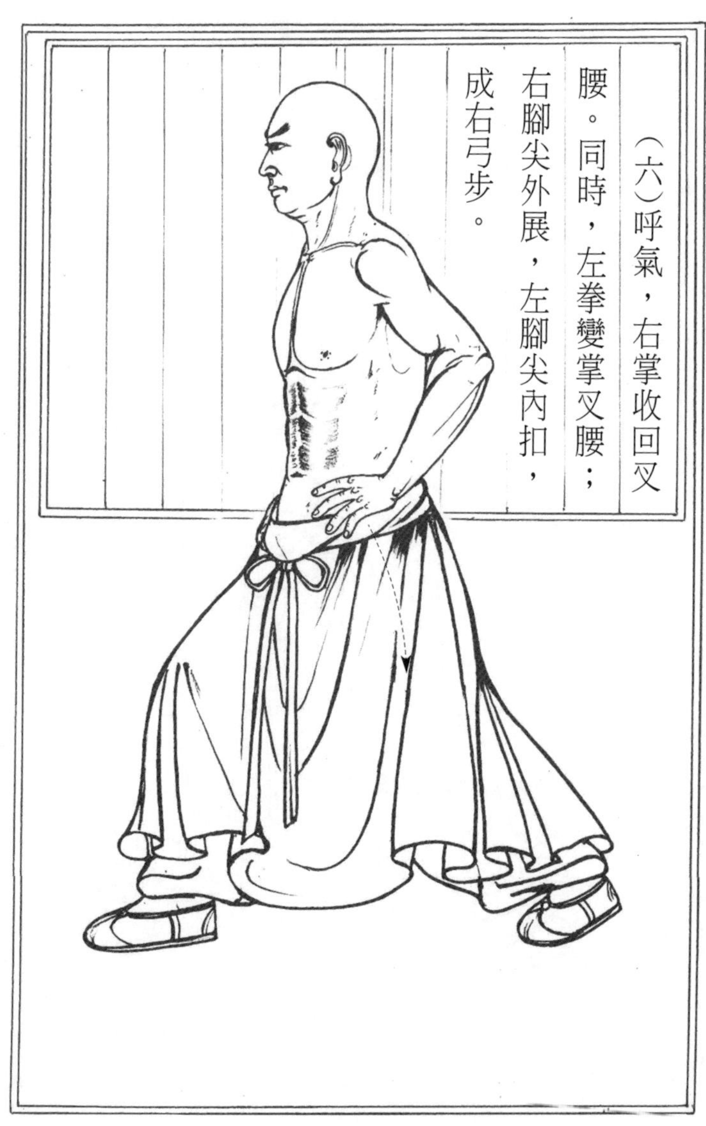
(六)呼氣，右掌收回叉腰。同時，左拳變掌叉腰；右腳尖外展，左腳尖內扣，成右弓步。

圖 4-21

(七)倒插黃旗動作七

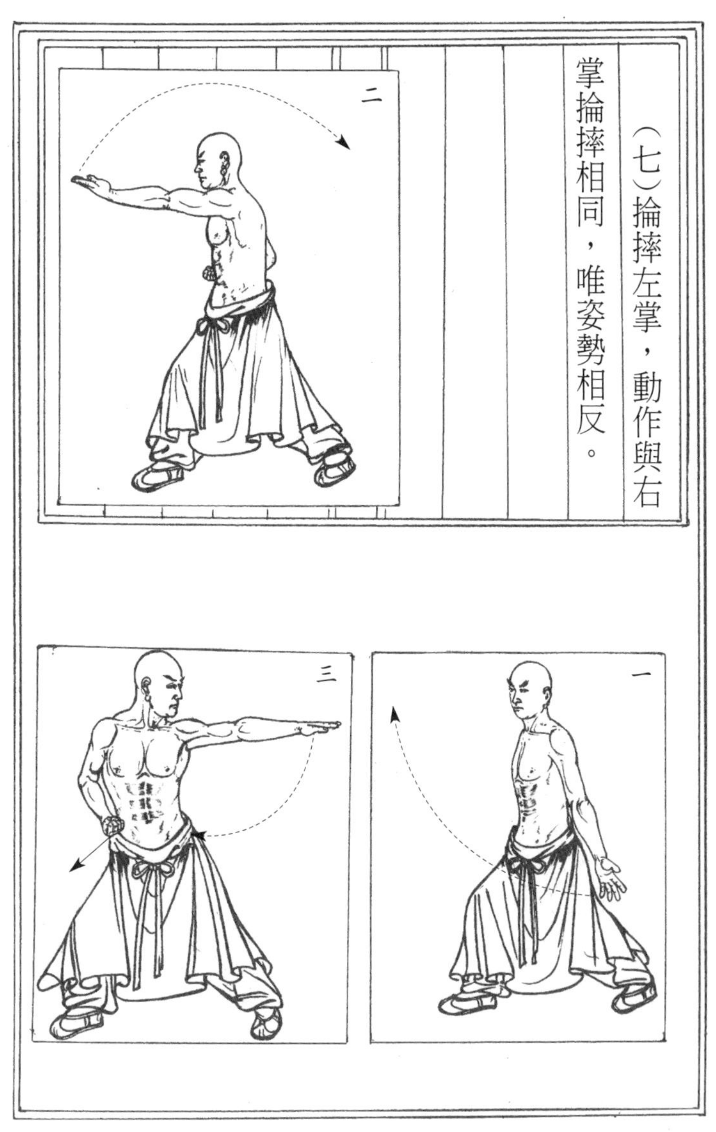

(七)掄捽左掌,動作與右掌掄捽相同,唯姿勢相反。
二
三
一

圖4-22

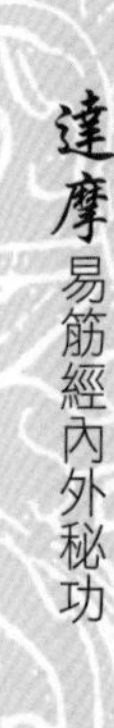

(八)倒插黃旗動作八

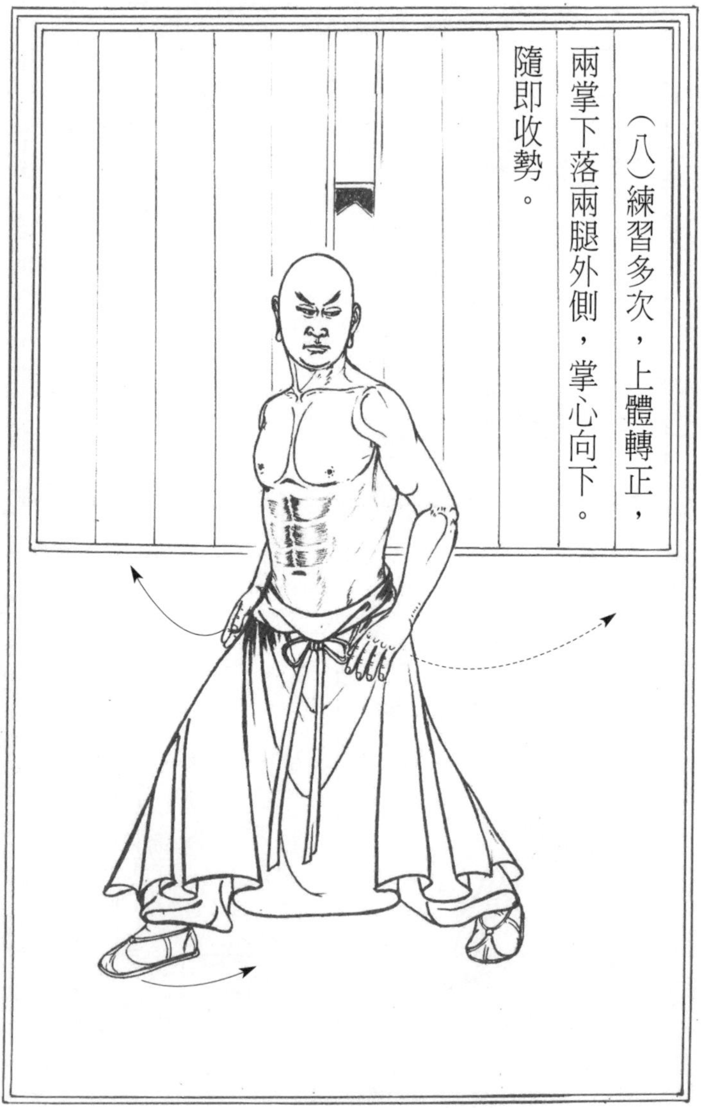

（八）練習多次，上體轉正，兩掌下落兩腿外側，掌心向下。隨即收勢。

圖 4-23

五、羅漢推碑勢

如圖4-24～圖4-27所示。

(一)羅漢推碑動作一

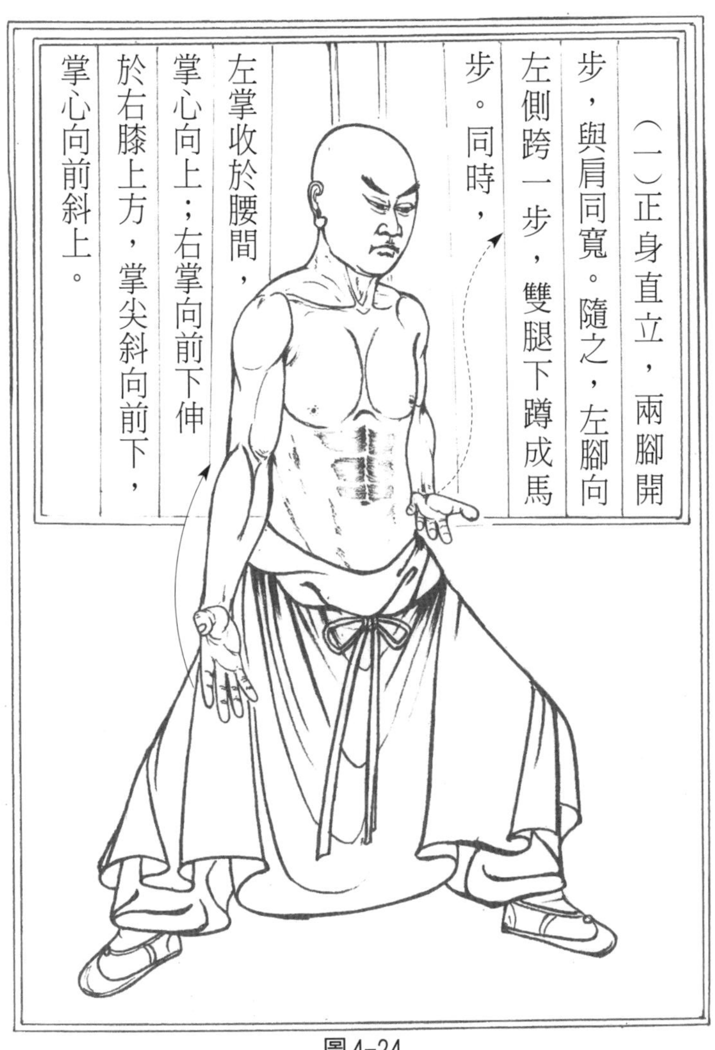

(一)正身直立，兩腳開步，與肩同寬。隨之，左腳向左側跨一步，雙腿下蹲成馬步。同時，左掌收於腰間，掌心向上；右掌向前下伸於右膝上方，掌尖斜向前下，掌心向前斜上。

圖4-24

(二)羅漢推碑動作二

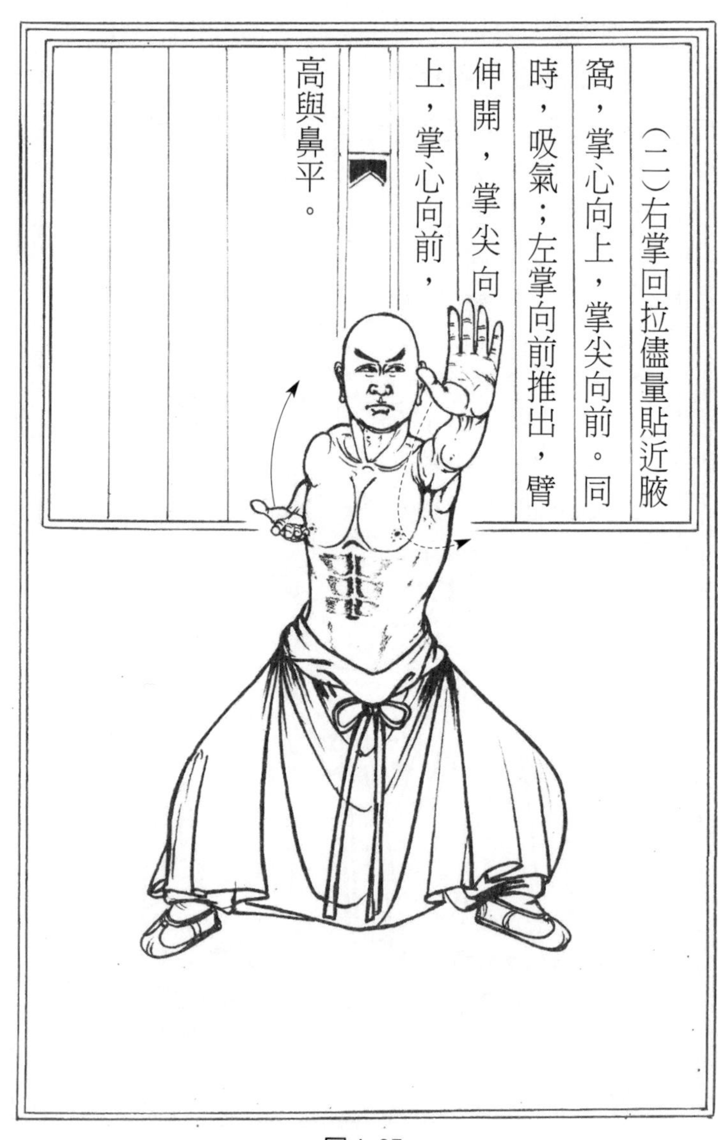
(二)右掌回拉儘量貼近腋窩，掌心向上，掌尖向前。同時，吸氣；左掌向前推出，臂伸開，掌尖向上，掌心向前，高與鼻平。

圖4-25

(三)羅漢推碑動作三

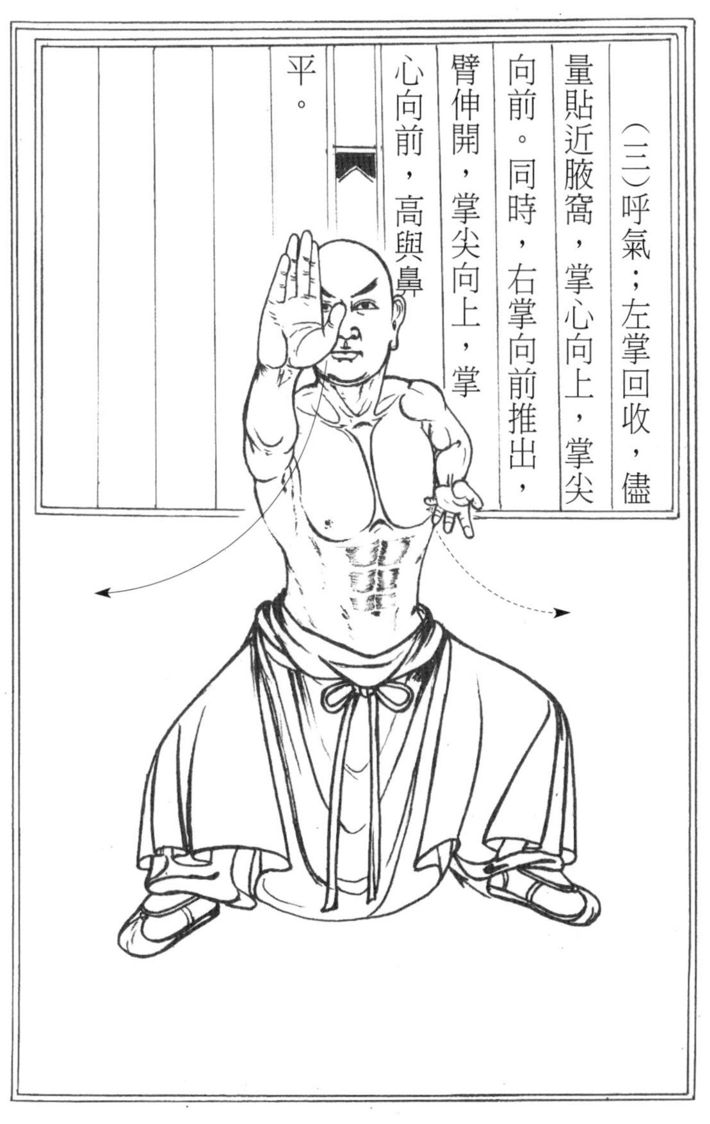
(三)呼氣;左掌回收,儘量貼近腋窩,掌心向上,掌尖向前。同時,右掌向前推出,臂伸開,掌尖向上,掌心向前,高與鼻平。

圖4-26

(四)羅漢推碑動作四

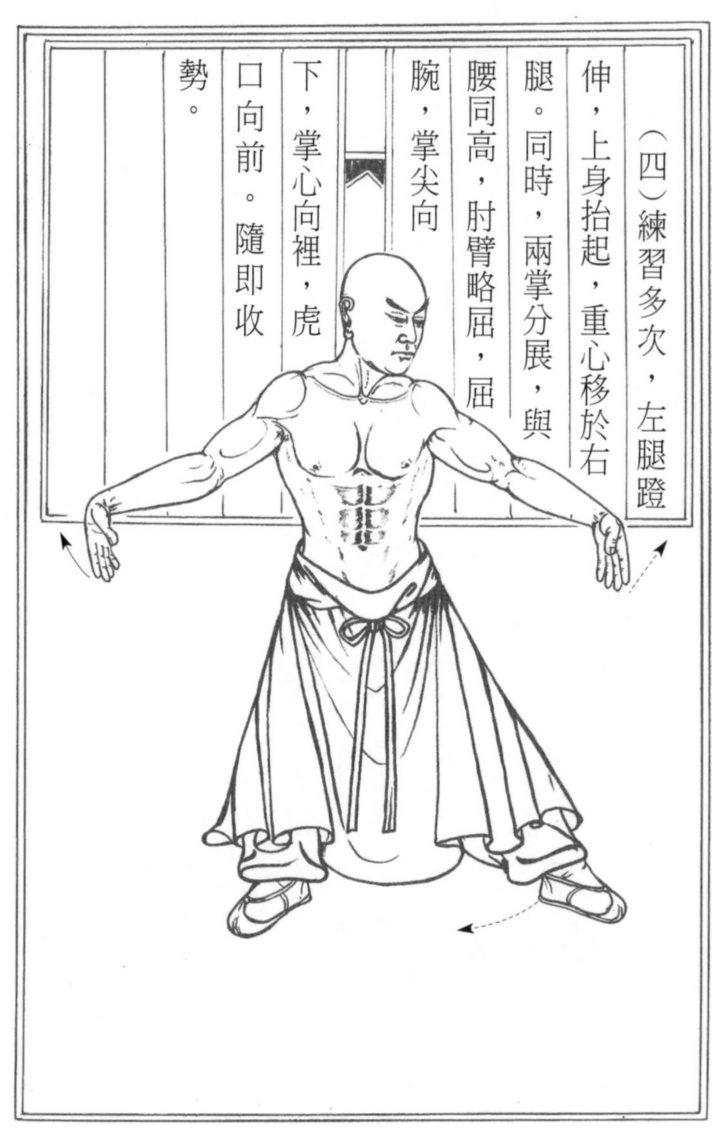

(四)練習多次,左腿蹬
伸,上身抬起,重心移於右
腿。同時,兩掌分展,與
腰同高,肘臂略屈,屈
腕,掌尖向
下,掌心向裡,虎
口向前。隨即收
勢。

圖4-27

六、雲鴻振翅勢

如圖4–28、圖4–29所示。

(一)雲鴻振翅動作一

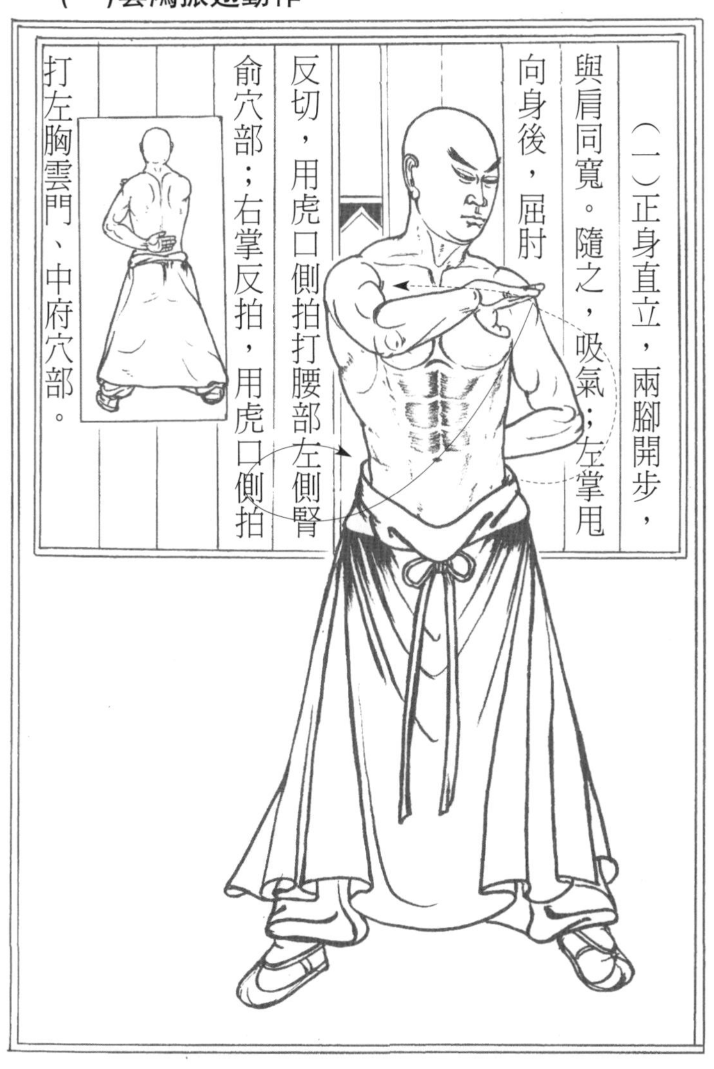

(一)正身直立，兩腳開步，與肩同寬。隨之，吸氣；左掌甩向身後，屈肘反切，用虎口側拍打腰部左側腎俞穴部；右掌反拍，用虎口側拍打左胸雲門、中府穴部。

圖4–28

(二)雲鴻振翅動作二

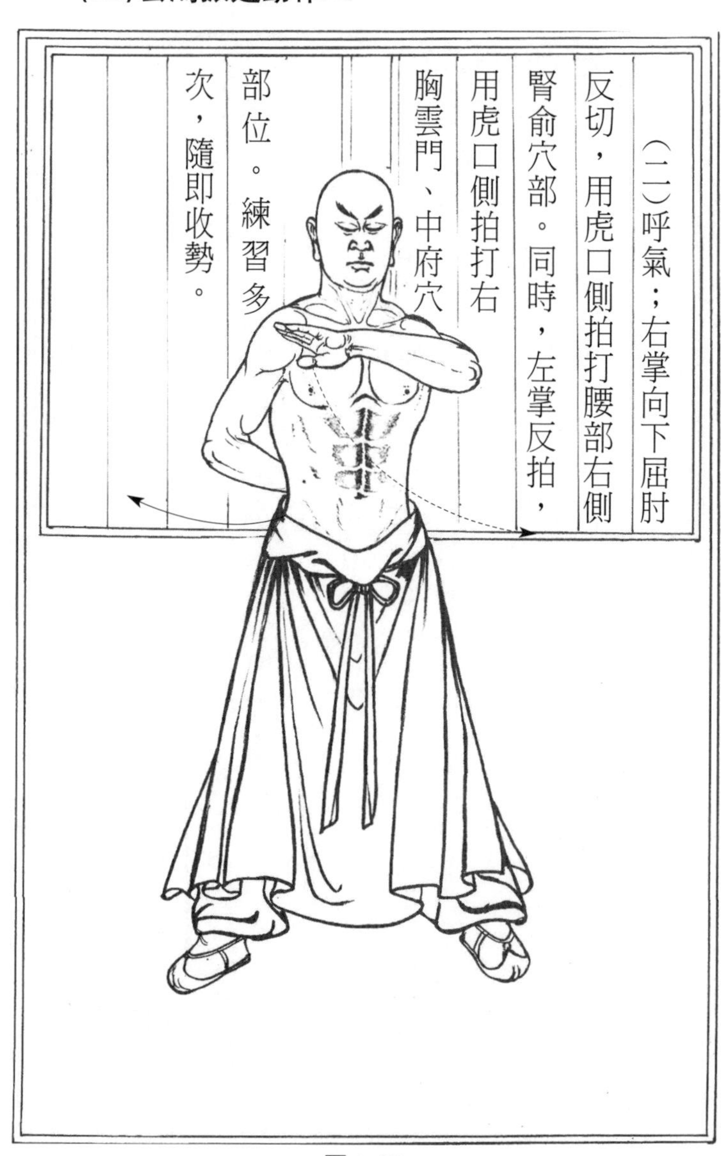
(二)呼氣；右掌向下屈肘
反切，用虎口側拍打腰部右側
腎俞穴部。同時，左掌反拍，
用虎口側拍打右
胸雲門、中府穴
部位。練習多
次，隨即收勢。

圖4-29

七、虎子伸腰勢

如圖4–30～圖4–35所示。

(一)虎子伸腰動作一

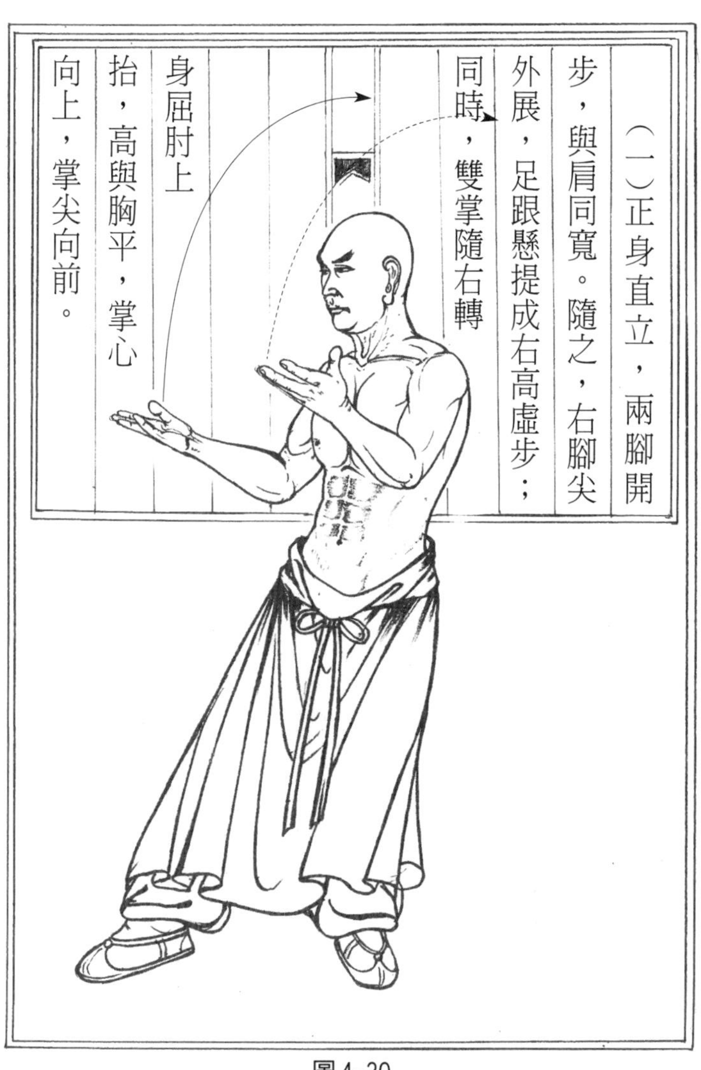
(一)正身直立，兩腳開
步，與肩同寬。隨之，右腳尖
外展，足跟懸提成右高虛步；
同時，雙掌隨右轉
身屈肘上
抬，高與胸平，掌心
向上，掌尖向前。

圖4–30

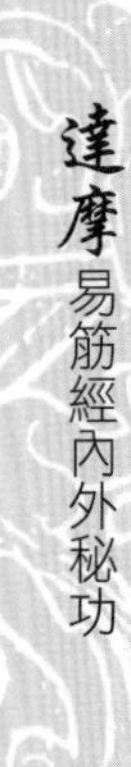

(二)虎子伸腰動作二

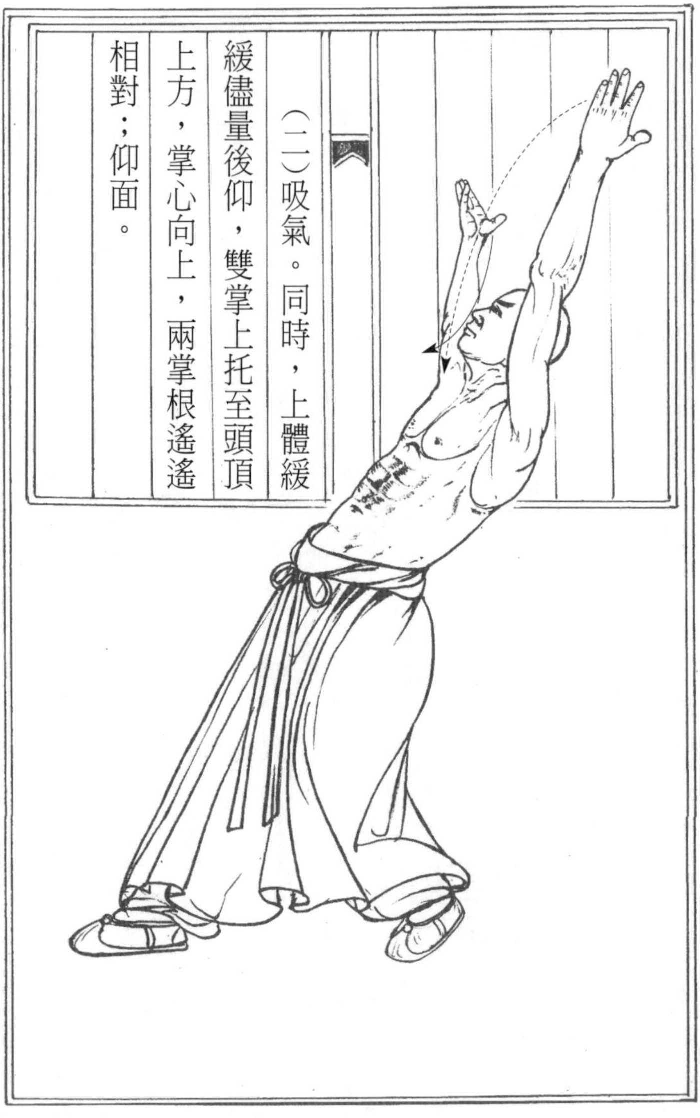

(二)吸氣。同時，上體緩緩儘量後仰，雙掌上托至頭頂上方，掌心向上，兩掌根遙遙相對；仰面。

圖4-31

(三)虎子伸腰動作三

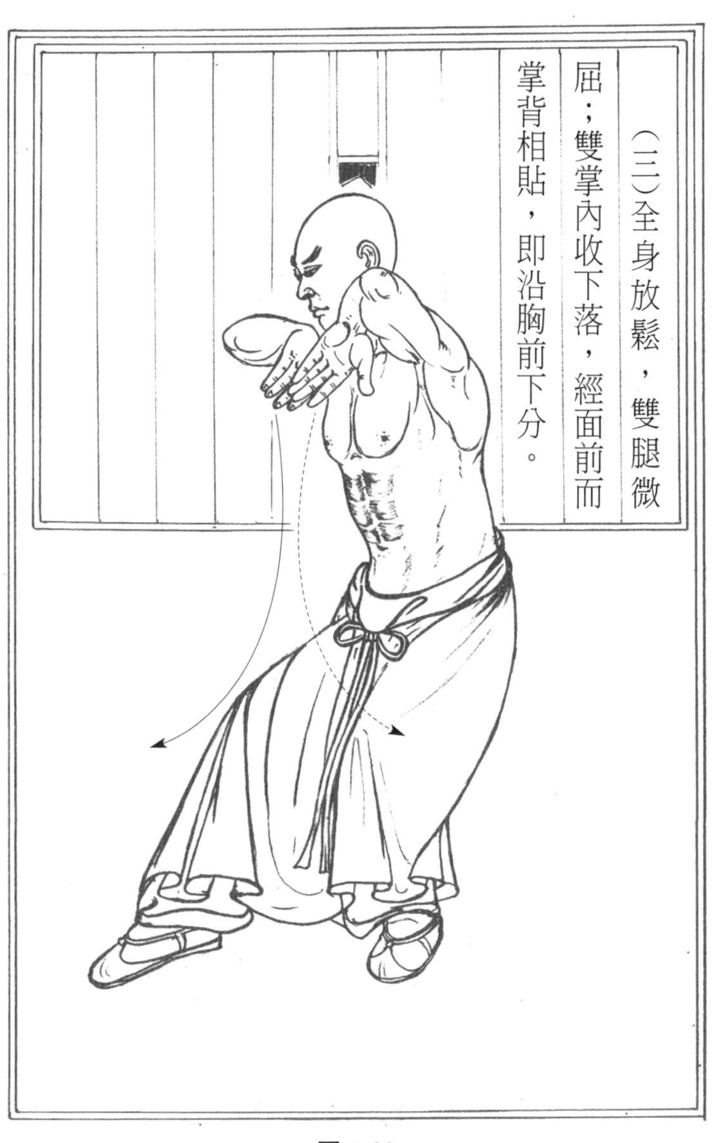
(三)全身放鬆，雙腿微屈；雙掌內收下落，經面前而掌背相貼，即沿胸前下分。

圖4-32

(四)虎子伸腰動作四

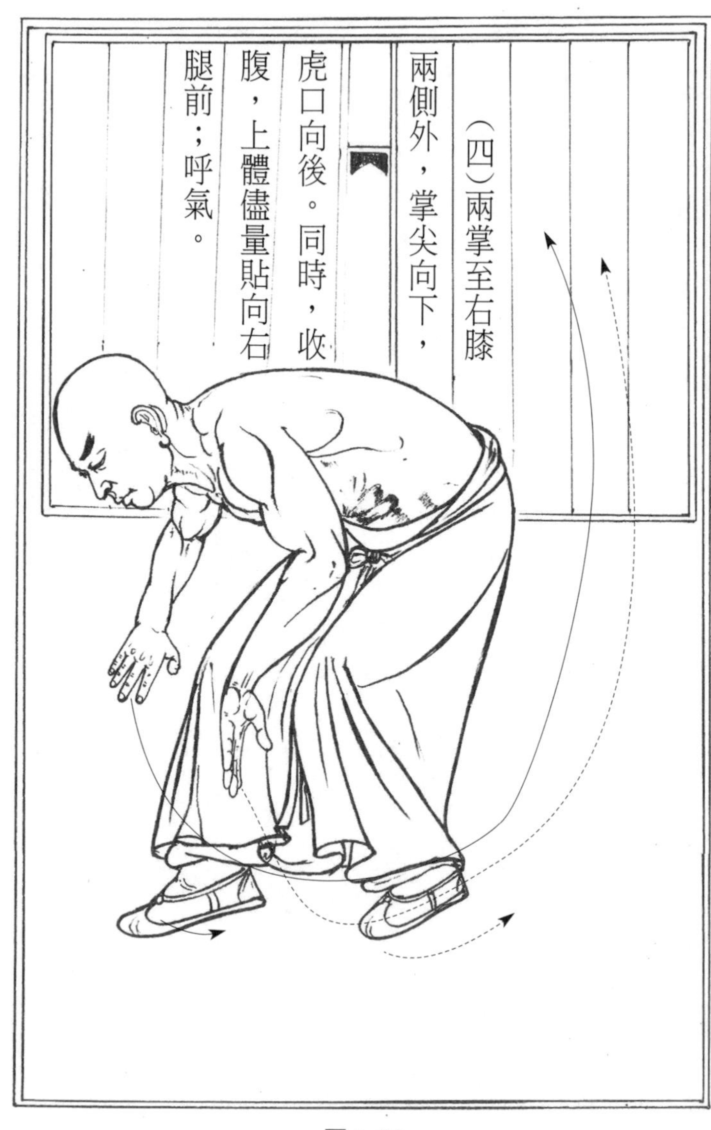
(四)兩掌至右膝兩側外，掌尖向下，虎口向後。同時，收腹，上體儘量貼向右腿前；呼氣。

圖4-33

(五)虎子伸腰動作五

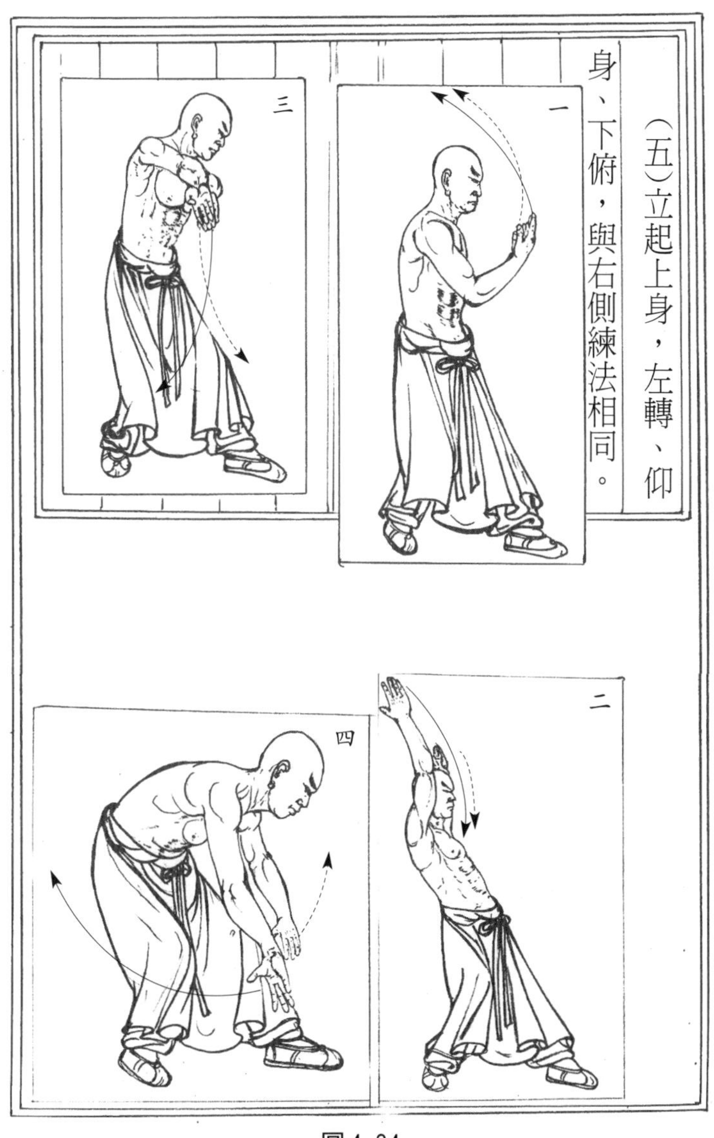

(五)立起上身，左轉、仰身、下俯，與右側練法相同。
一
二
三
四

圖4-34

(六)虎子伸腰動作六

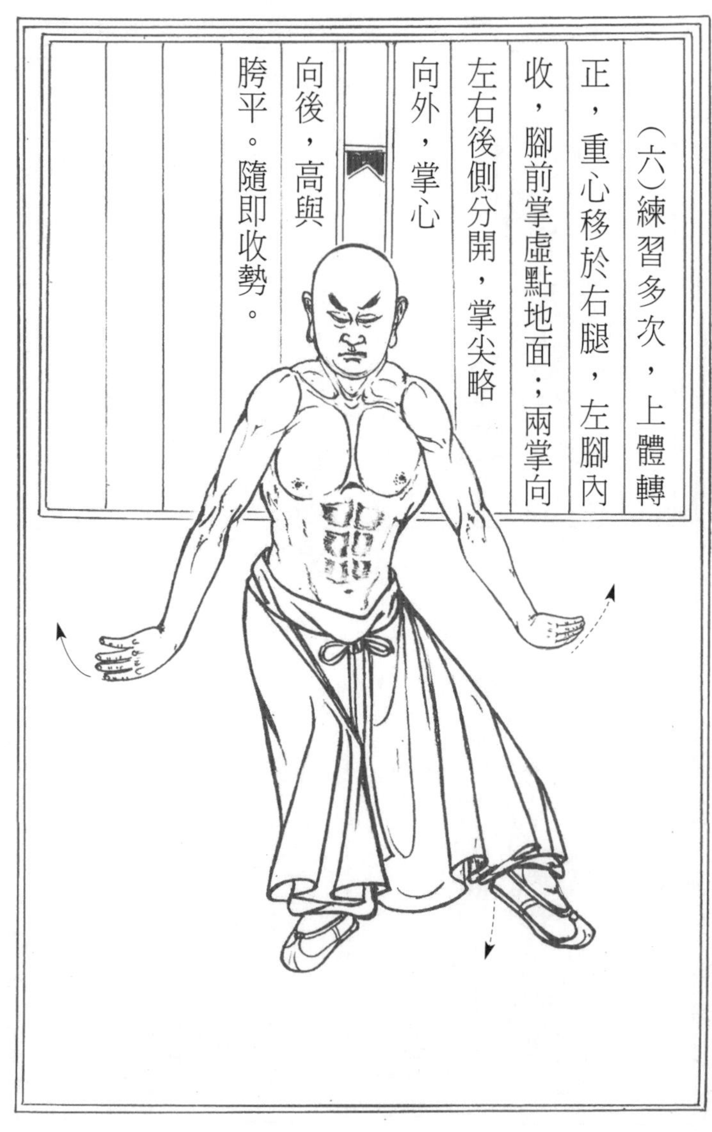
(六)練習多次，上體轉
正，重心移於右腿，左腳內
收，腳前掌虛點地面；兩掌向
左右後側分開，掌尖略
向外，掌心
向後，高與
胯平。隨即收勢。

圖4-35

八、童子拜佛勢

如圖4-36～圖4-41所示。

(一)童子拜佛動作一

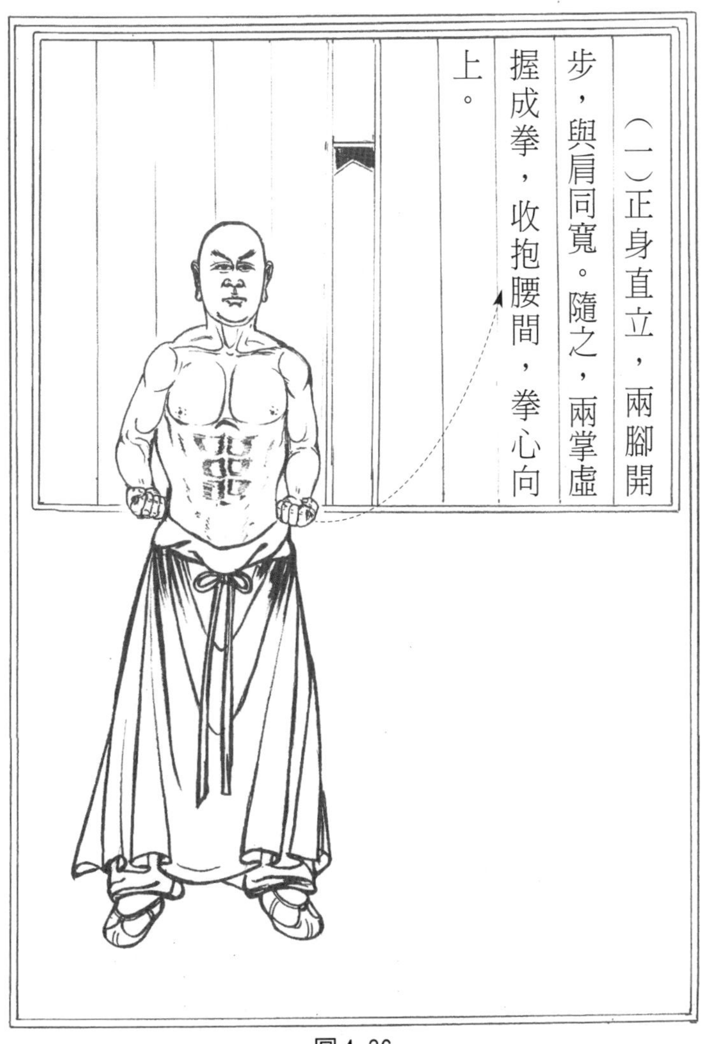
(一)正身直立，兩腳開步，與肩同寬。隨之，兩掌虛握成拳，收抱腰間，拳心向上。

圖4-36

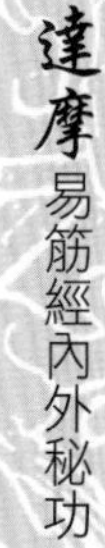

(二)童子拜佛動作二

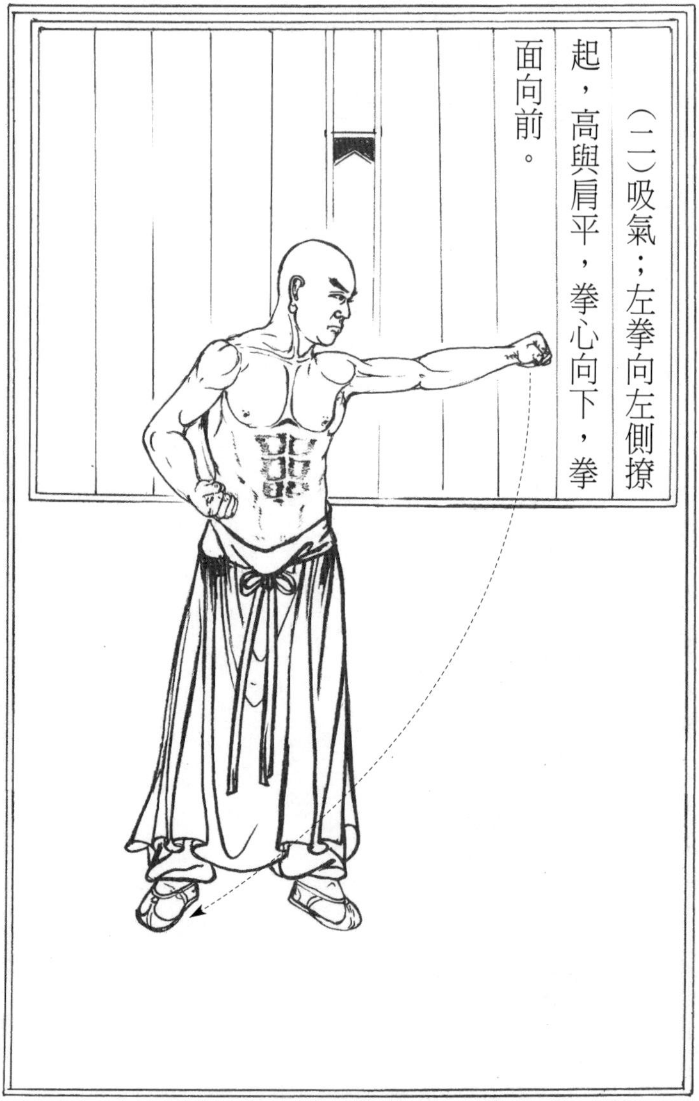

(二)吸氣；左拳向左側撩起，高與肩平，拳心向下，拳面向前。

圖4-37

(三)童子拜佛動作三

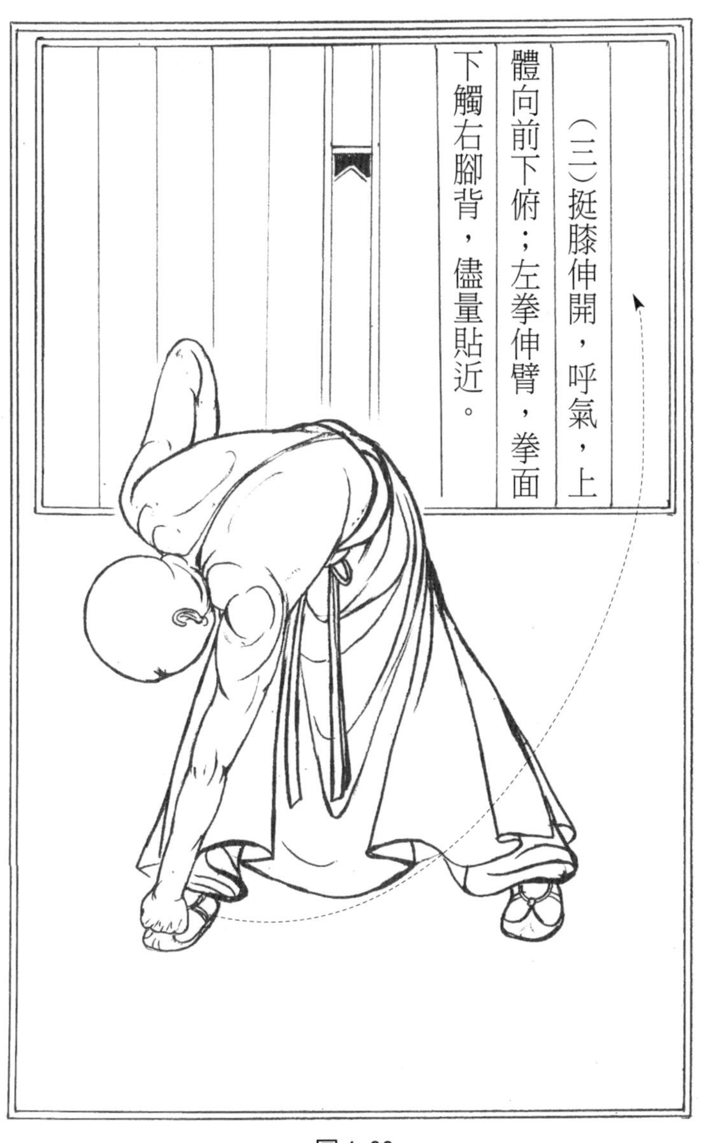
(三)挺膝伸開,呼氣,上
體向前下俯;左拳伸臂,拳面
下觸右腳背,儘量貼近。

圖4-38

(四)童子拜佛動作四

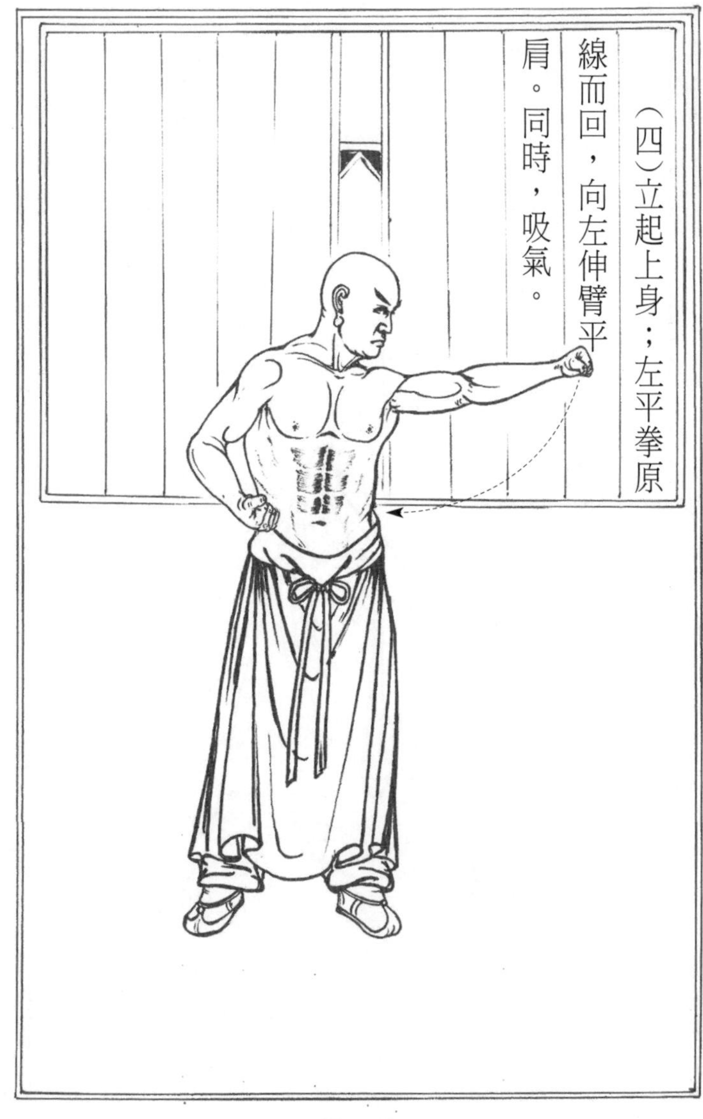

(四)立起上身;左平拳原線而回,向左伸臂平肩。同時,吸氣。

圖4-39

(五)童子拜佛動作五

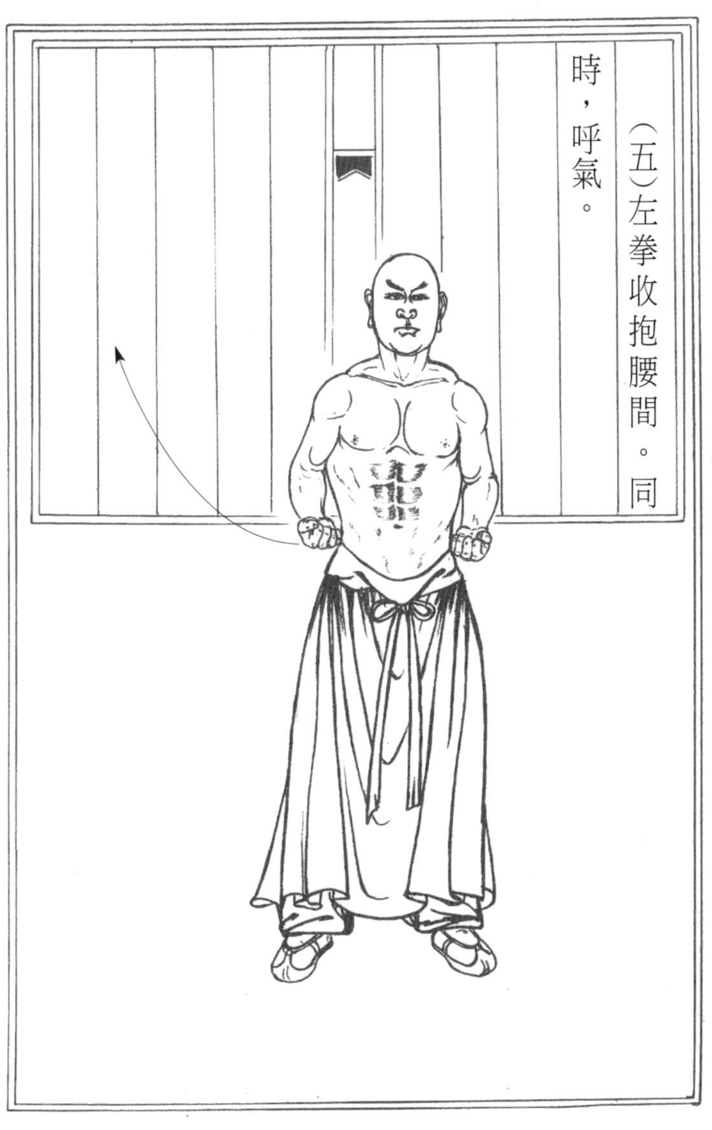
(五)左拳收抱腰間。同時，呼氣。

圖4-40

(六)童子拜佛動作六

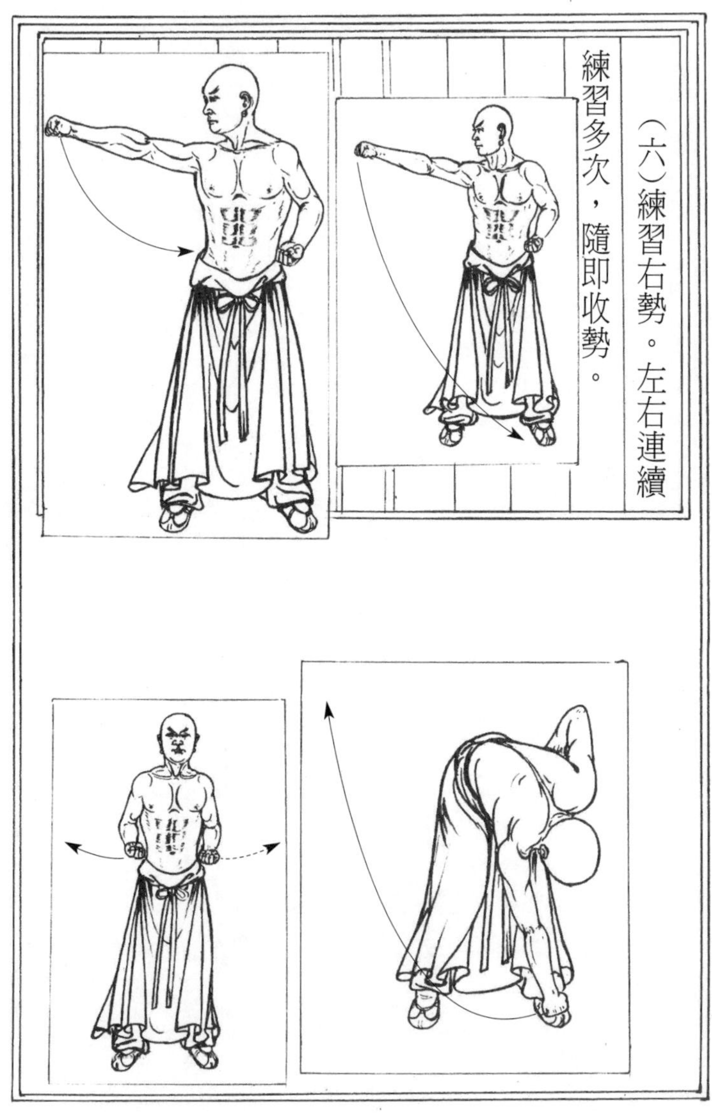
(六)練習右勢。左右連續練習多次，隨即收勢。

圖4-41

九、掃徑尋梅勢

如圖4–42～圖4–48所示。

(一)掃徑尋梅動作一

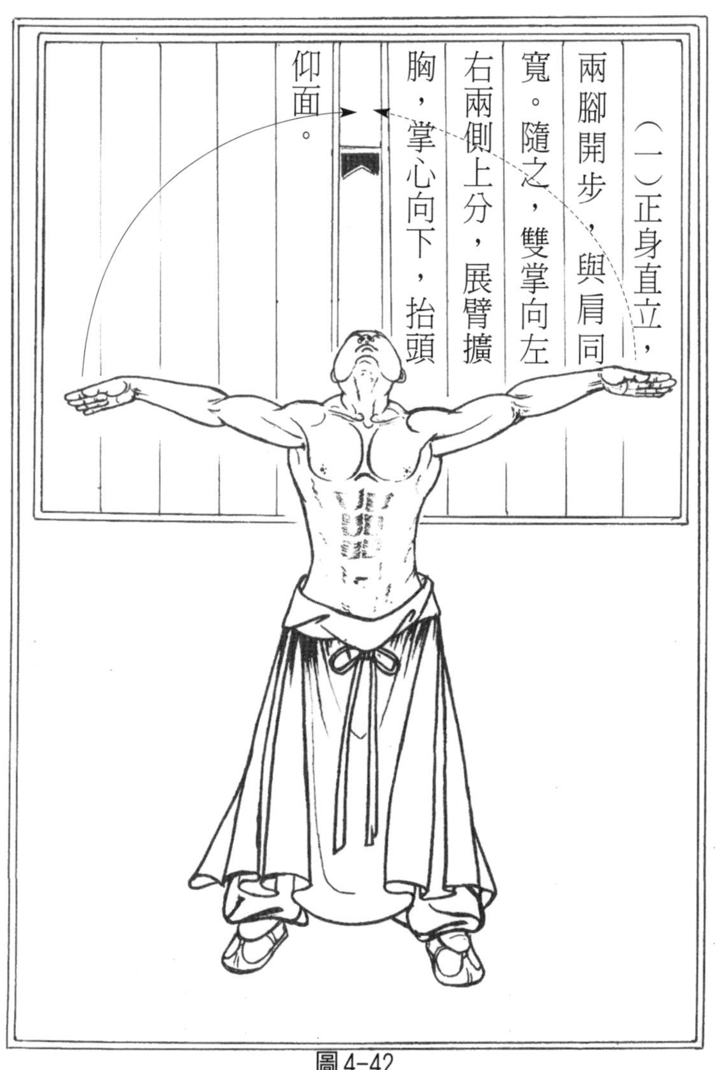
(一)正身直立，兩腳開步，與肩同寬。隨之，雙掌向左右兩側上分，展臂擴胸，掌心向下，抬頭仰面。

圖4–42

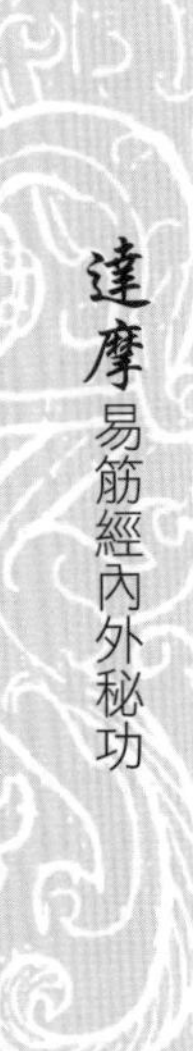

(二)掃徑尋梅動作二

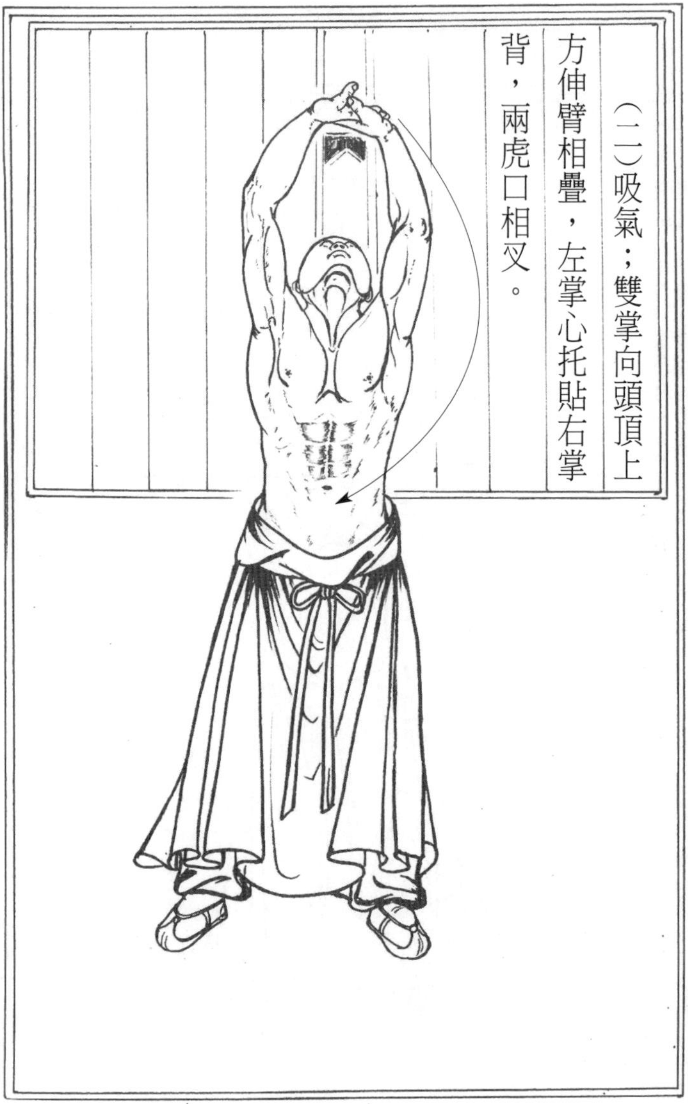

(二)吸氣；雙掌向頭頂上方伸臂相疊，左掌心托貼右掌背，兩虎口相叉。

圖4-43

(三)掃徑尋梅動作三

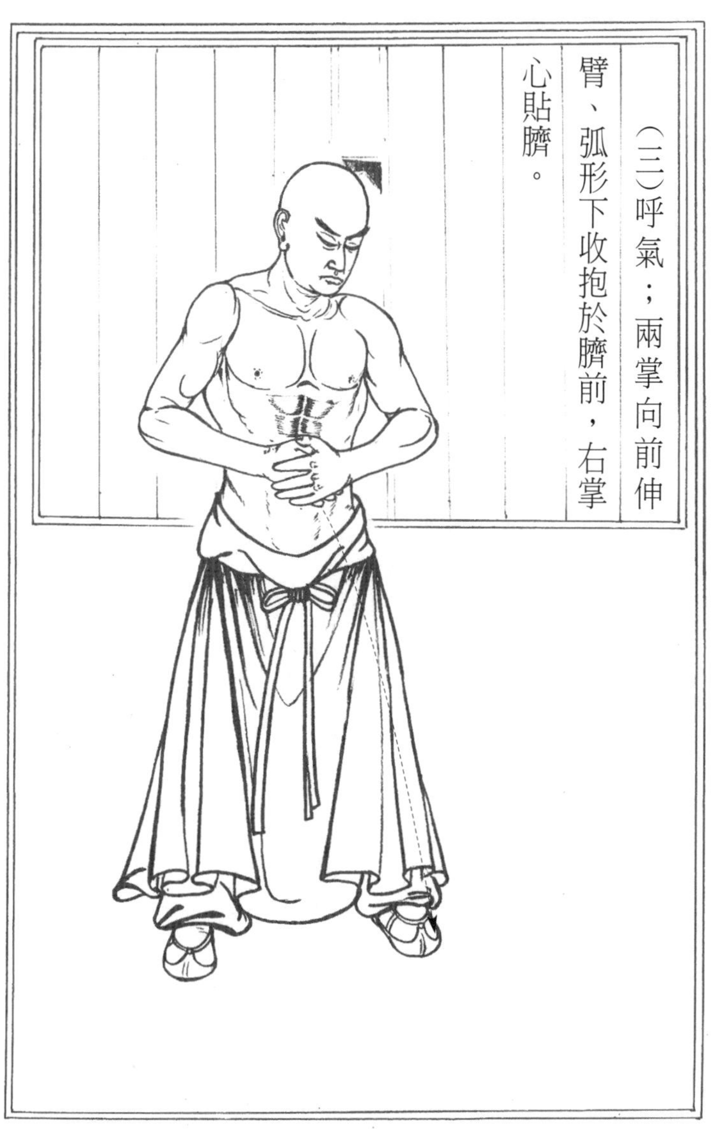
(三)呼氣；兩掌向前伸
臂、弧形下收抱於臍前，右掌
心貼臍。

圖4-44

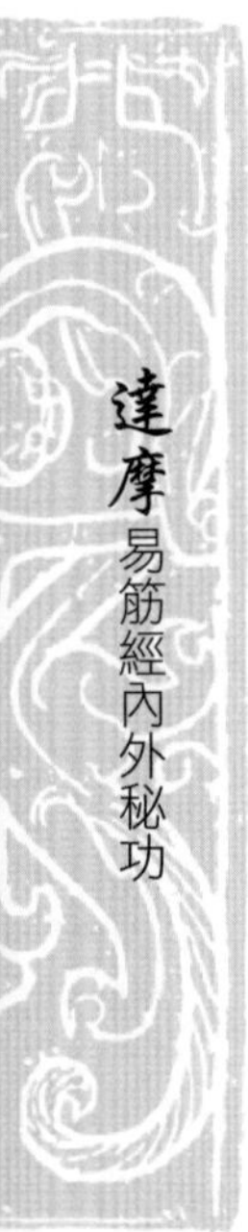

(四)掃徑尋梅動作四

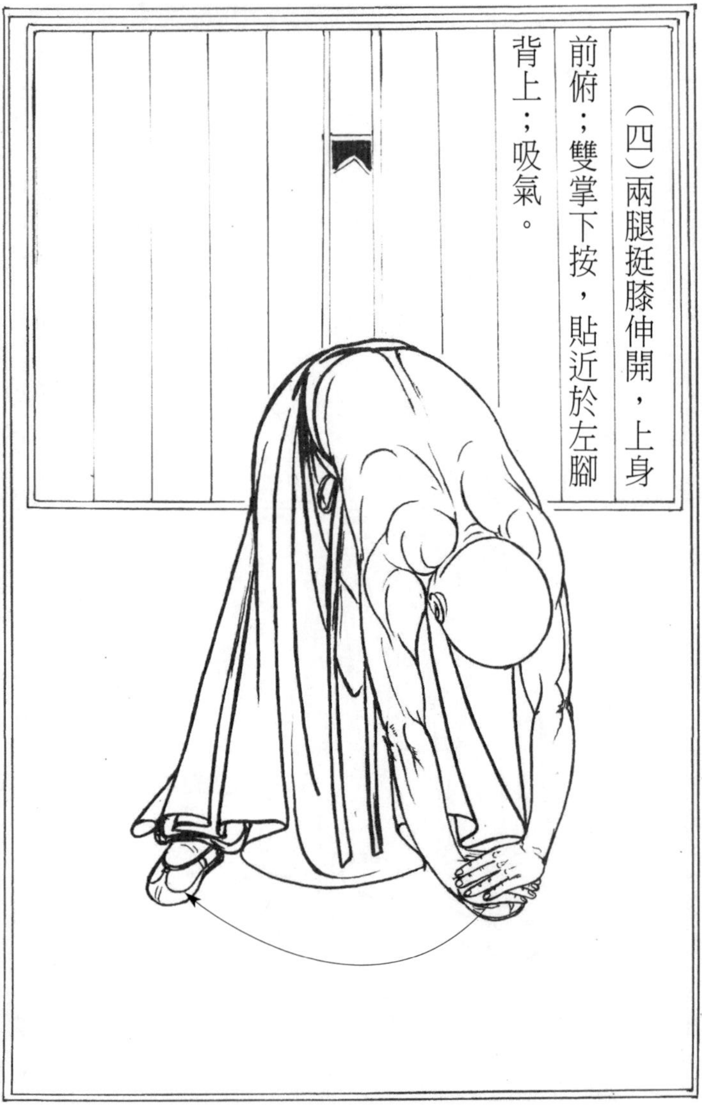

(四)兩腿挺膝伸開，上身前俯；雙掌下按，貼近於左腳背上；吸氣。

圖 4-45

(五)掃徑尋梅動作五

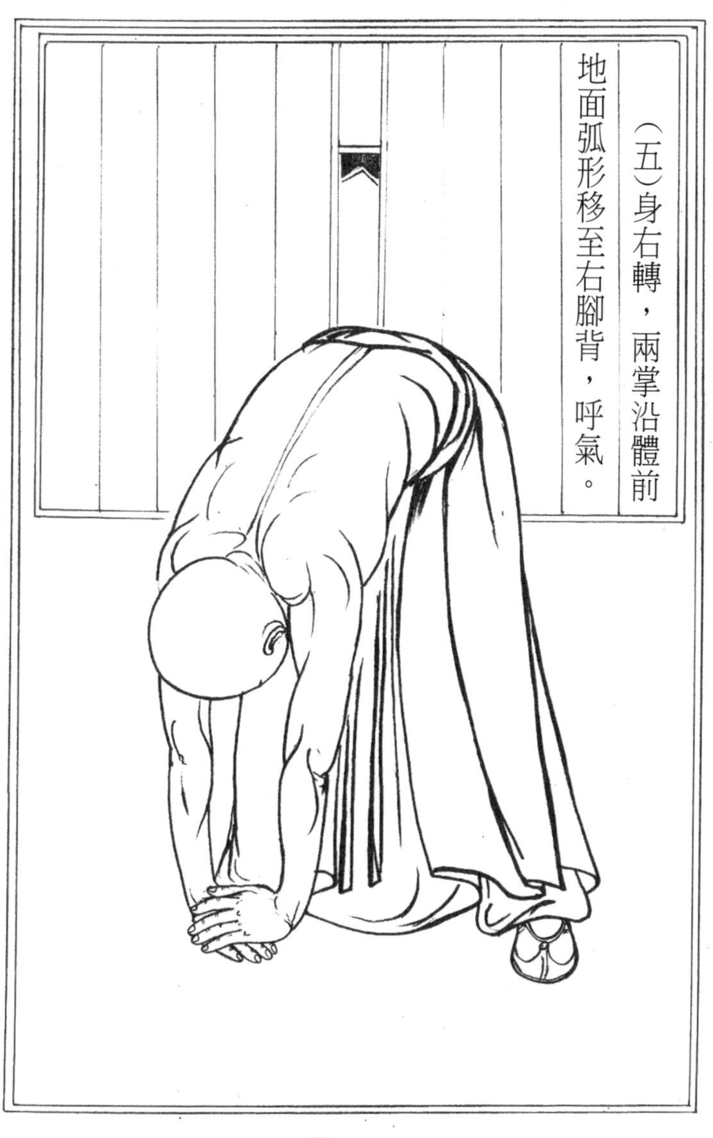
(五)身右轉，兩掌沿體前
地面弧形移至右腳背，呼氣。

圖4-46

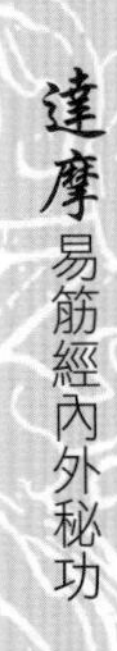

(六)掃徑尋梅動作六

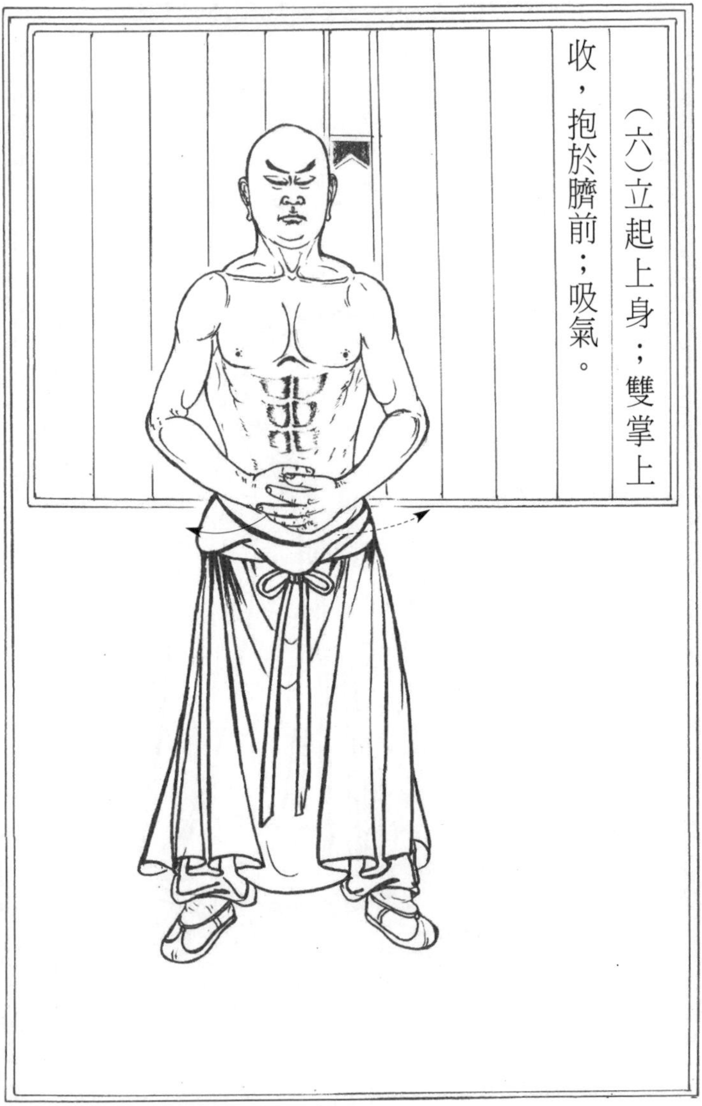

(六)立起上身；雙掌上收，抱於臍前；吸氣。

圖4-47

（七）掃徑尋梅動作七

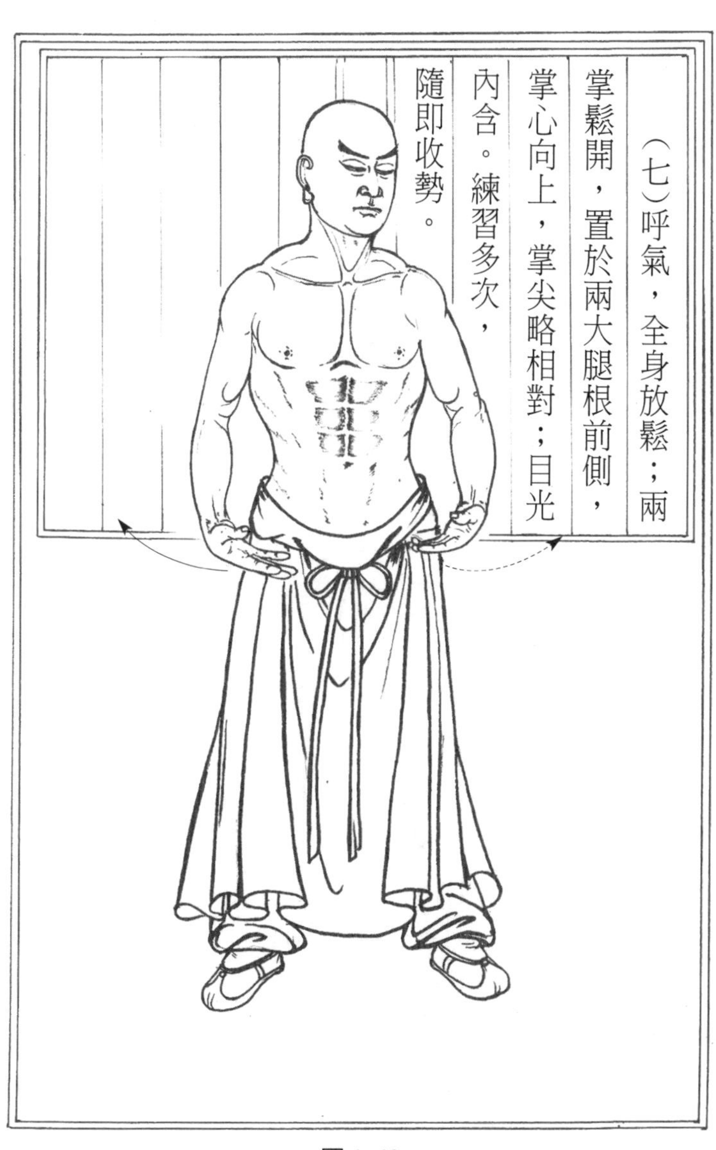
（七）呼氣，全身放鬆；兩
掌鬆開，置於兩大腿根前側，
掌心向上，掌尖略相對；目光
內含。練習多次，
隨即收勢。

圖4-48

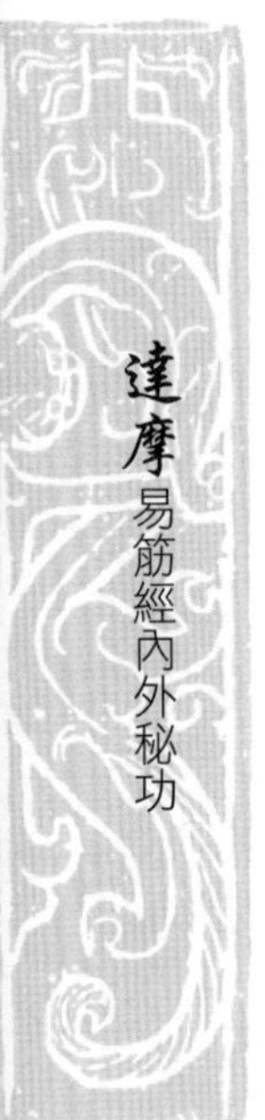
達摩易筋經內外秘功

十、蛟龍出水勢

如圖4–49、圖4–50所示。

(一)蛟龍出水動作一

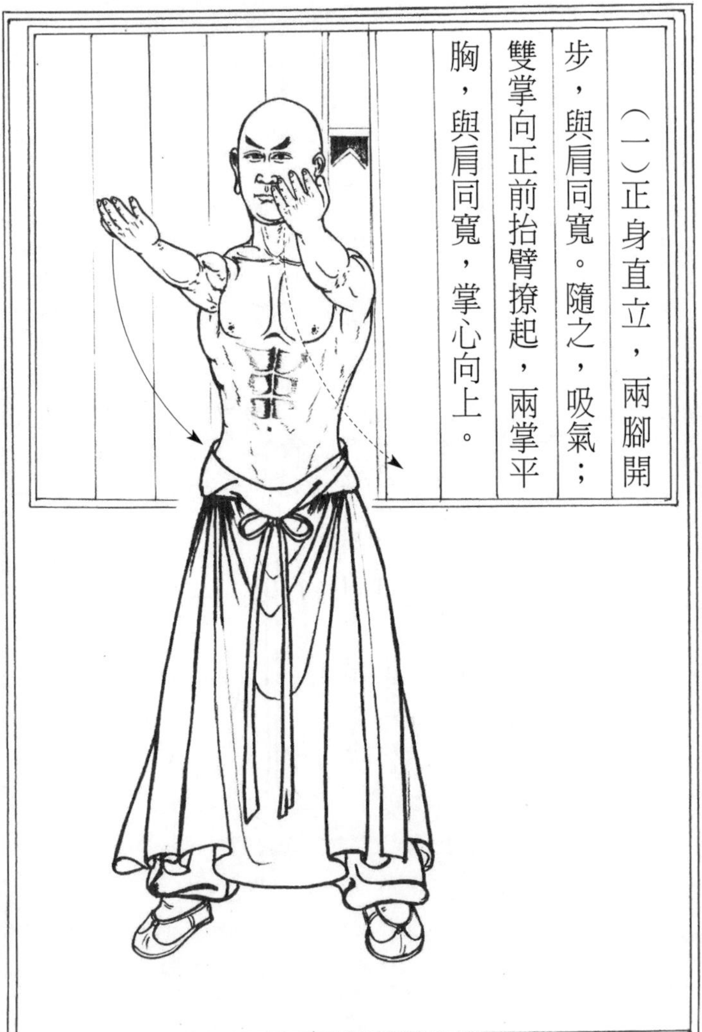

(一)正身直立，兩腳開步，與肩同寬。隨之，吸氣；雙掌向正前抬臂撩起，兩掌平胸，與肩同寬，掌心向上。

圖4–49

(二)蛟龍出水動作二

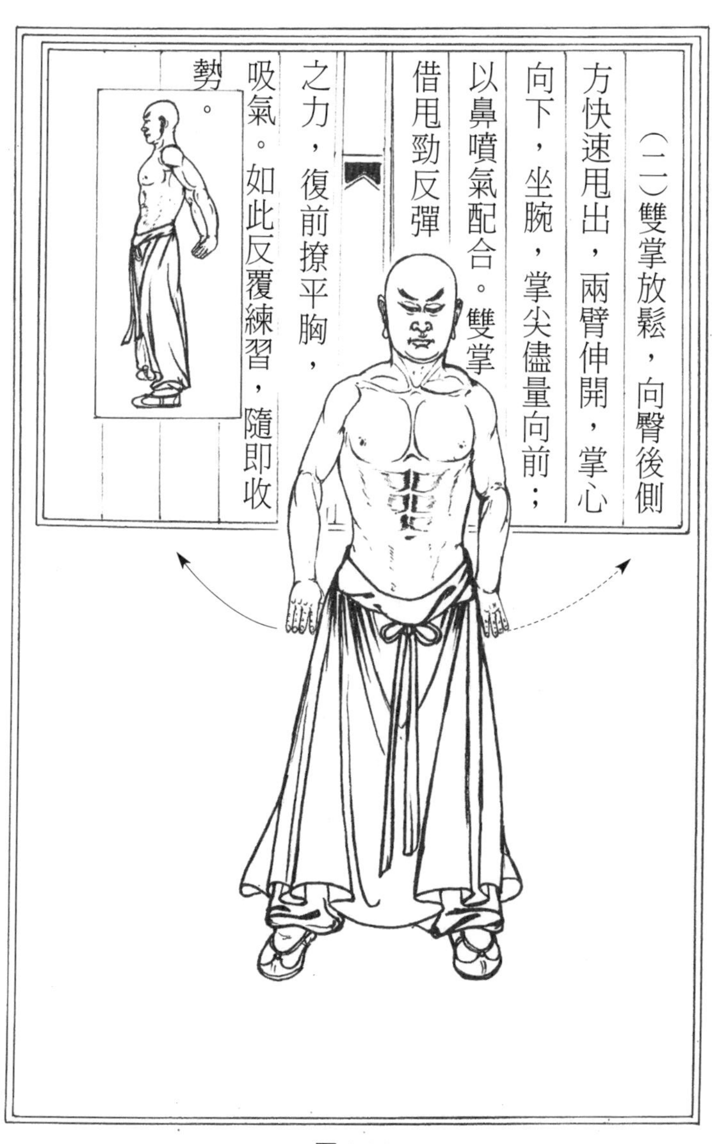
(二)雙掌放鬆，向臂後側
方快速甩出，兩臂伸開，掌心
向下，坐腕，掌尖儘量向前；
以鼻噴氣配合。雙掌
借甩勁反彈
之力，復前撩平胸，
吸氣。如此反覆練習，隨即收
勢。

圖4-50

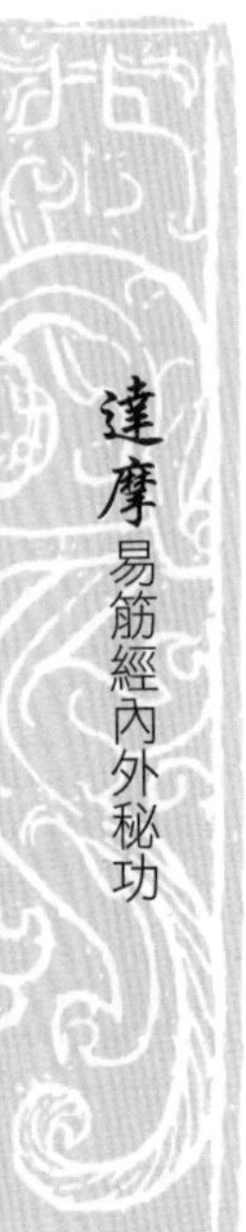

十一、金龍攬柱勢

如圖4–49、圖4–50所示。

(一)金龍攬柱動作一

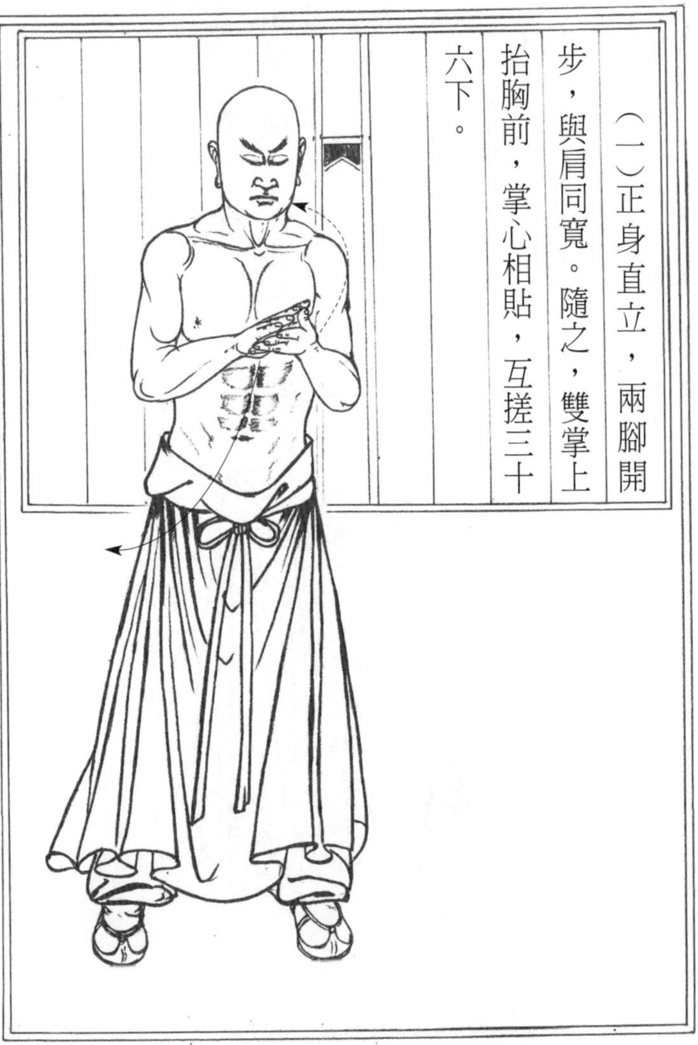

(一)正身直立，兩腳開步，與肩同寬。隨之，雙掌上抬胸前，掌心相貼，互搓三十六下。

圖4–51

(二)金龍攬柱動作二

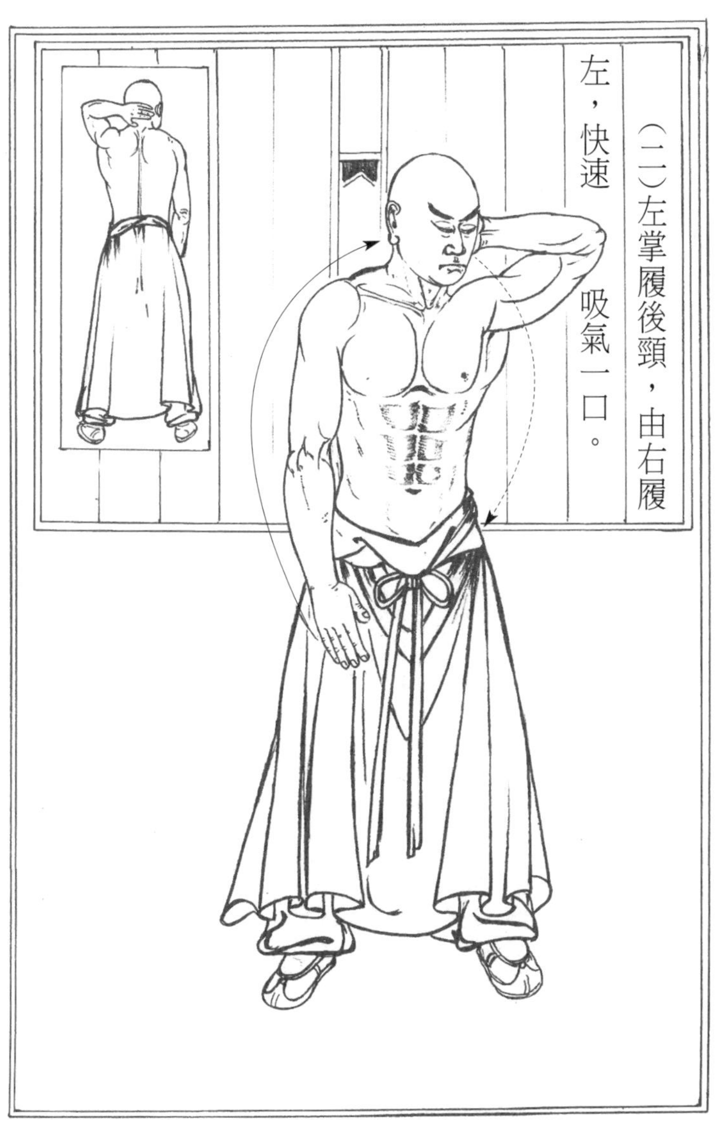
(二)左掌履後頸，由右履
左，快速　吸氣一口。

圖4-52

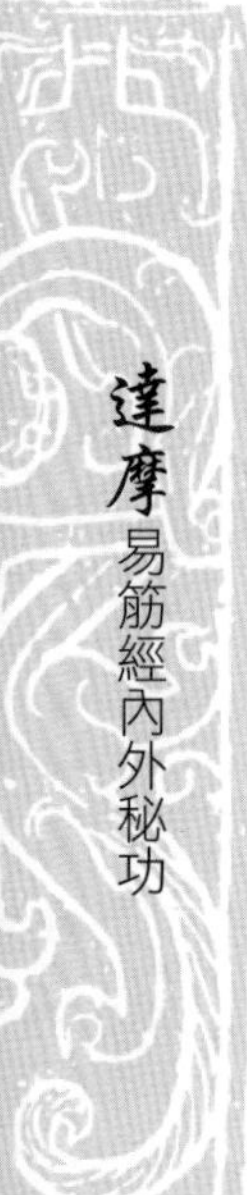

(三)金龍攬柱動作三

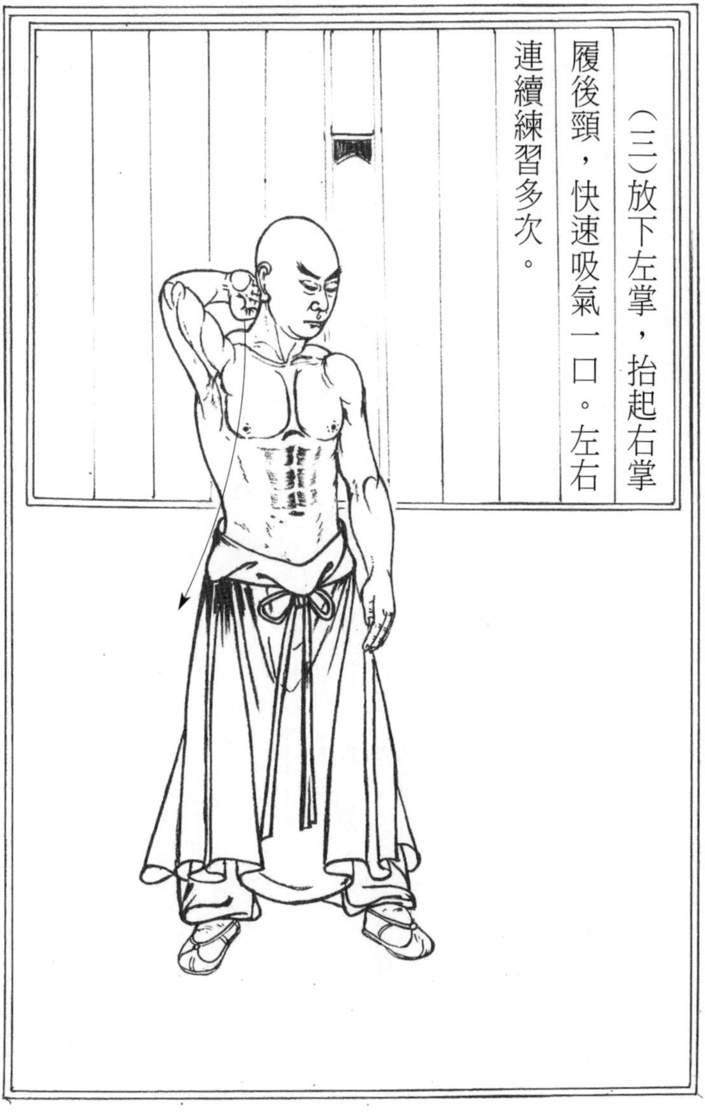

(三)放下左掌，抬起右掌履後頸，快速吸氣一口。左右連續練習多次。

圖4-53

(四)金龍攬柱動作四

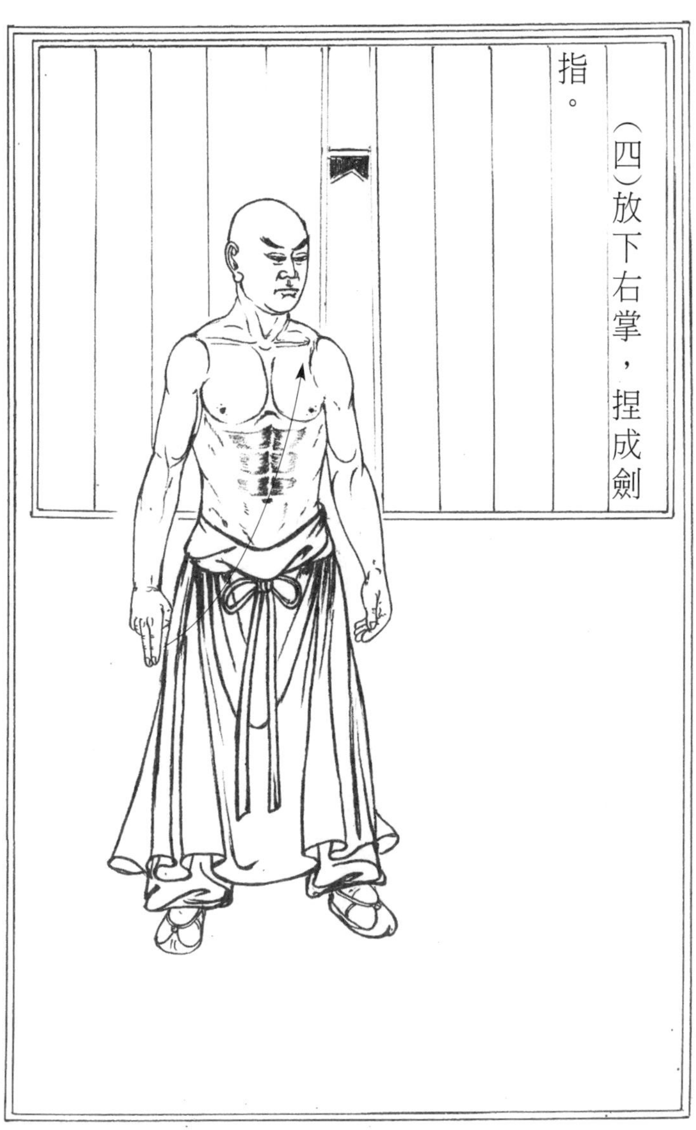
(四)放下右掌，捏成劍指。

圖4-54

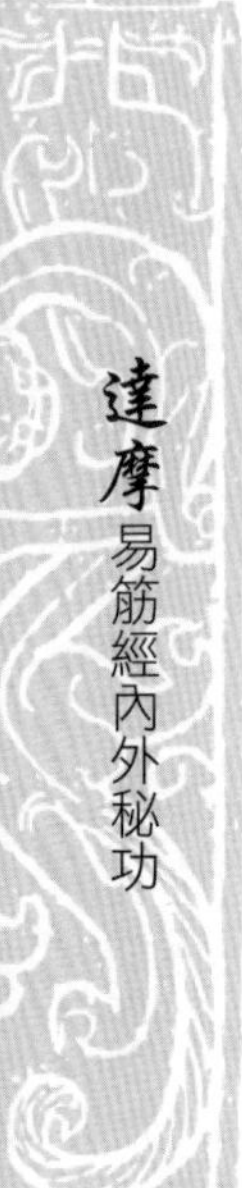

(五)金龍攬柱動作五

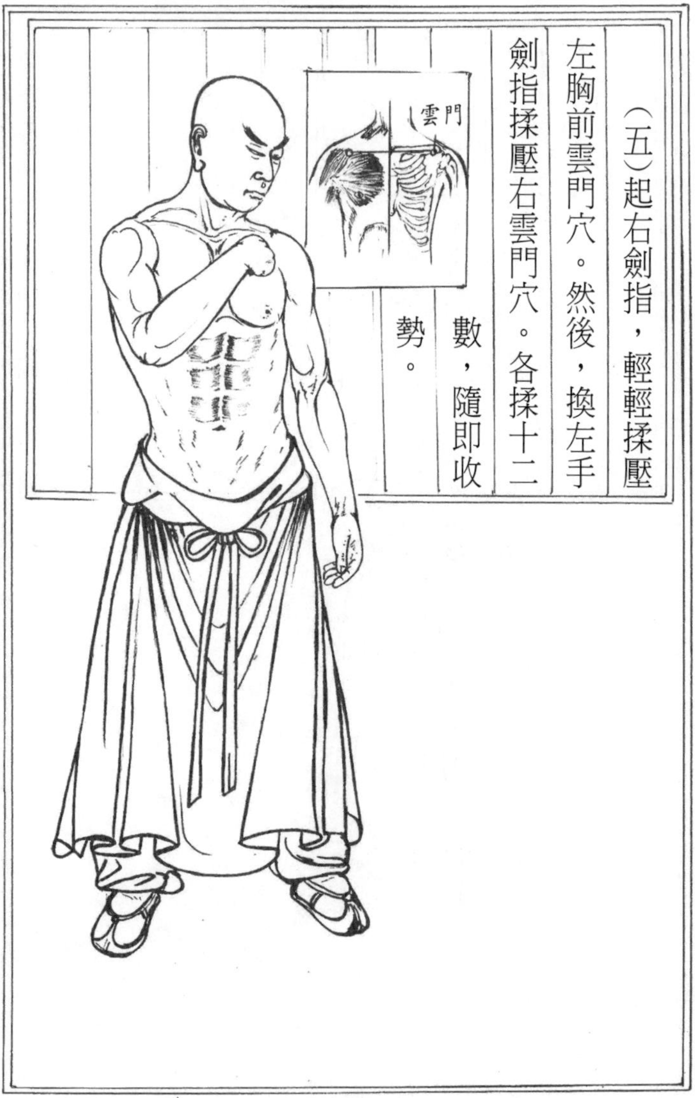

（五）起右劍指，輕輕揉壓左胸前雲門穴。然後，換左手劍指揉壓右雲門穴。各揉十二數，隨即收勢。

雲門

圖4-55

十二、金龍攫珠勢

如圖4–56、圖4–58所示。

(一)金龍攫珠動作一

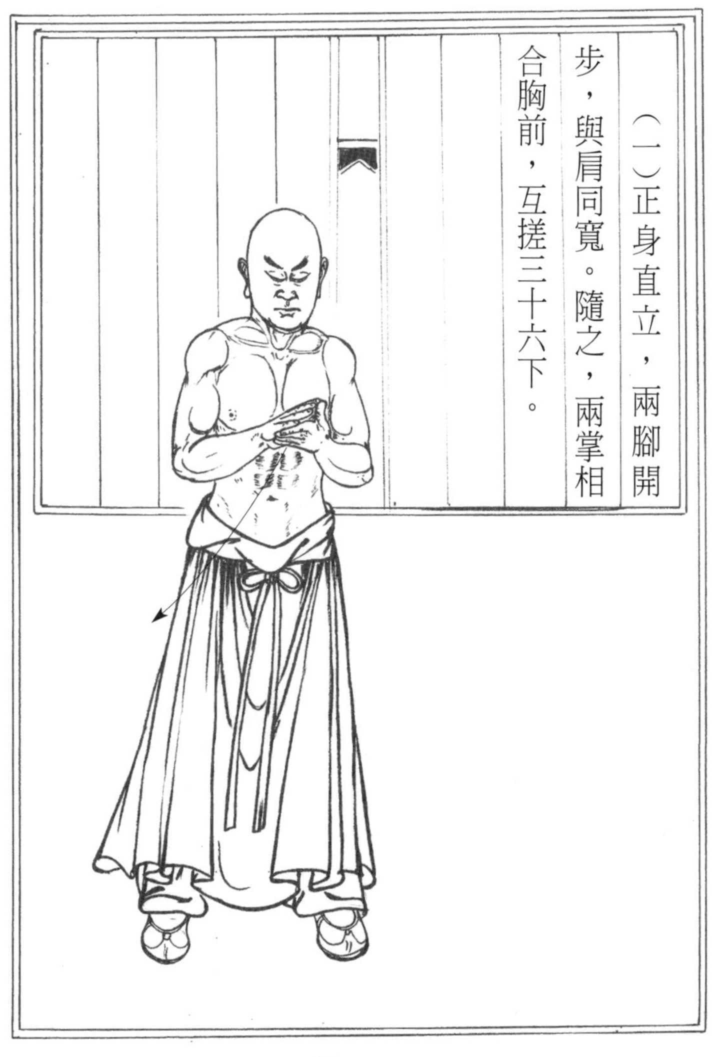
(一)正身直立，兩腳開
步，與肩同寬。隨之，兩掌相
合胸前，互搓三十六下。

圖4–56

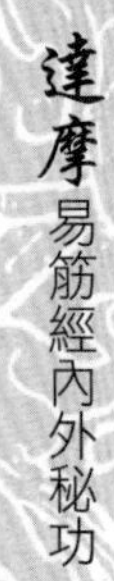

(二)金龍攫珠動作二

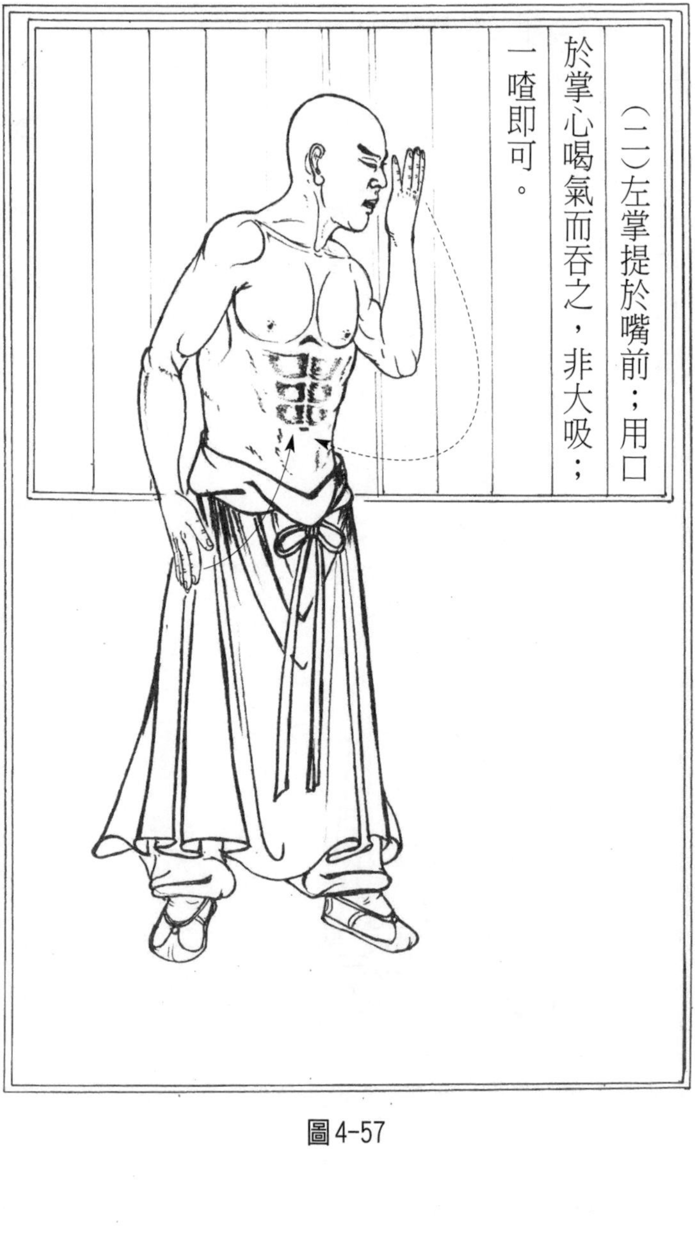

(二)左掌提於嘴前；用口於掌心喝氣而吞之，非大吸；一喳即可。

圖 4-57

(三)金龍攫珠動作三

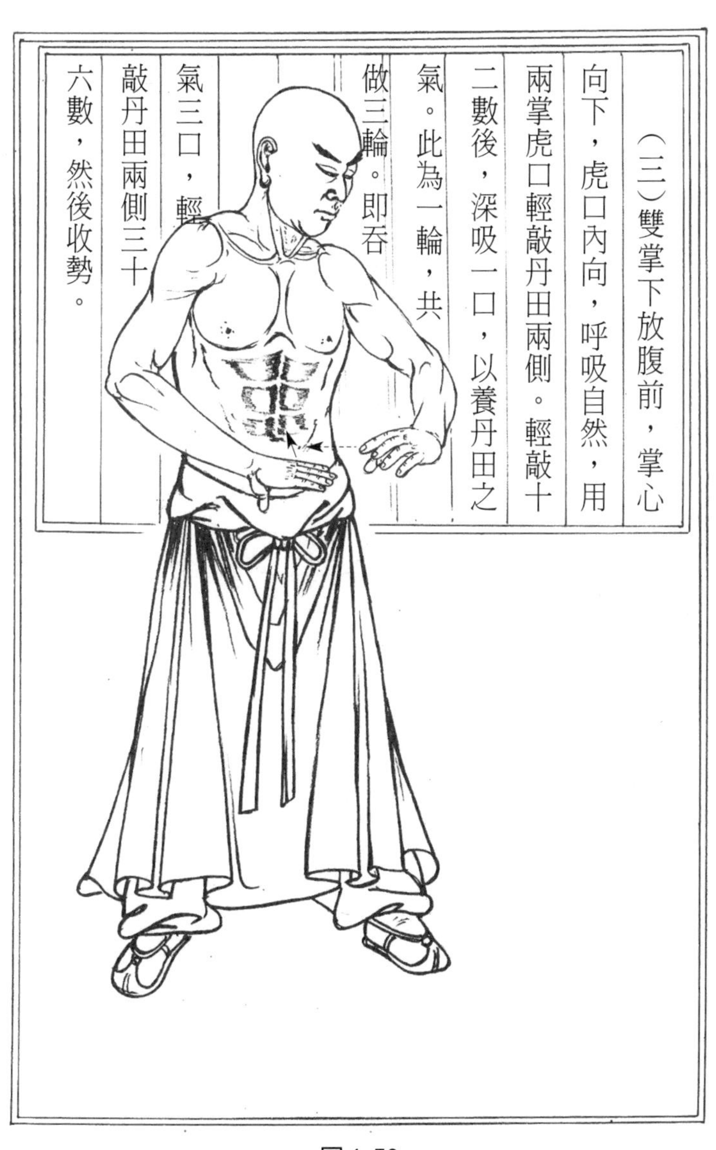
（三）雙掌下放腹前，掌心
向下，虎口內向，呼吸自然，用
兩掌虎口輕敲丹田兩側。輕敲十
二數後，深吸一口，以養丹田之
氣。此為一輪，共
做三輪。即吞
氣三口，輕
敲丹田兩側三十
六數，然後收勢。

圖4-58

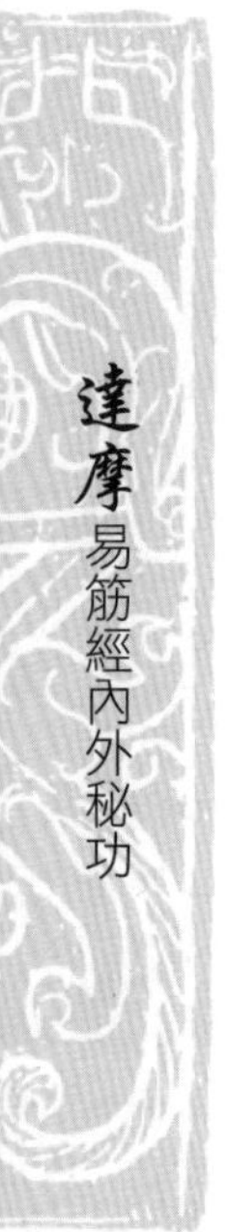

第五章
達摩易筋經之撤放壯筋功圖譜

撤放，內含收撤、蓄勢、運行、疏放、發勁諸意。

此功以撤放之理，以順暢為則，以鬆緊為法，使勁力蓄運合一，而達壯筋強骨、長勁增力之效。

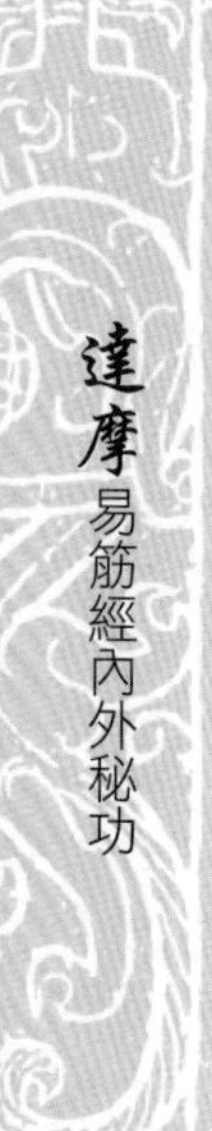

一、童子抱琴勢

如圖5-1、圖5-2所示。

(一)童子抱琴動作一

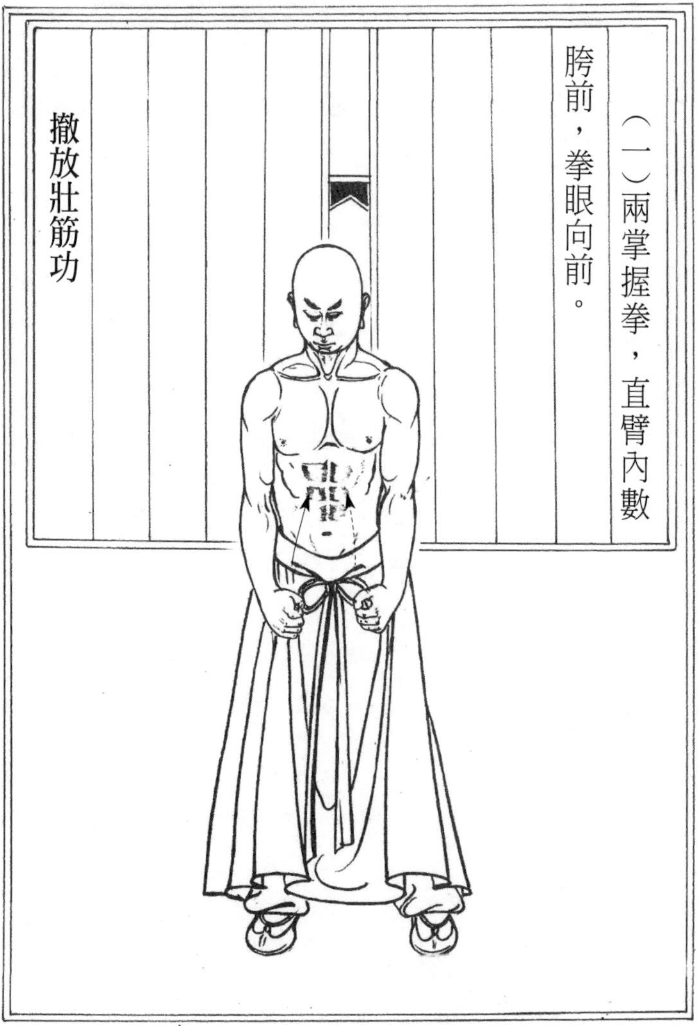

（一）兩掌握拳，直臂內數胯前，拳眼向前。

撤放壯筋功

圖5-1

(二)童子抱琴動作二

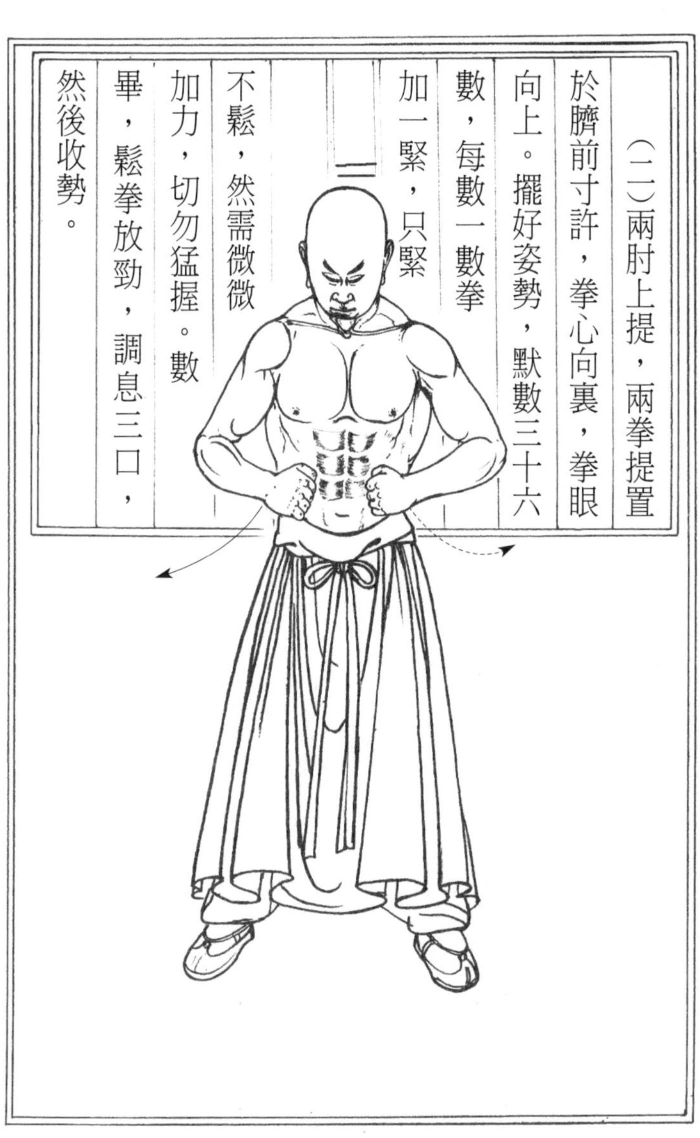
二
(二)兩肘上提，兩拳提置於臍前寸許，拳心向裏，拳眼向上。擺好姿勢，默數三十六數，每數一數拳加一緊，只緊不鬆，然需微微加力，切勿猛握。數畢，鬆拳放勁，調息三口，然後收勢。

圖5-2

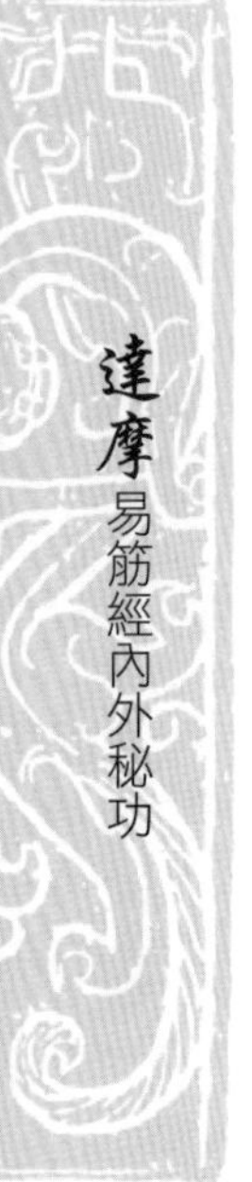

二、內閉鴻門勢

如圖5-3、圖5-4所示。

(一)內閉鴻門動作一

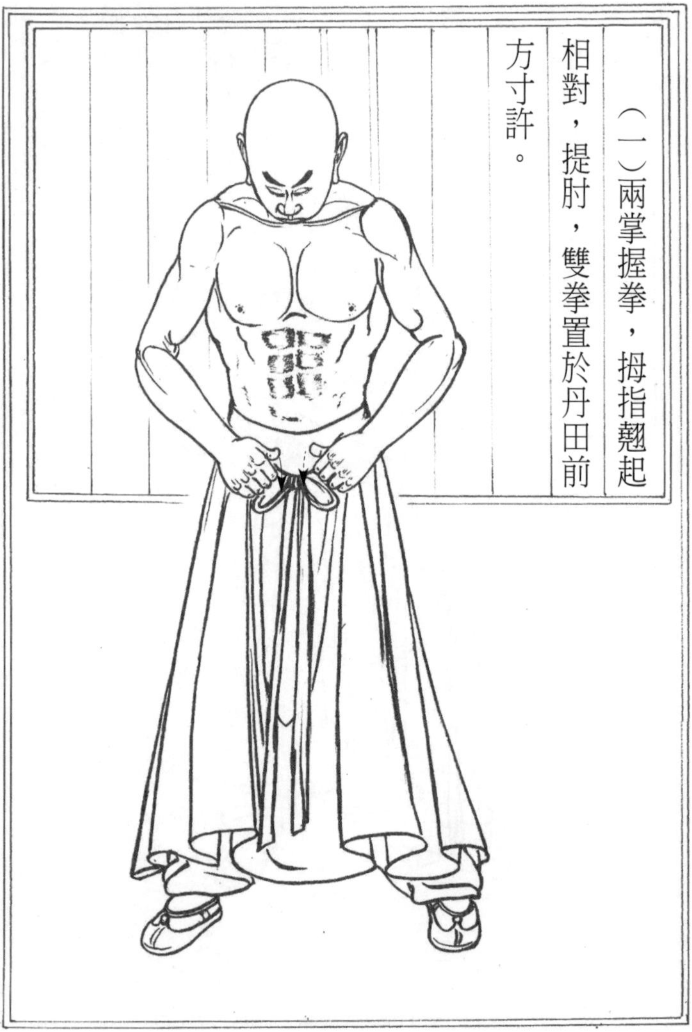

(一)兩掌握拳，拇指翹起相對，提肘，雙拳置於丹田前方寸許。

圖5-3

(二)內閉鴻門動作二

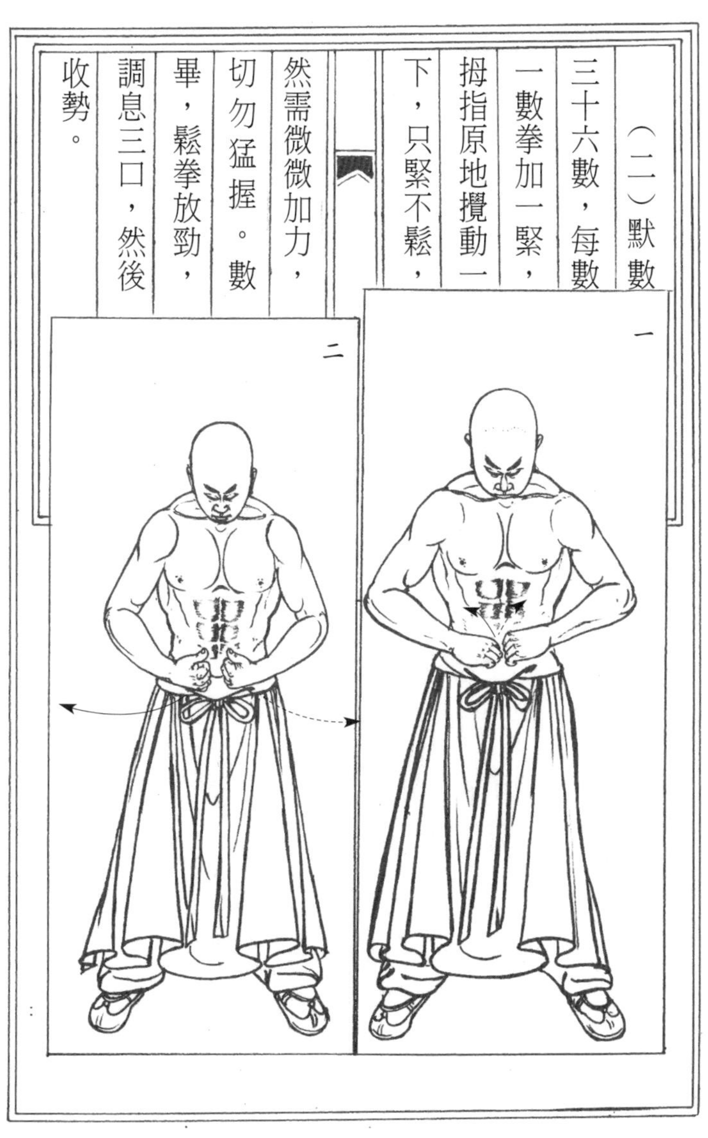
（二）默數
三十六數，每數
一數拳加一緊，
拇指原地攪動一
下，只緊不鬆，
然需微微加力，
切勿猛握。數
畢，鬆拳放勁，
調息三口，然後
收勢。
一
二

圖5-4

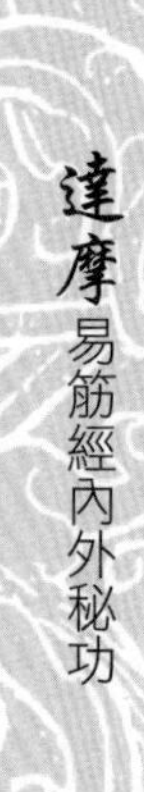

三、捌口纏纓勢

如圖5–5所示。

捌口纏纓動作

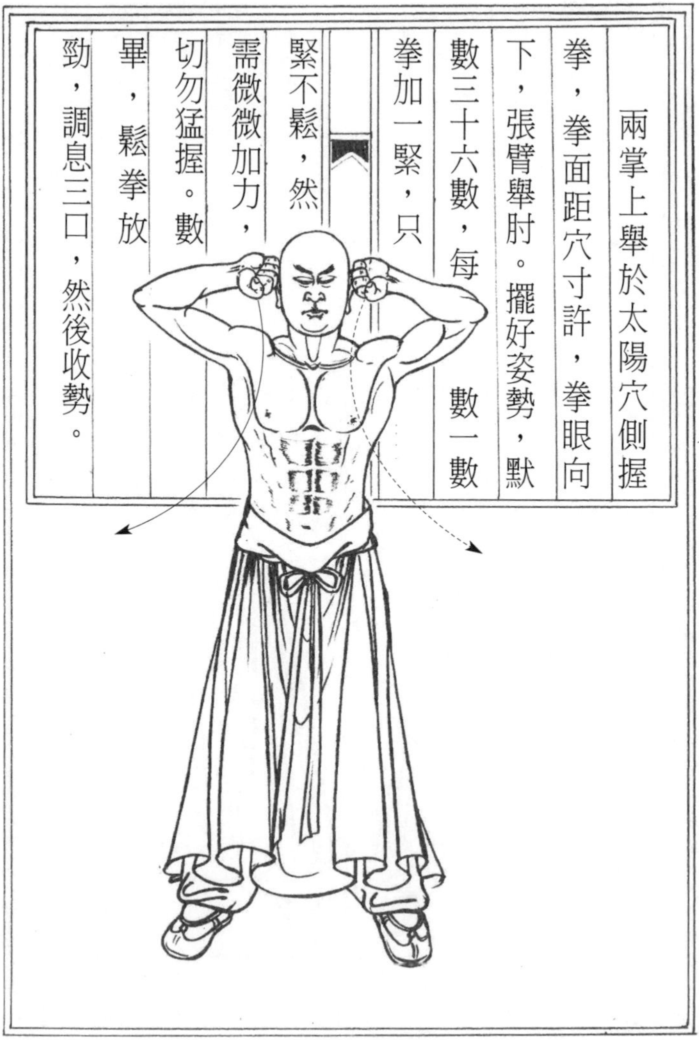

兩掌上舉於太陽穴側握拳，拳面距穴寸許，拳眼向下，張臂舉肘。擺好姿勢，默數三十六數，每數一數拳加一緊，只緊不鬆，然需微微加力，切勿猛握。數畢，鬆拳放勁，調息三口，然後收勢。

圖5–5

四、金盤托天勢

如圖5-6所示。

金盤托天動作

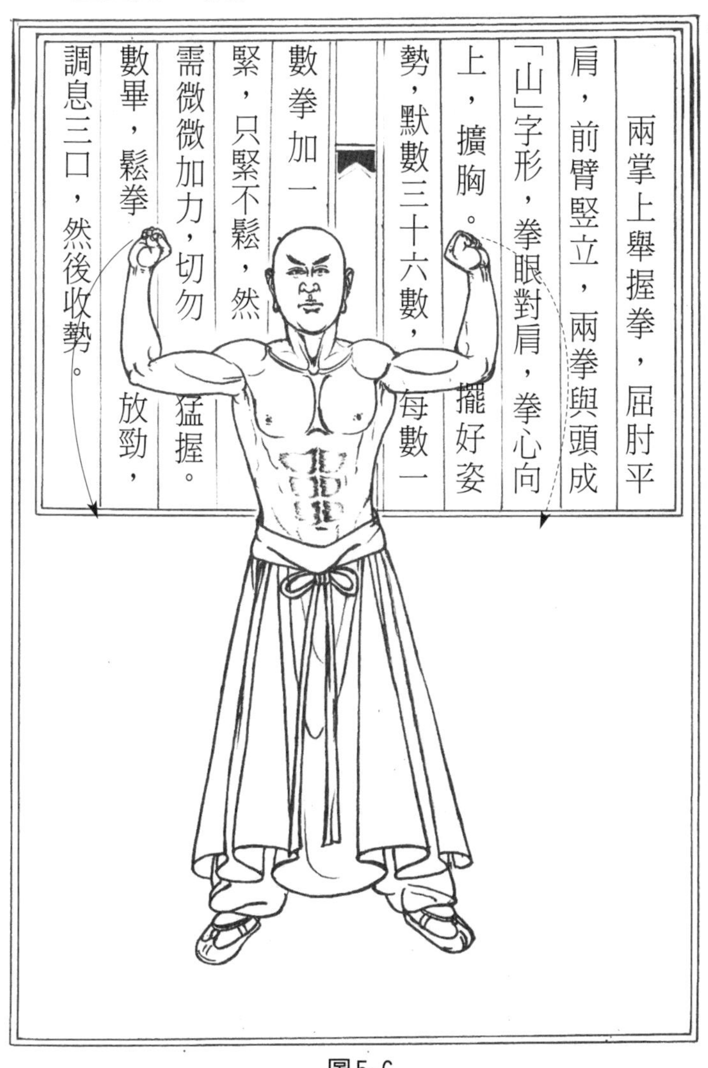
兩掌上舉握拳，屈肘平肩，前臂豎立，兩拳與頭成「山」字形，拳眼對肩，拳心向上，擴胸。擺好姿勢，默數三十六數，每數一數拳加一緊，只緊不鬆，然需微微加力，切勿猛握。數畢，鬆拳放勁，調息三口，然後收勢。

圖5-6

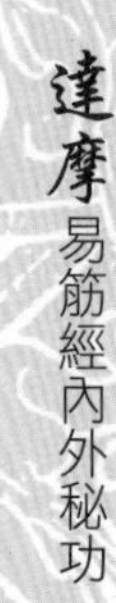

五、藤蘿掛壁勢

如圖5-7、圖5-8所示。

(一)藤蘿掛壁動作一

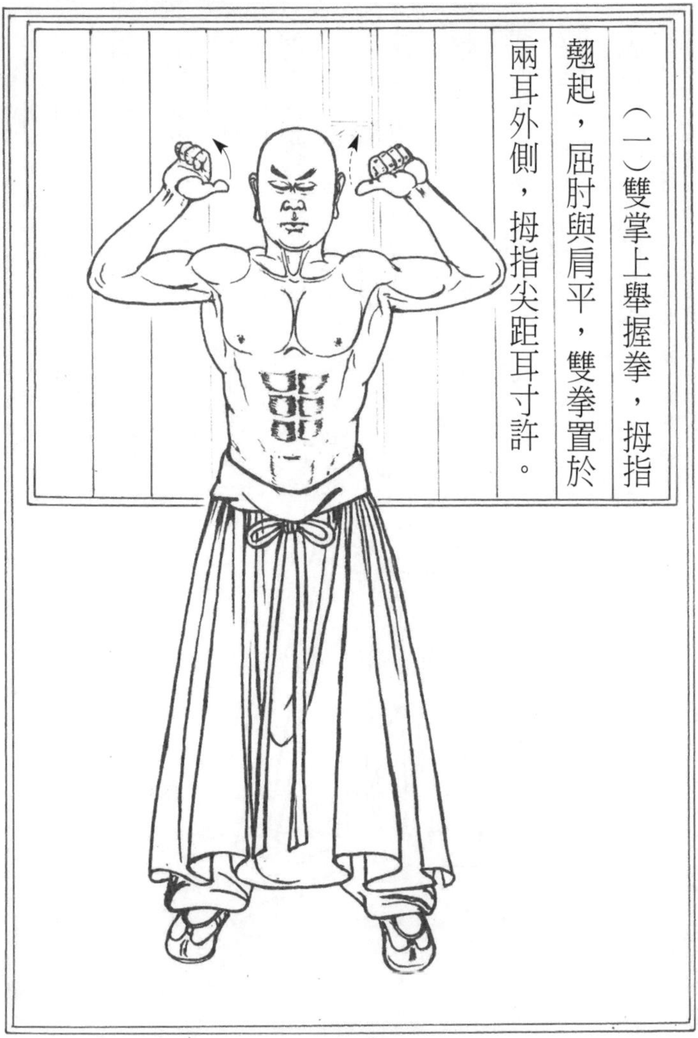

（一）雙掌上舉握拳，拇指翹起，屈肘與肩平，雙拳置於兩耳外側，拇指尖距耳寸許。

圖5-7

(二)藤蘿掛壁動作二

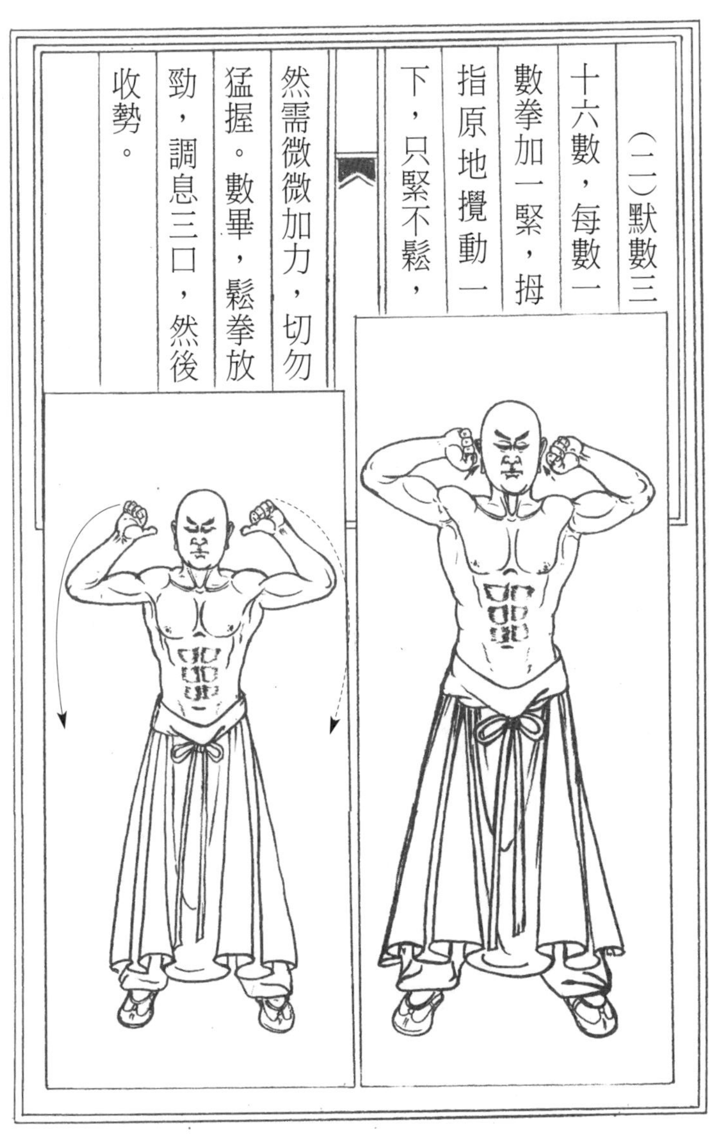
(二)默數三
十六數，每數一
數拳加一緊，拇
指原地攪動一
下，只緊不鬆，
然需微微加力，切勿
猛握。數畢，鬆拳放
勁，調息三口，然後
收勢。

圖5-8

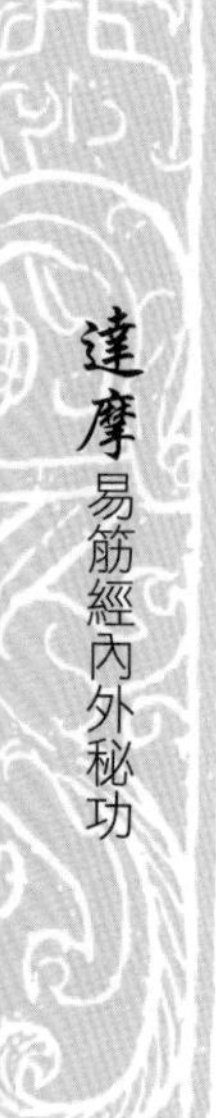

六、羅漢托竿勢

如圖5-9所示。

羅漢托竿動作

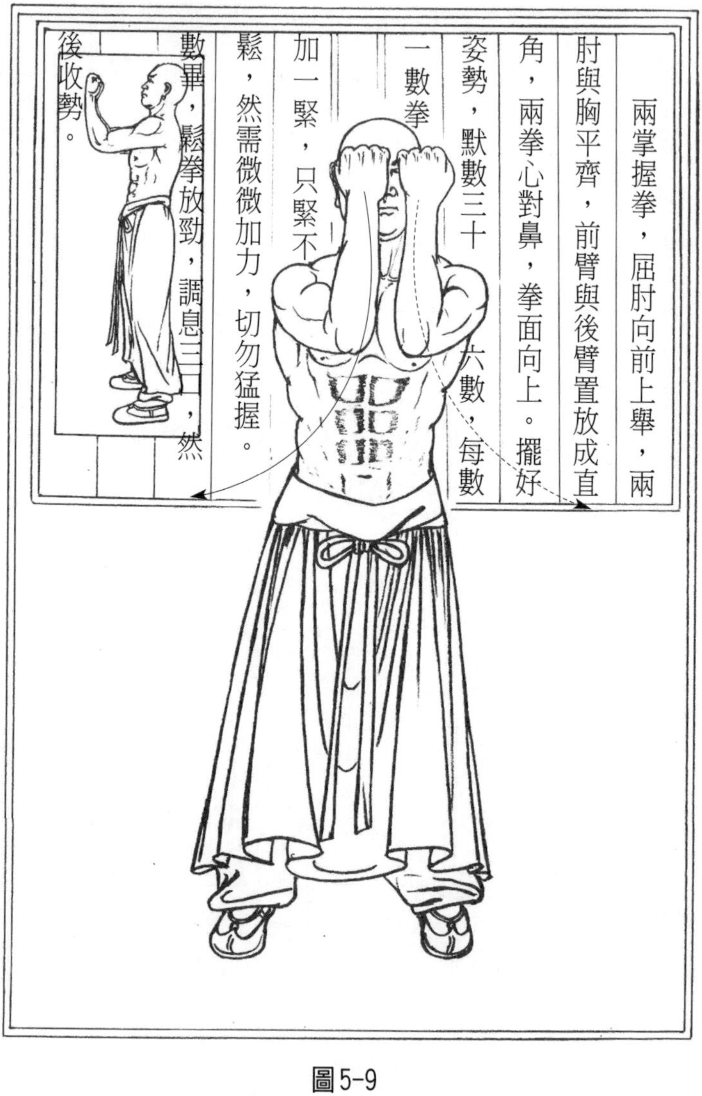

兩掌握拳，屈肘向前上舉，兩肘與胸平齊，前臂與後臂置放成直角，兩拳心對鼻，拳面向上。擺好姿勢，默數三十六數，每數一數拳加一緊，只緊不鬆，然需微微加力，切勿猛握。數畢，鬆拳放勁，調息三口，然後收勢。

圖5-9

七、禹王索蛟勢

如圖5–10所示。

禹王索蛟動作

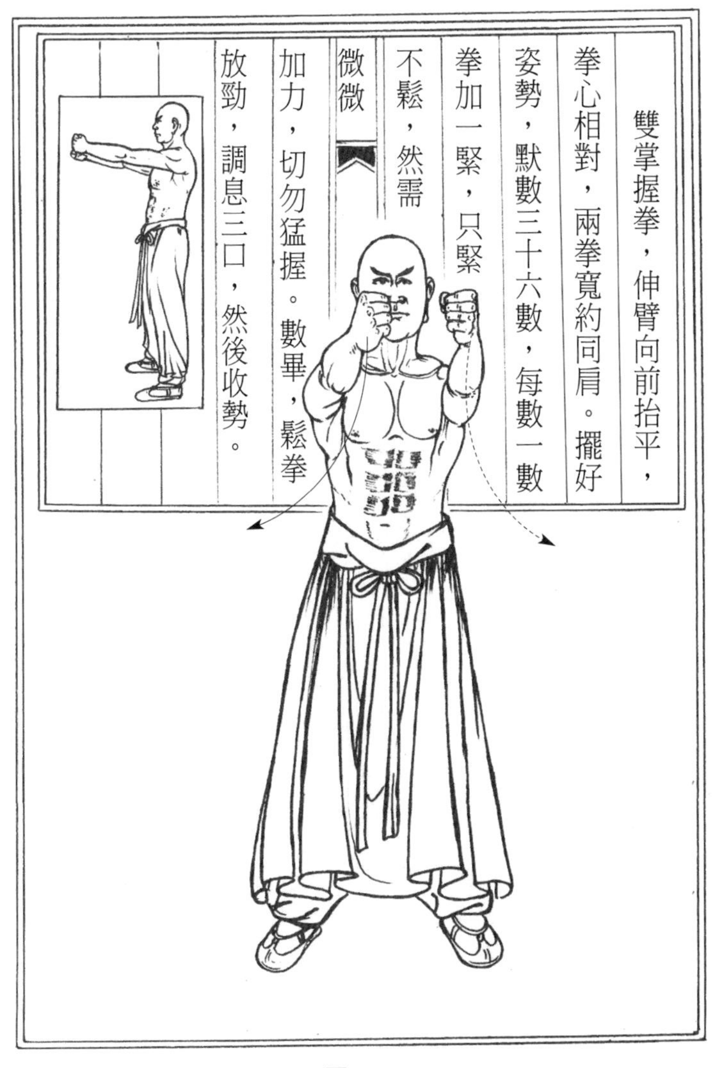

雙掌握拳，伸臂向前抬平，拳心相對，兩拳寬約同肩。擺好姿勢，默數三十六數，每數一數拳加一緊，只緊不鬆，然需微微加力，切勿猛握。數畢，鬆拳放勁，調息三口，然後收勢。

圖5–10

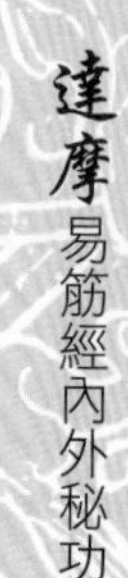

八、韋馱獻杵勢

如圖5-11所示。

韋馱獻杵動作

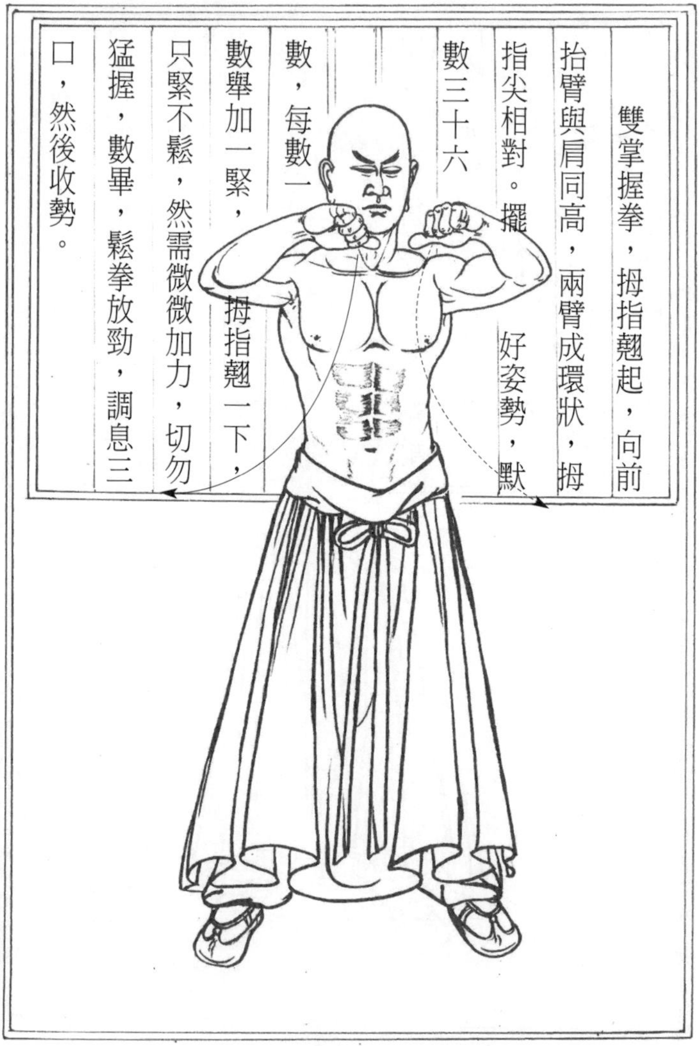

雙掌握拳，拇指翹起，向前抬臂與肩同高，兩臂成環狀，拇指尖相對。擺好姿勢，默數三十六數，每數一數舉加一緊，拇指翹一下，只緊不鬆，然需微微加力，切勿猛握，數畢，鬆拳放勁，調息三口，然後收勢。

圖5-11

九、分光捉影勢

如圖5–12所示。

分光捉影動作

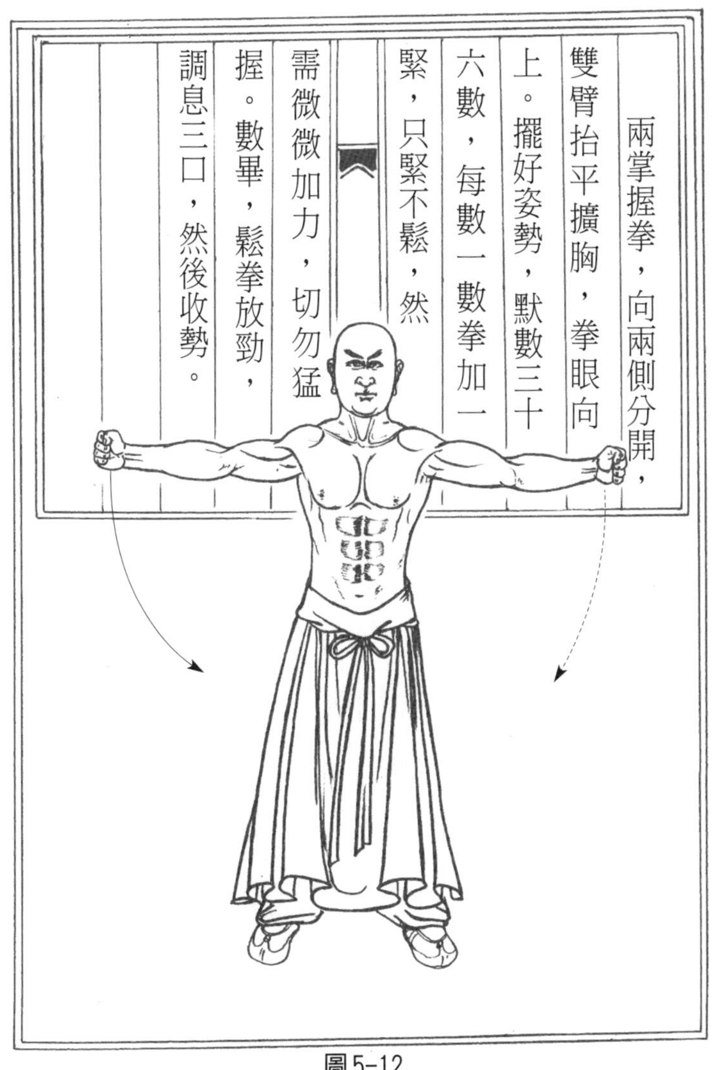
兩掌握拳，向兩側分開，
雙臂抬平擴胸，拳眼向
上。擺好姿勢，默數三十
六數，每數一數拳加一
緊，只緊不鬆，然
需微微加力，切勿猛
握。數畢，鬆拳放勁，
調息三口，然後收勢。

圖5–12

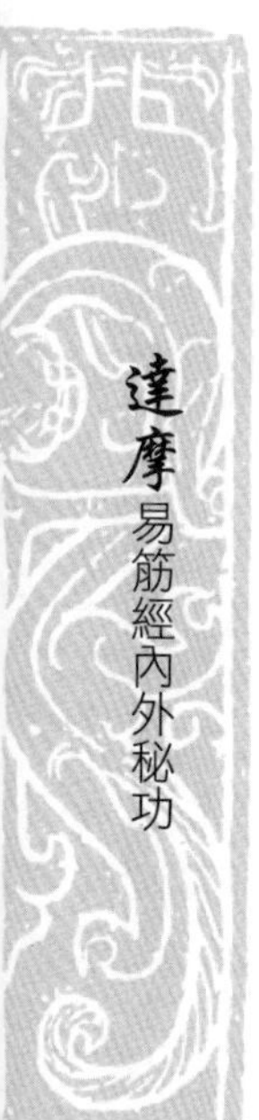

十、倒拖金鞭勢

如圖5-13所示。

倒拖金鞭動作

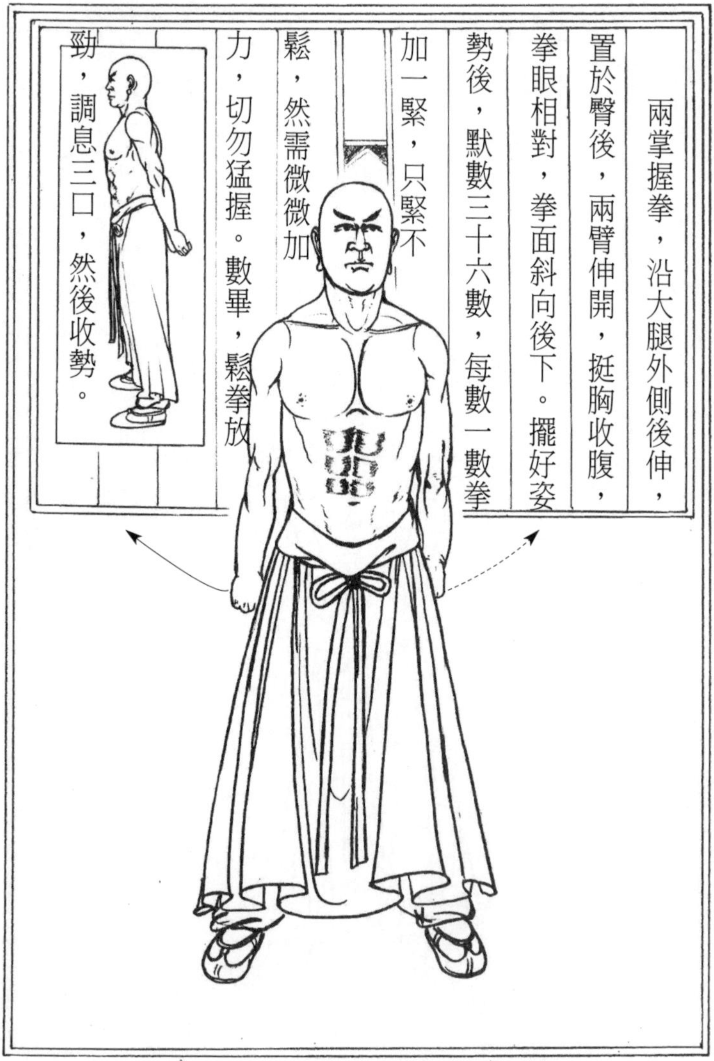

兩掌握拳，沿大腿外側後伸，置於臀後，兩臂伸開，挺胸收腹，拳眼相對，拳面斜向後下。擺好姿勢後，默數三十六數，每數一數拳加一緊，只緊不鬆，然需微微加力，切勿猛握。數畢，鬆拳放勁，調息三口，然後收勢。

圖5-13

十一、海底金針勢

如圖5-14～圖5-17所示。

(一)海底金針動作一

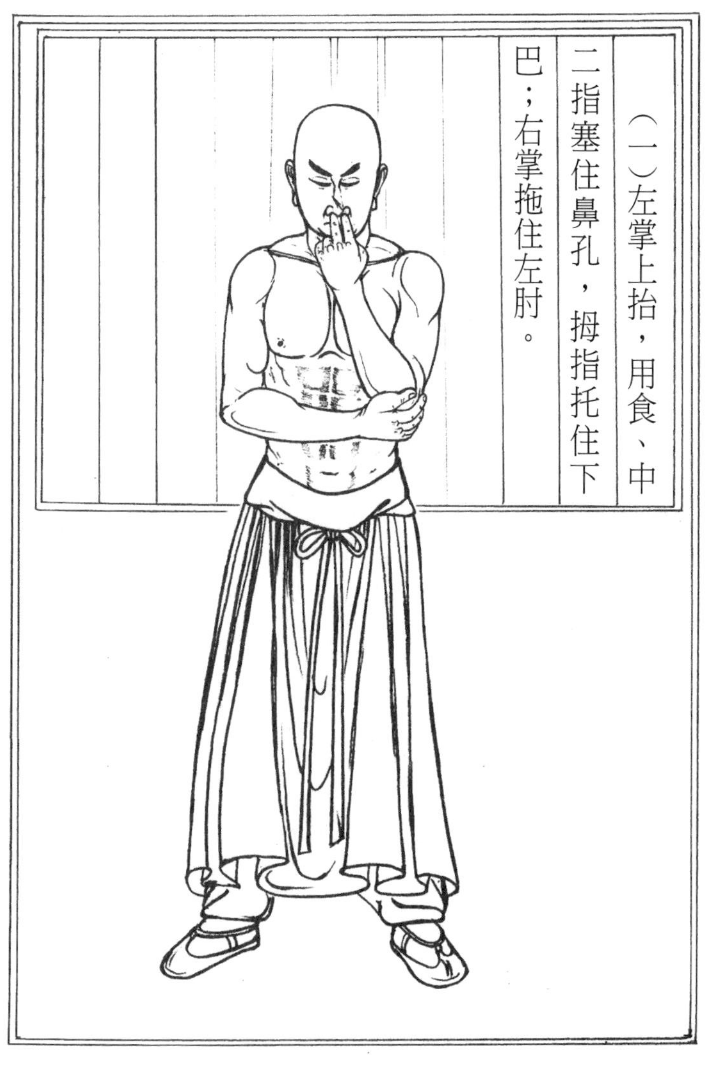

(一)左掌上抬，用食、中
二指塞住鼻孔，拇指托住下
巴；右掌拖住左肘。

圖5-14

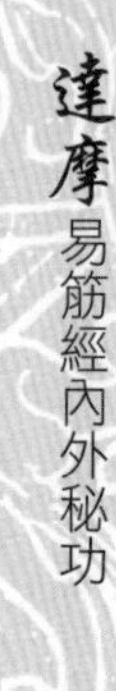

(二)海底金針動作二

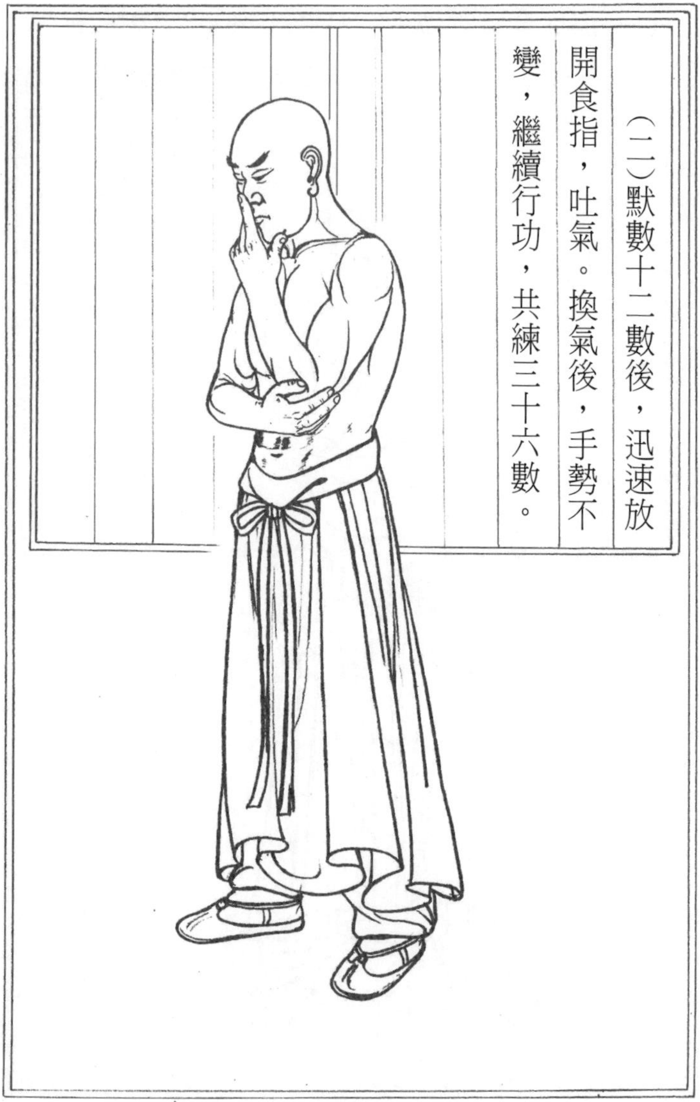

(二)默數十二數後，迅速放開食指，吐氣。換氣後，手勢不變，繼續行功，共練三十六數。

圖5-15

(三)海底金針動作三

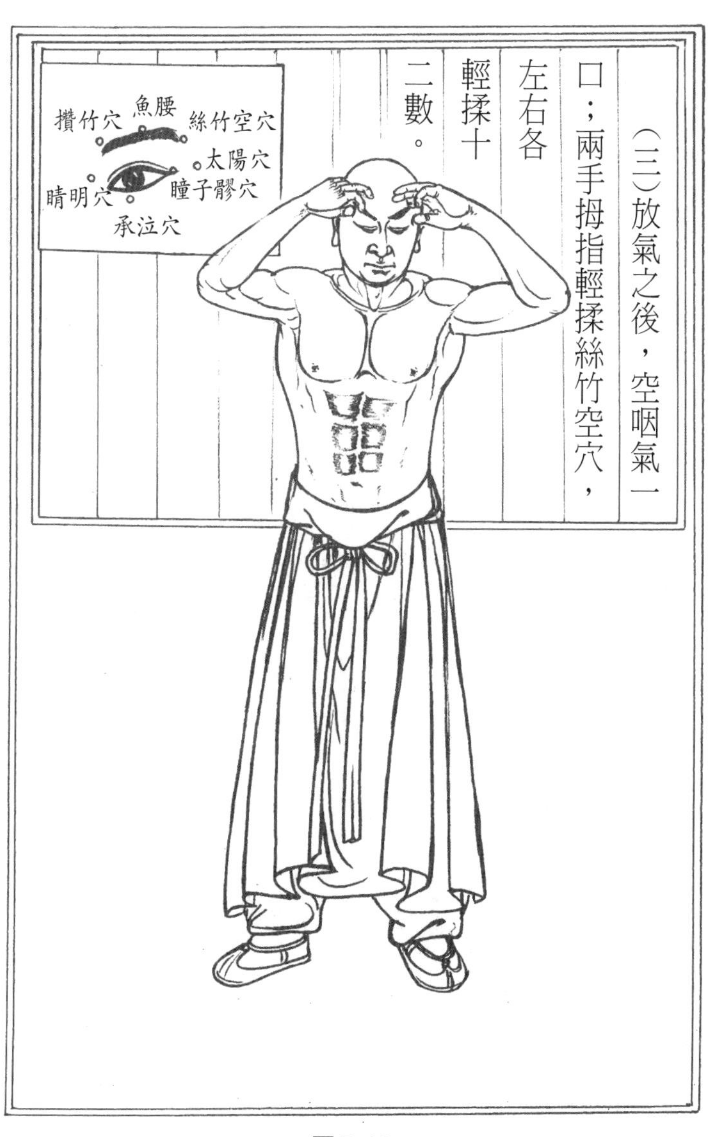

(三)放氣之後，空咽氣一口；兩手拇指輕揉絲竹空穴，左右各輕揉十二數。
魚腰
攢竹穴
絲竹空穴
太陽穴
睛明穴
瞳子髎穴
承泣穴

圖5-16

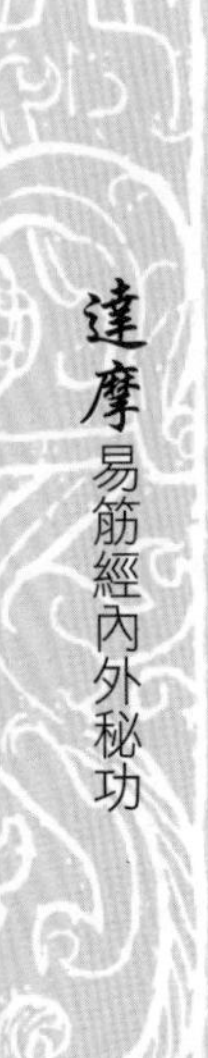

(四)海底金針動作四

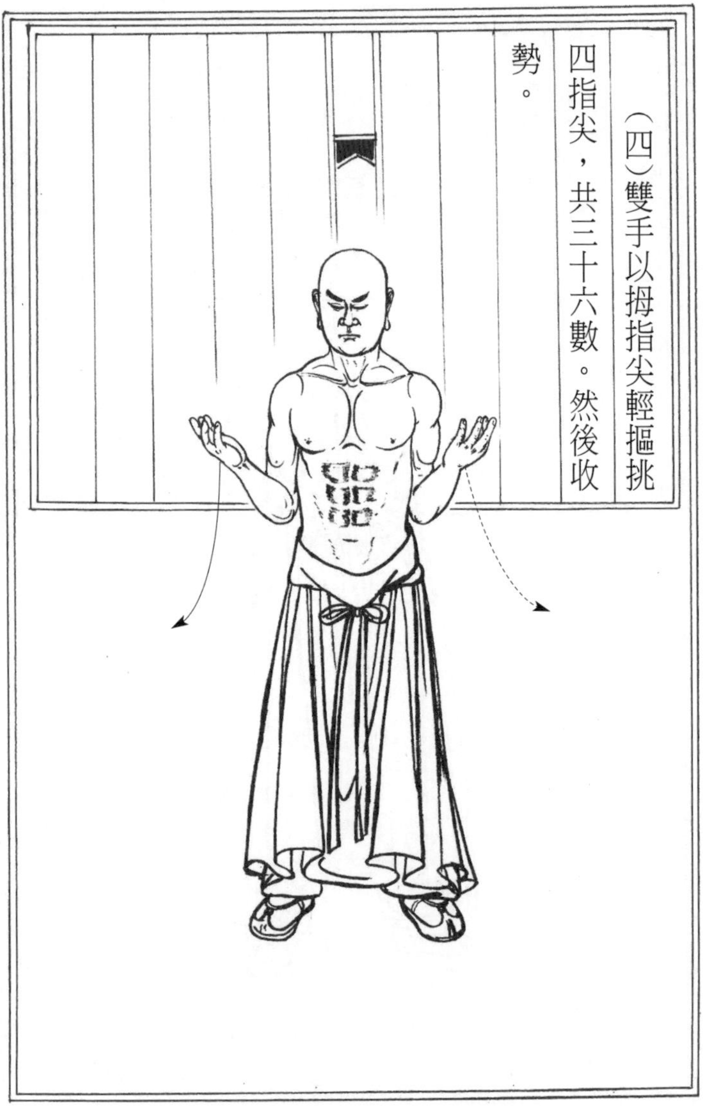

(四)雙手以拇指尖輕摳挑四指尖，共三十六數。然後收勢。

圖5-17

十二、金龍攫珠勢

如圖5-18～圖5-20所示。

(一)金龍攫珠動作一

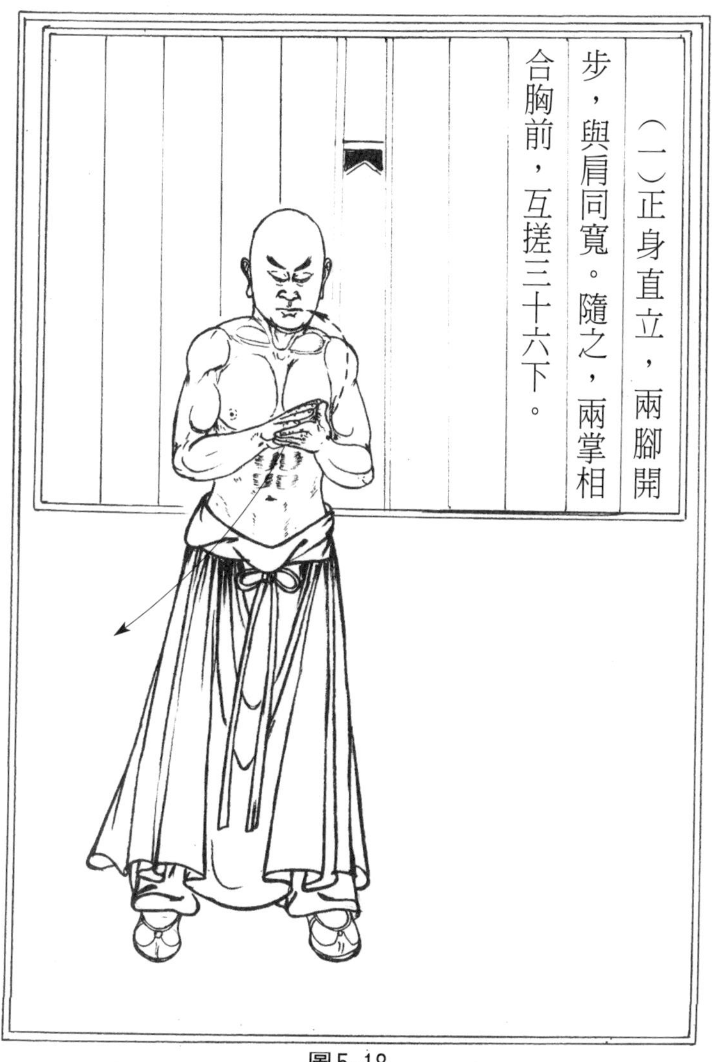
（一）正身直立，兩腳開
步，與肩同寬。隨之，兩掌相
合胸前，互搓三十六下。

圖5-18

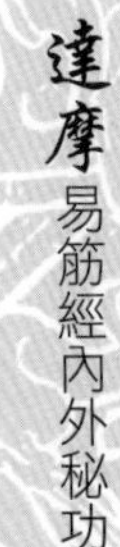

(二)金龍攫珠動作二

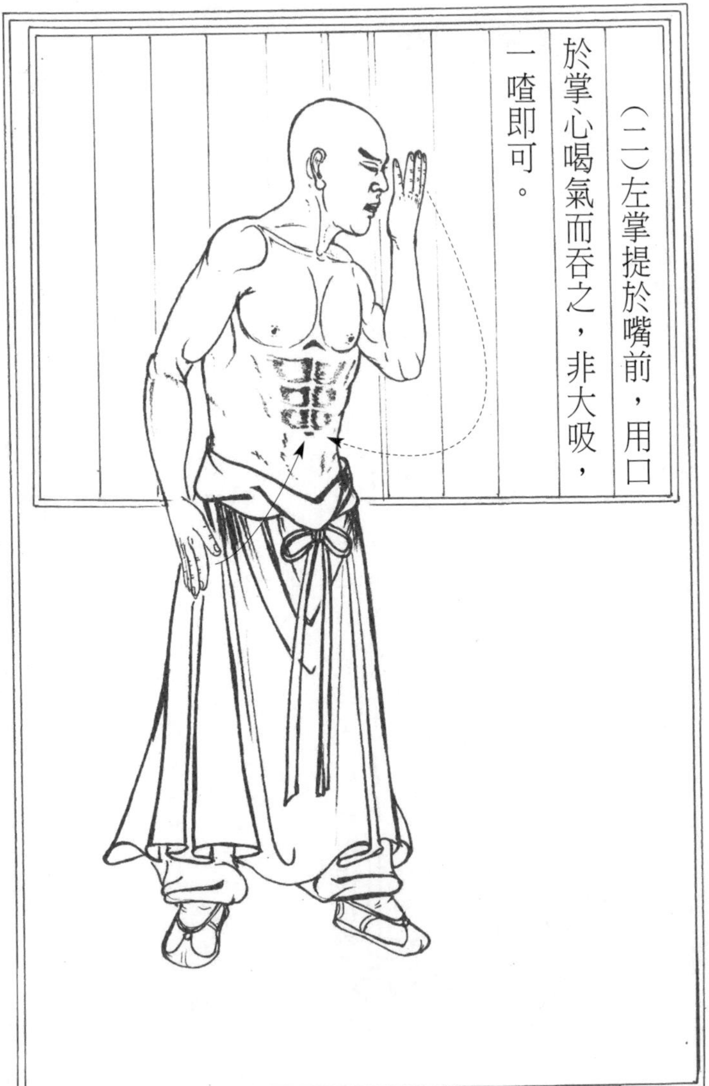

(二)左掌提於嘴前，用口於掌心喝氣而吞之，非大吸，一喳即可。

圖5-19

（三）金龍攫珠動作三

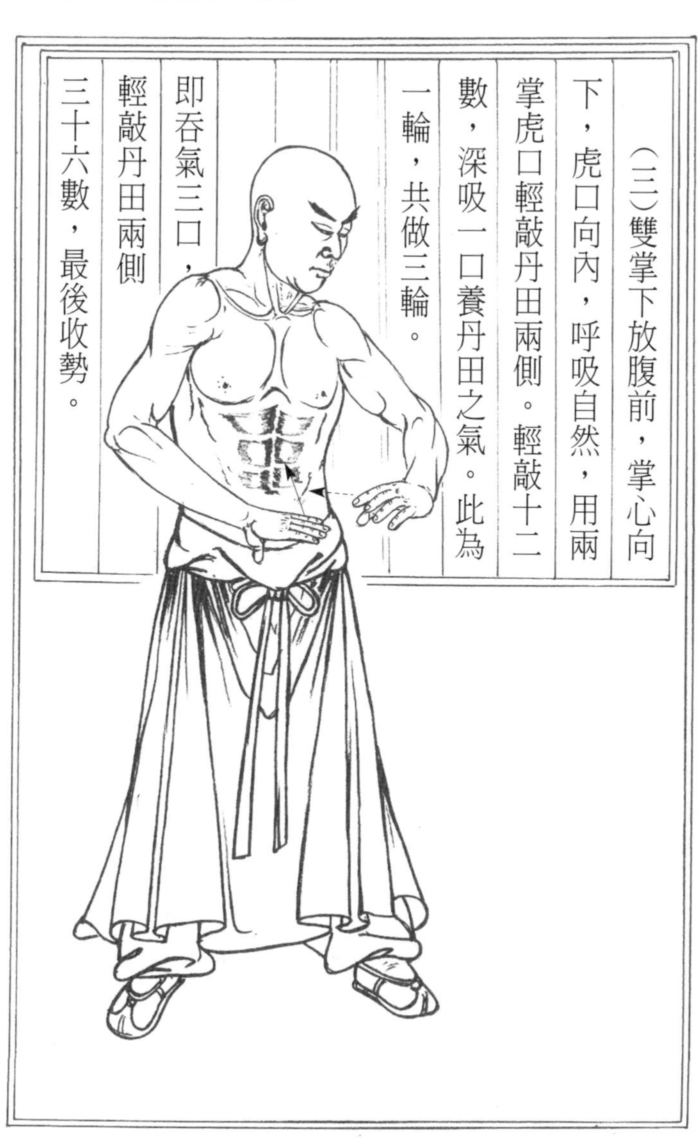
（三）雙掌下放腹前，掌心向
下，虎口向內，呼吸自然，用兩
掌虎口輕敲丹田兩側。輕敲十二
數，深吸一口養丹田之氣。此為
一輪，共做三輪。
即吞氣三口，
輕敲丹田兩側
三十六數，最後收勢。

圖5-20

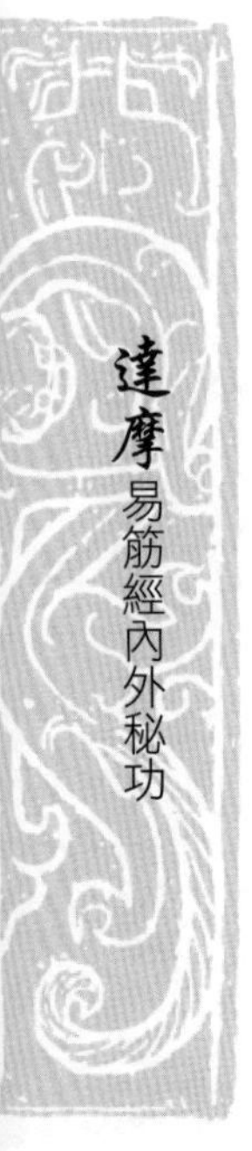

第六章
達摩易筋經之小勞養生功圖譜

宋代蒲虔貫《保生要錄·調肢體門》載：「養生者，形要小勞，無至大疲。故水流則清，滯則濁。養生之人欲血脈常行，如水之流。坐不欲至倦，行不欲至勞。頻行不已，然宜稍緩，即是小勞之術也。」

此功即循此意，「事間隨意為之，各十數過而已。每日頻行，必身輕目明，筋節血脈調暢，飲食易消，無所擁滯。體中小不佳快，為之即解。舊導引方太煩，崇貴之人不易為也。今此術不擇時節，亦無度數，乘閑便作，而見效且速……此合四氣之宜，保身益壽之道也。」

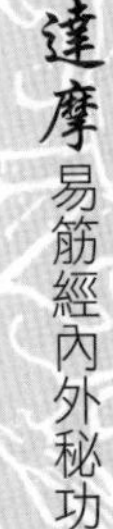

一、反身射鵰勢

如圖6–1～圖6–5所示。

(一)反身射鵰動作一

(一)正身直立，兩腳開步，與肩同寬。隨之，左腳向左側跨一步，左轉身成左弓步。同時，兩手握空心拳伸向前下，拳心向下，平於小腹。

小勞養生功

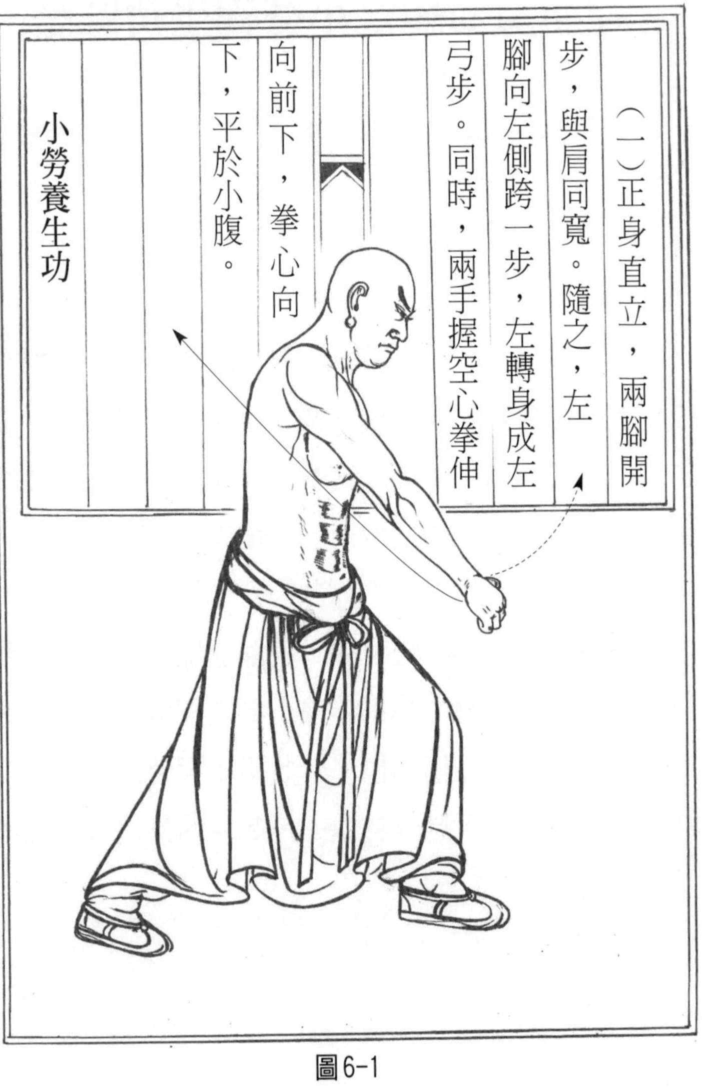

圖6–1

(二)反身射雕動作二

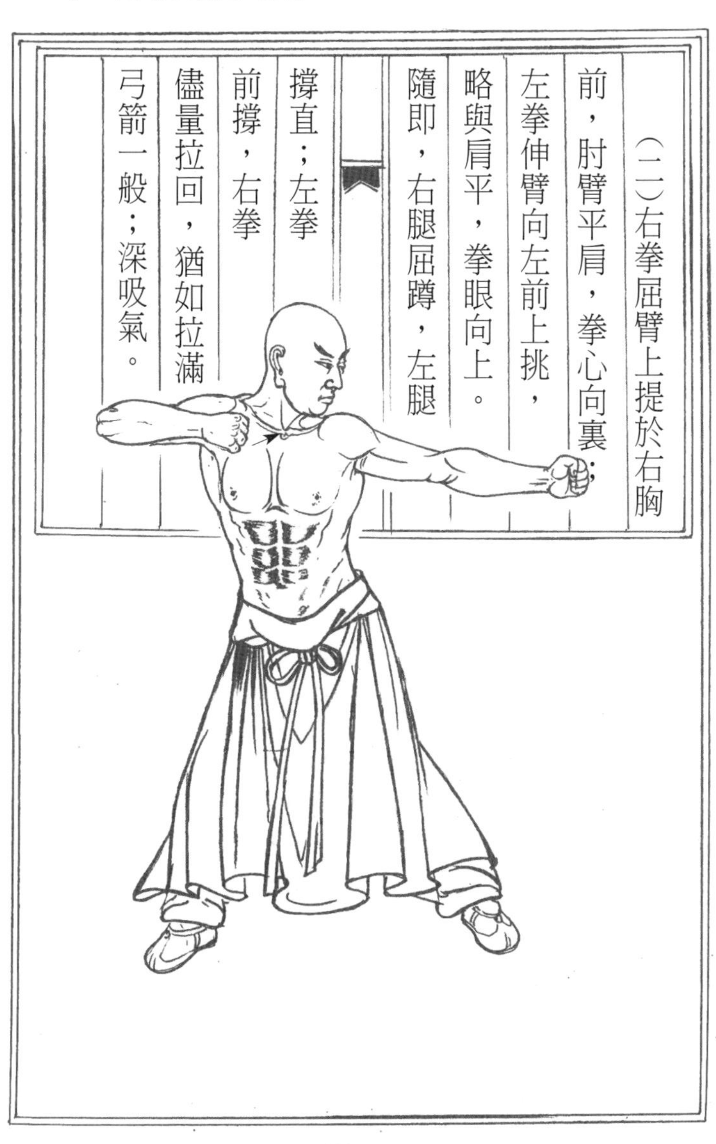
(二)右拳屈臂上提於右胸前，肘臂平肩，拳心向裏；左拳伸臂向左前上挑，略與肩平，拳眼向上。
隨即，右腿屈蹲，左腿撐直；左拳前撐，右拳儘量拉回，猶如拉滿弓箭一般；深吸氣。

圖6-2

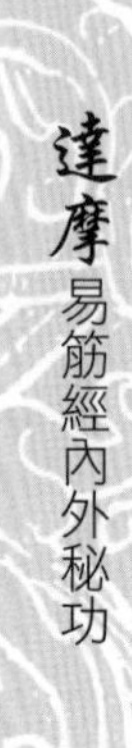

(三)反身射雕動作三

（三）右拳變掌原位撐壓。同時，將氣呼出。

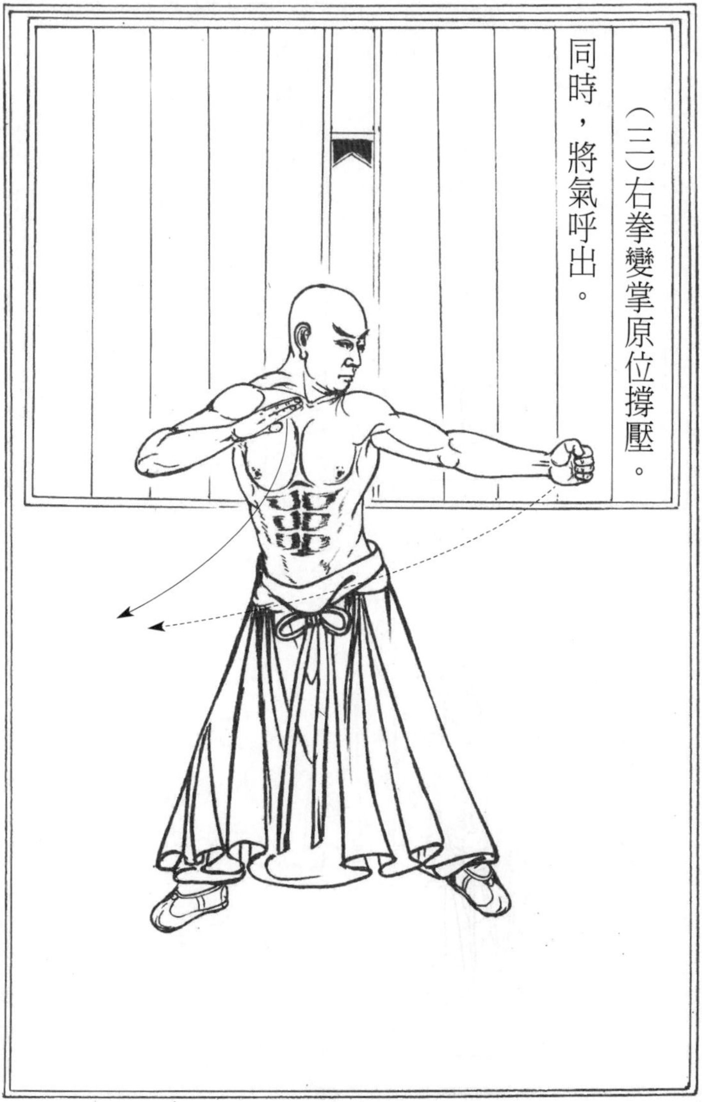

圖6-3

(四)反身射雕動作四

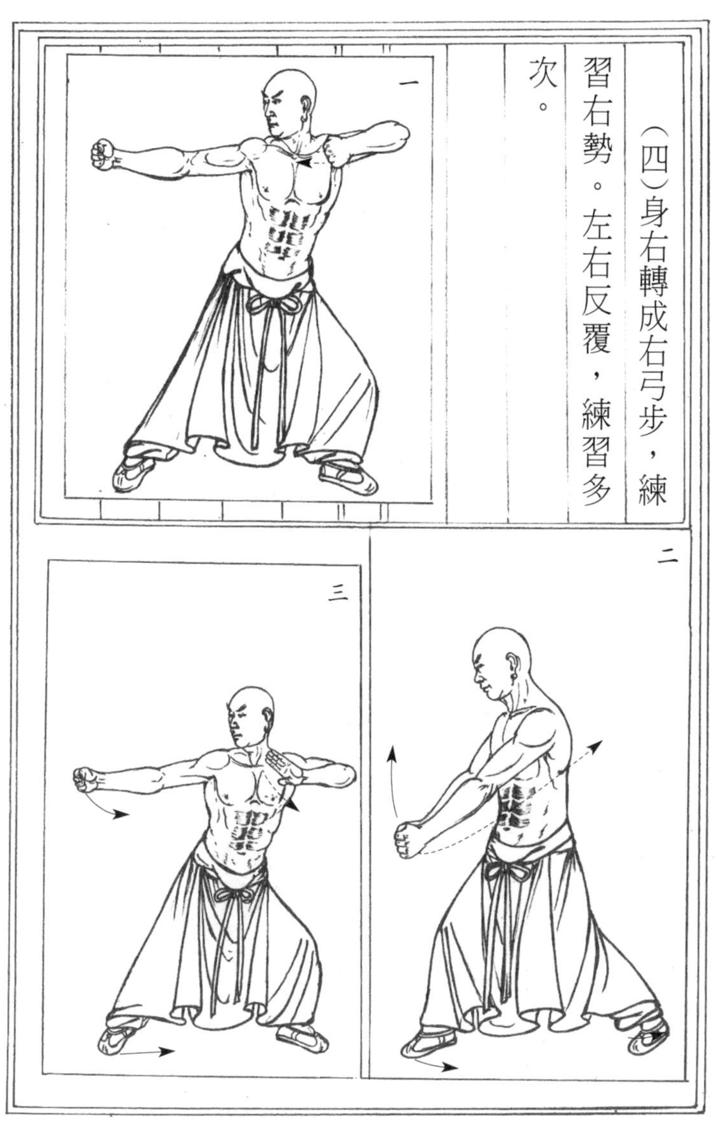
(四)身右轉成右弓步，練習右勢。左右反覆，練習多次。
一
二
三

圖6-4

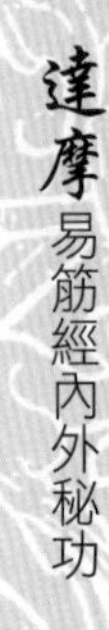

(五)反身射雕動作五

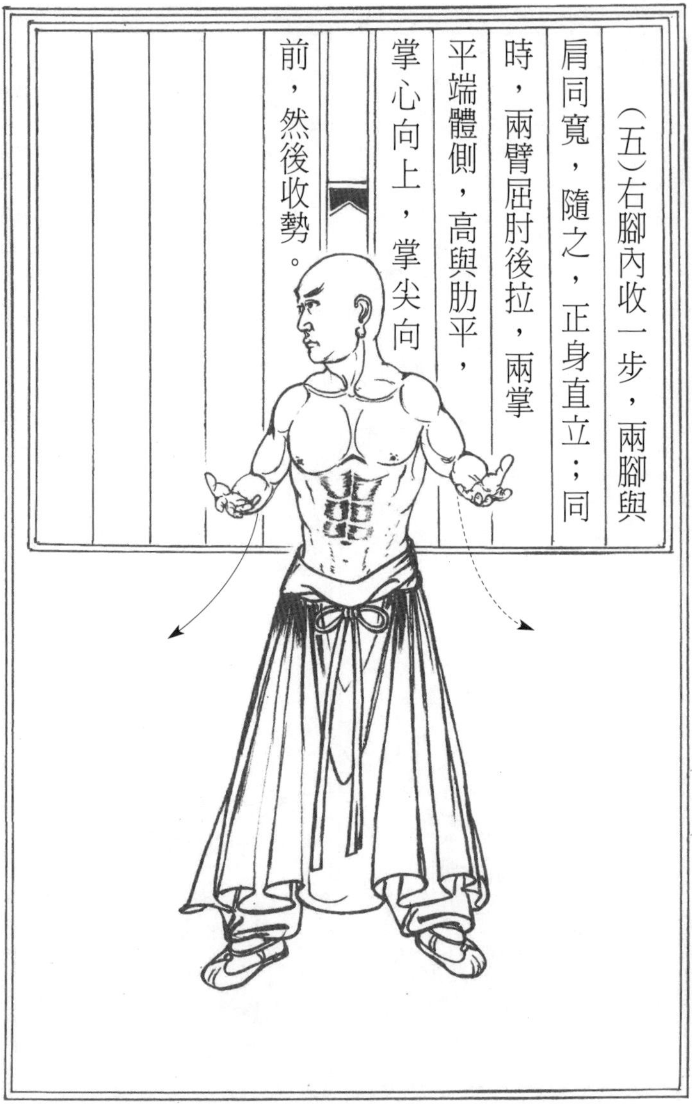

(五)右腳內收一步，兩腳與肩同寬，隨之，正身直立；同時，兩臂屈肘後拉，兩掌平端體側，高與肋平，掌心向上，掌尖向前，然後收勢。

圖6-5

二、結跏參佛勢

如圖6-6～圖6-9所示。

(一)結跏參佛動作一

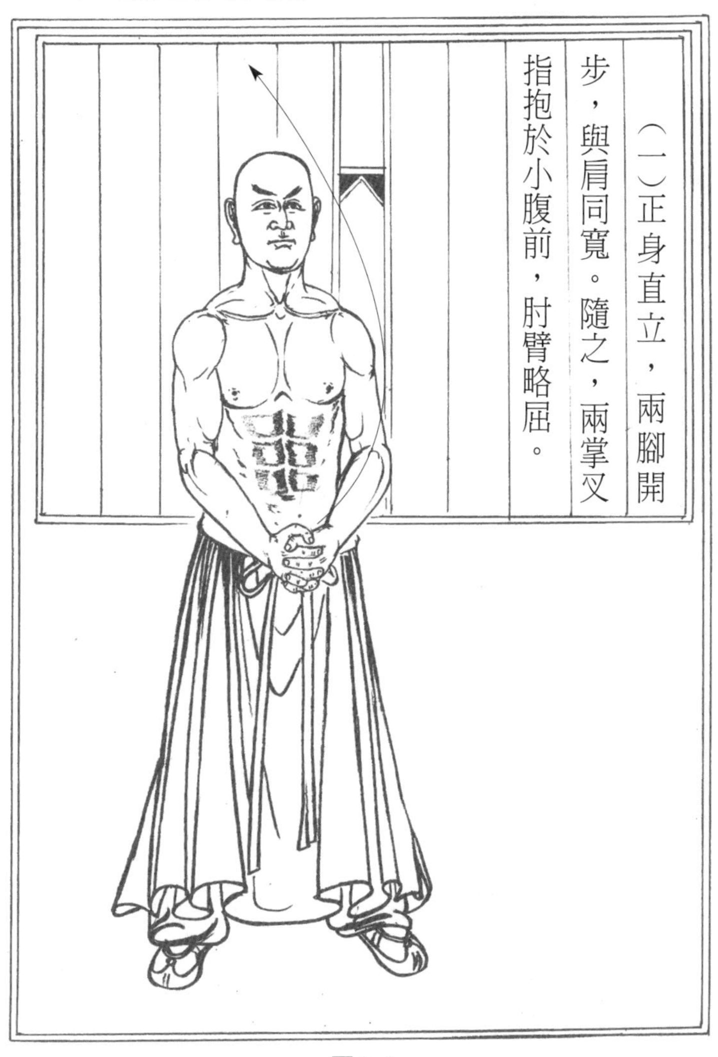
(一)正身直立，兩腳開
步，與肩同寬。隨之，兩掌叉
指抱於小腹前，肘臂略屈。

圖6-6

(二)結跏參佛動作二

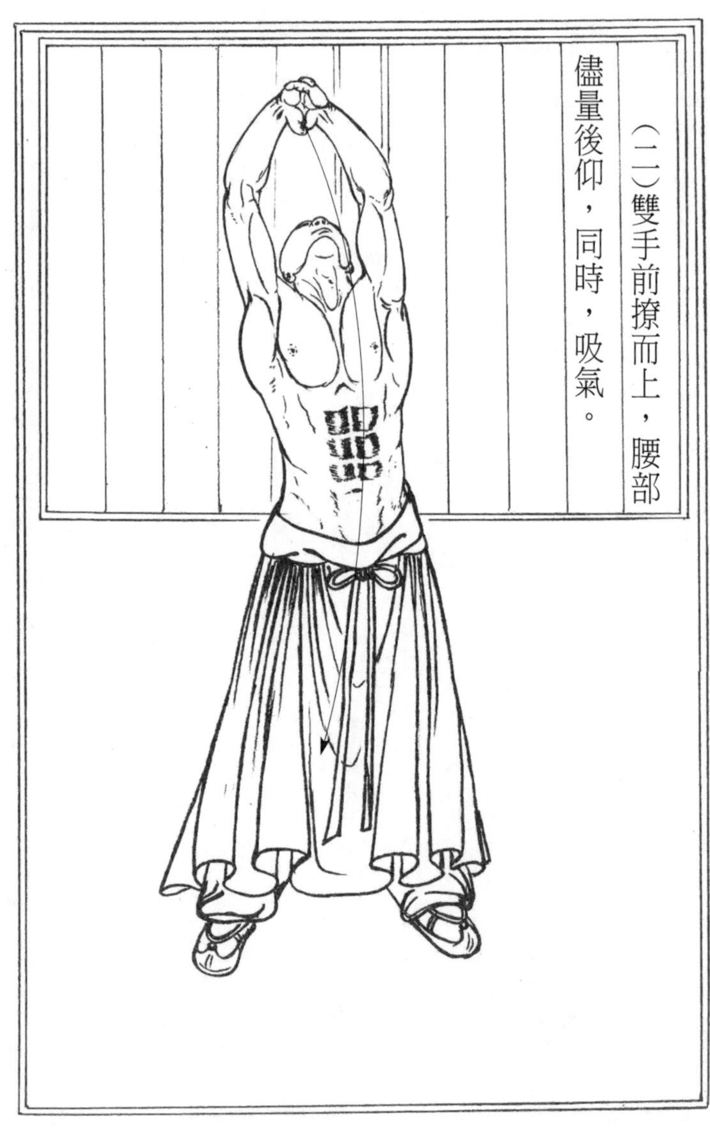
(二)雙手前撩而上，腰部
儘量後仰，同時，吸氣。

圖6-7

(三)結跏參佛動作三

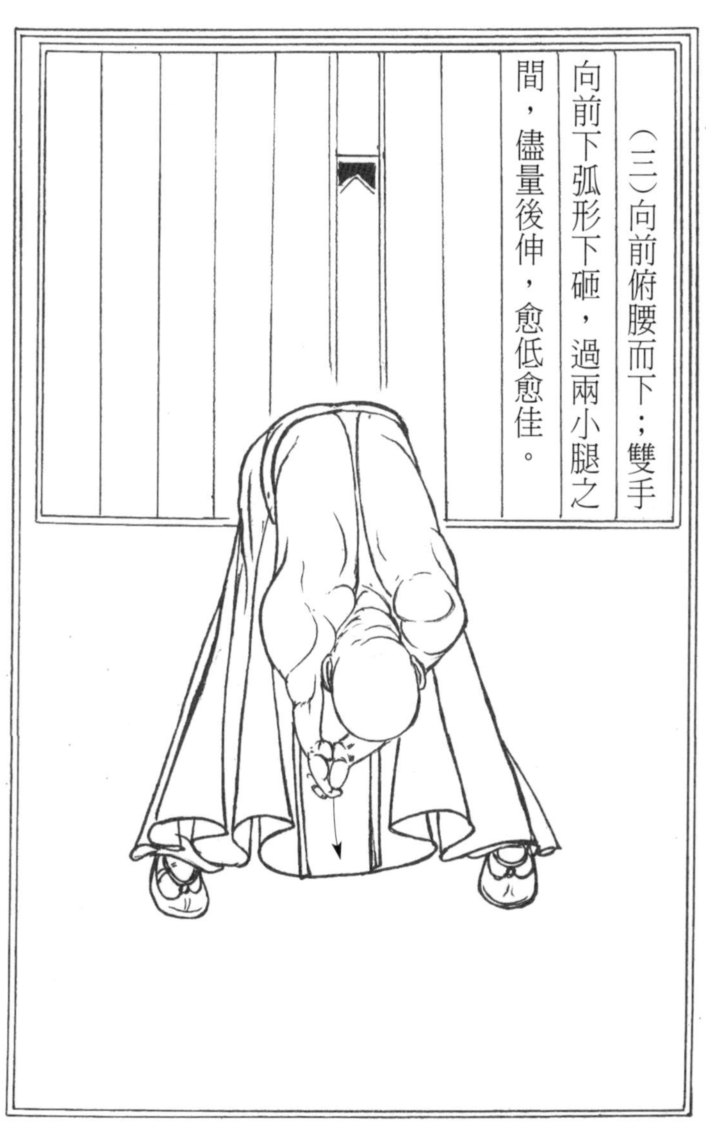
(三)向前俯腰而下；雙手向前下弧形下砸，過兩小腿之間，儘量後伸，愈低愈佳。

圖6-8

(四)結跏參佛動作四

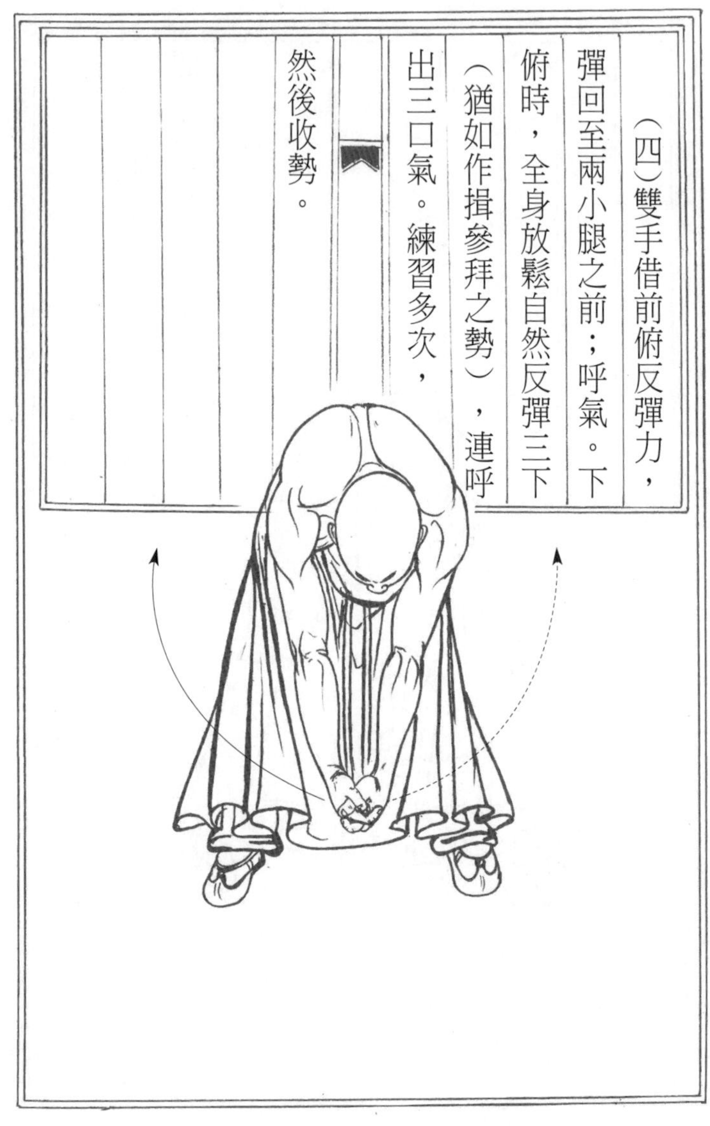
(四)雙手借前俯反彈力,
彈回至兩小腿之前;呼氣。下
俯時,全身放鬆自然反彈三下
(猶如作揖參拜之勢),連呼
出三口氣。練習多次,
然後收勢。

圖6-9

三、開碑推山勢

如圖6-10～圖6-14所示。

(一)開碑推山動作一

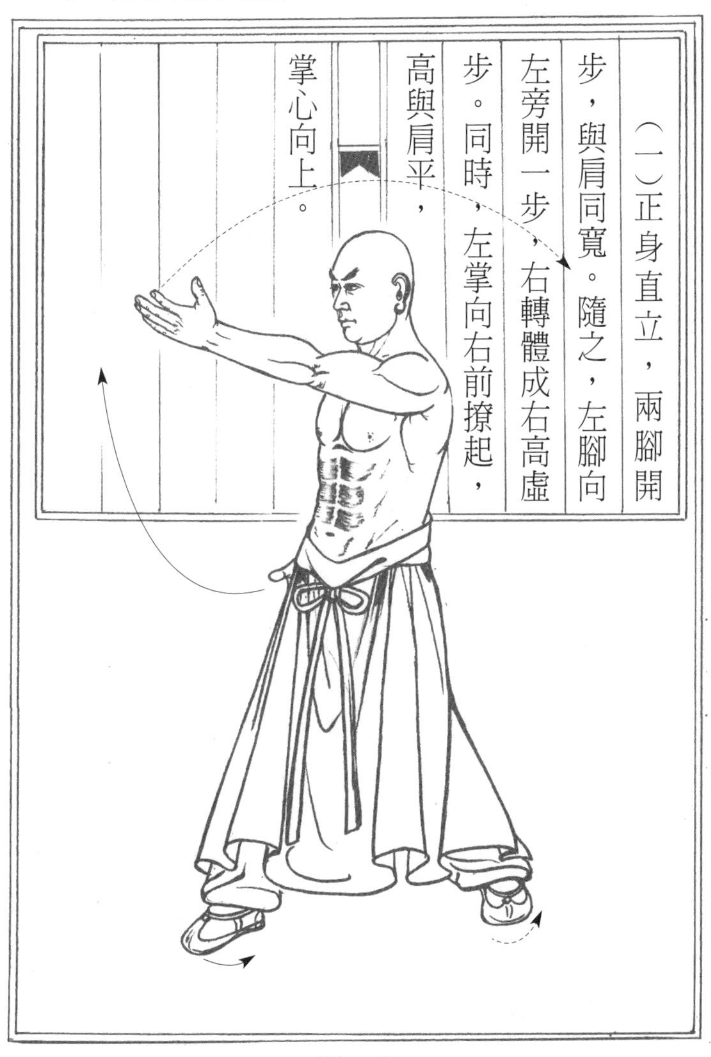
（一）正身直立，兩腳開
步，與肩同寬。隨之，左腳向
左旁開一步，右轉體成右高虛
步。同時，左掌向右前撩起，
高與肩平，
掌心向上。

圖6-10

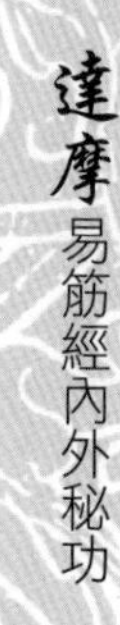

(二)開碑推山動作二

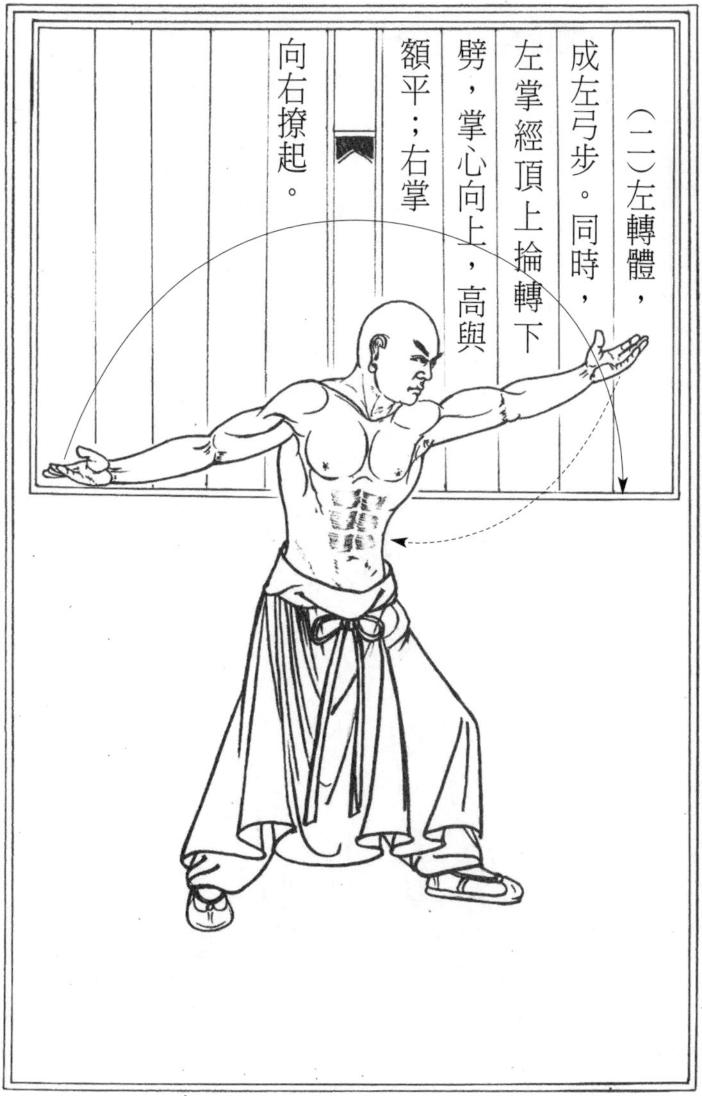

(二)左轉體，成左弓步。同時，左掌經頂上掄轉下劈，掌心向上，高與額平；右掌向右撩起。

圖6-11

(三)開碑推山動作三

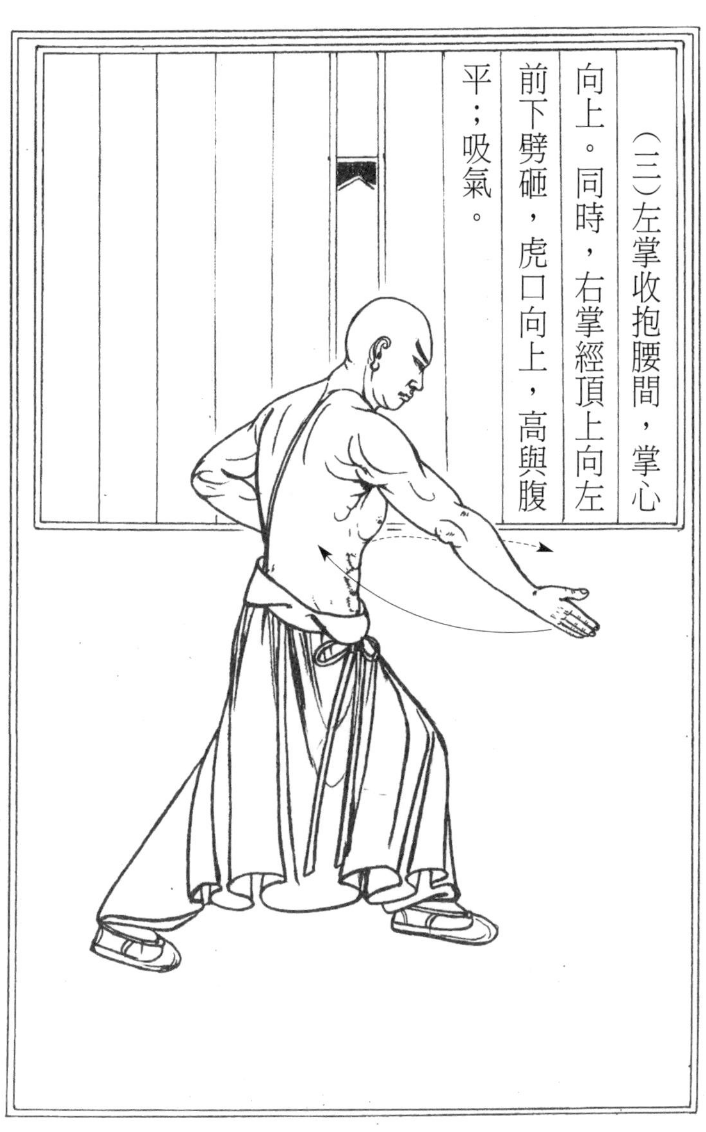
(三)左掌收抱腰間，掌心向上。同時，右掌經頂上向左前下劈砸，虎口向上，高與腹平；吸氣。

圖6-12

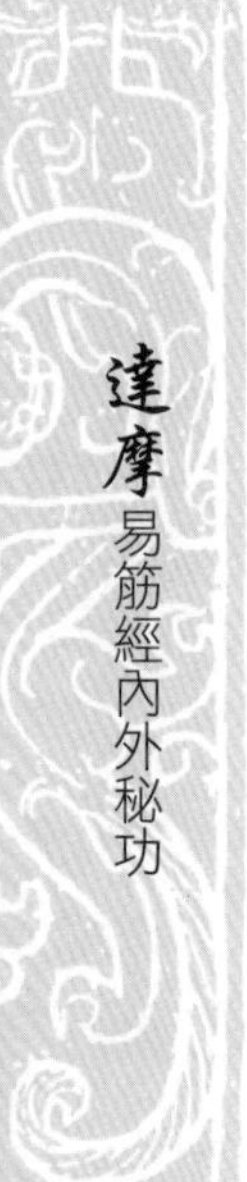

(四)開碑推山動作四

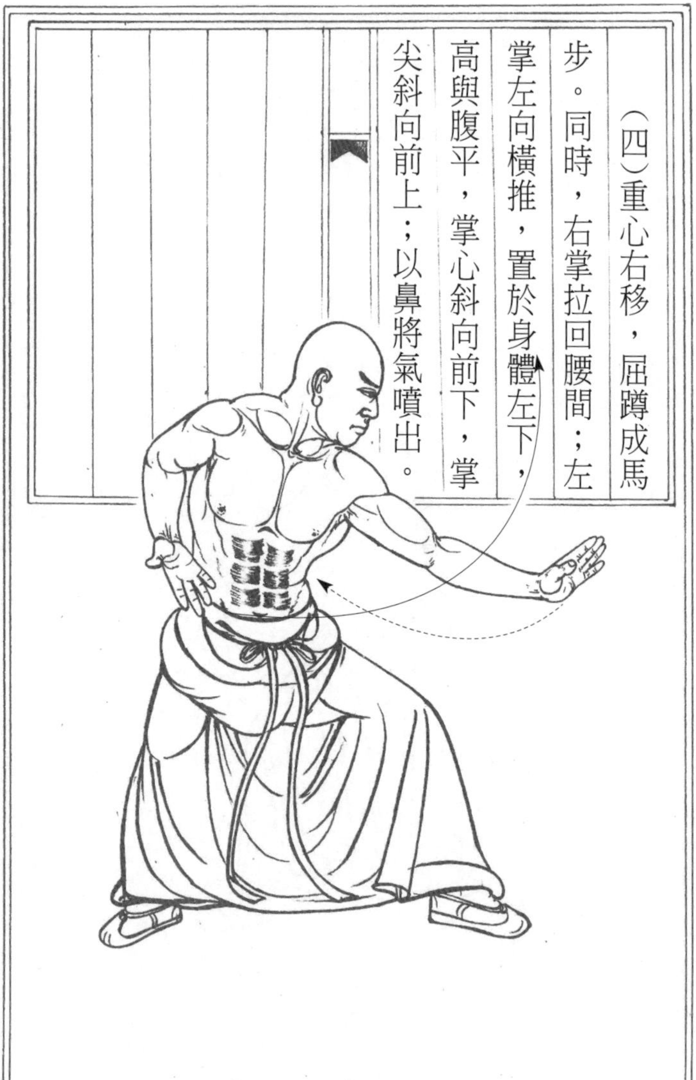

(四)重心右移，屈蹲成馬步。同時，右掌拉回腰間；左掌左向橫推，置於身體左下，高與腹平，掌心斜向前下，掌尖斜向前上；以鼻將氣噴出。

圖6-13

(五)開碑推山動作五

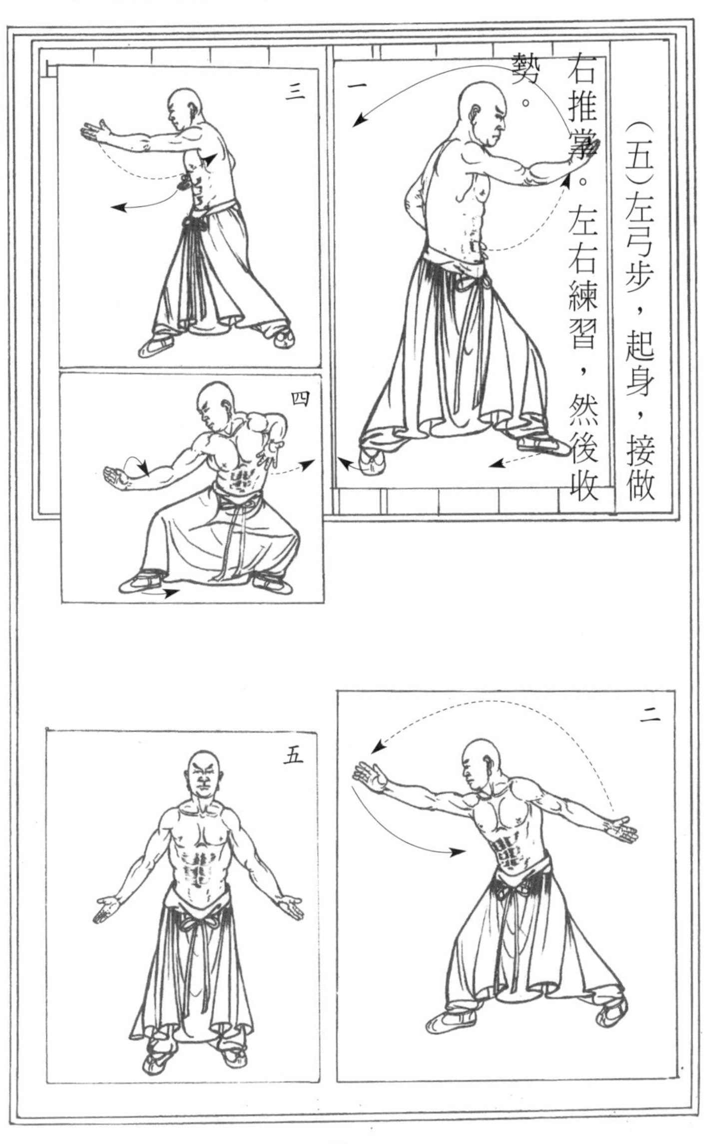
（五）左弓步，起身，接做右推掌。左右練習，然後收勢。
一
二
三
四
五

圖6-14

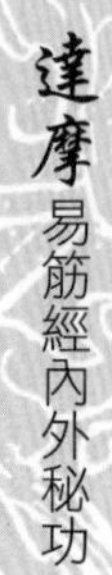

四、馬後拋刀勢

如圖6-15～圖6-20所示。

(一)馬後拋刀動作一

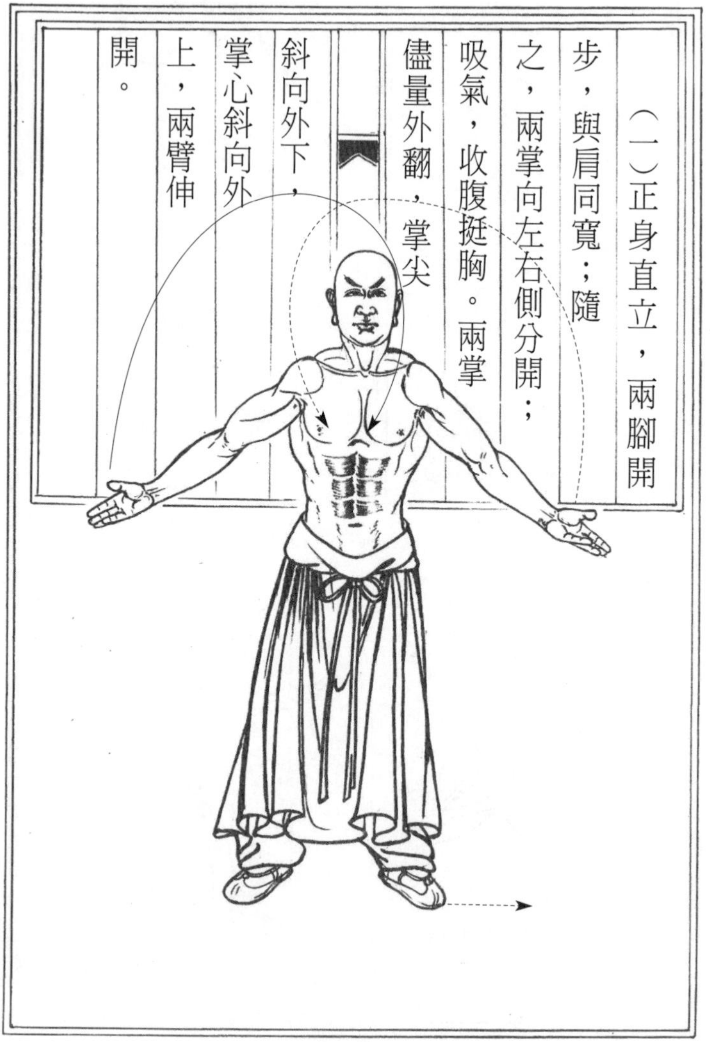

(一)正身直立，兩腳開步，與肩同寬；隨之，兩掌向左右側分開；吸氣，收腹挺胸。兩掌儘量外翻，掌尖斜向外下，掌心斜向外上，兩臂伸開。

圖6-15

(二)馬後抛刀動作二

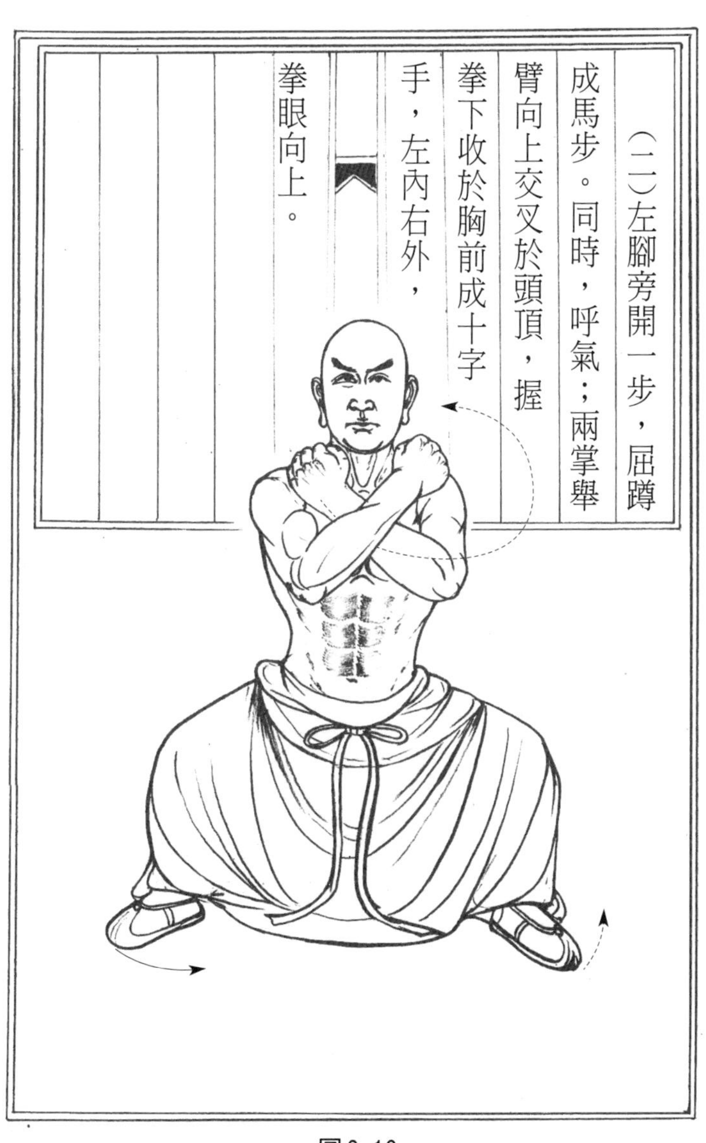
(二)左腳旁開一步，屈蹲成馬步。同時，呼氣；兩掌舉臂向上交叉於頭頂，握拳下收於胸前成十字手，左內右外，拳眼向上。

圖6-16

(三)馬後拋刀動作三

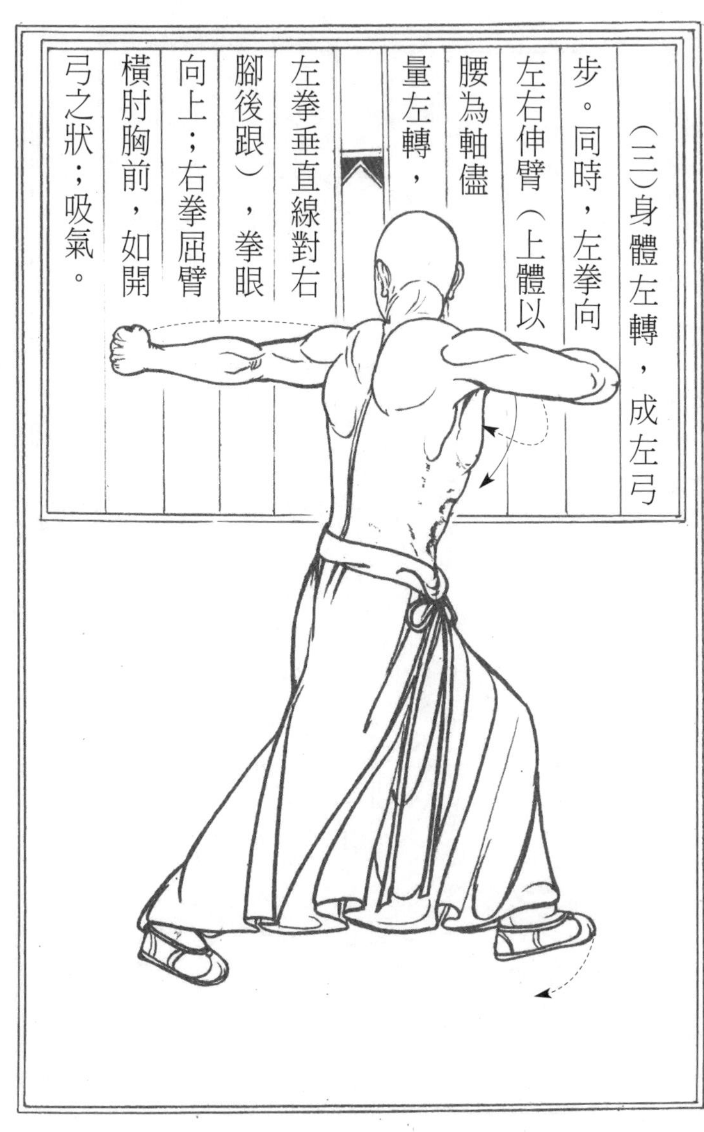
(三)身體左轉，成左弓步。同時，左拳向左右伸臂(上體以腰為軸儘量左轉，
左拳垂直線對右腳後跟)，拳眼向上；右拳屈臂橫肘胸前，如開弓之狀；吸氣。

圖6-17

(四)馬後拋刀動作四

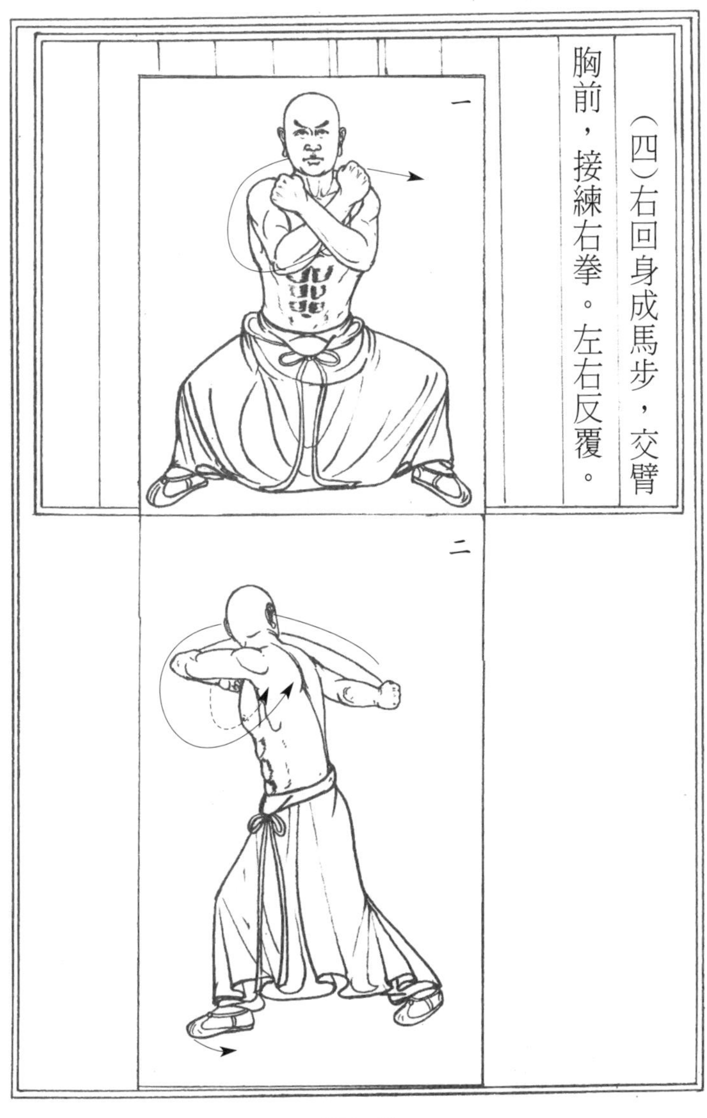
(四)右回身成馬步，交臂胸前，接練右拳。左右反覆。
一
二

圖6-18

(五)馬後拋刀動作五

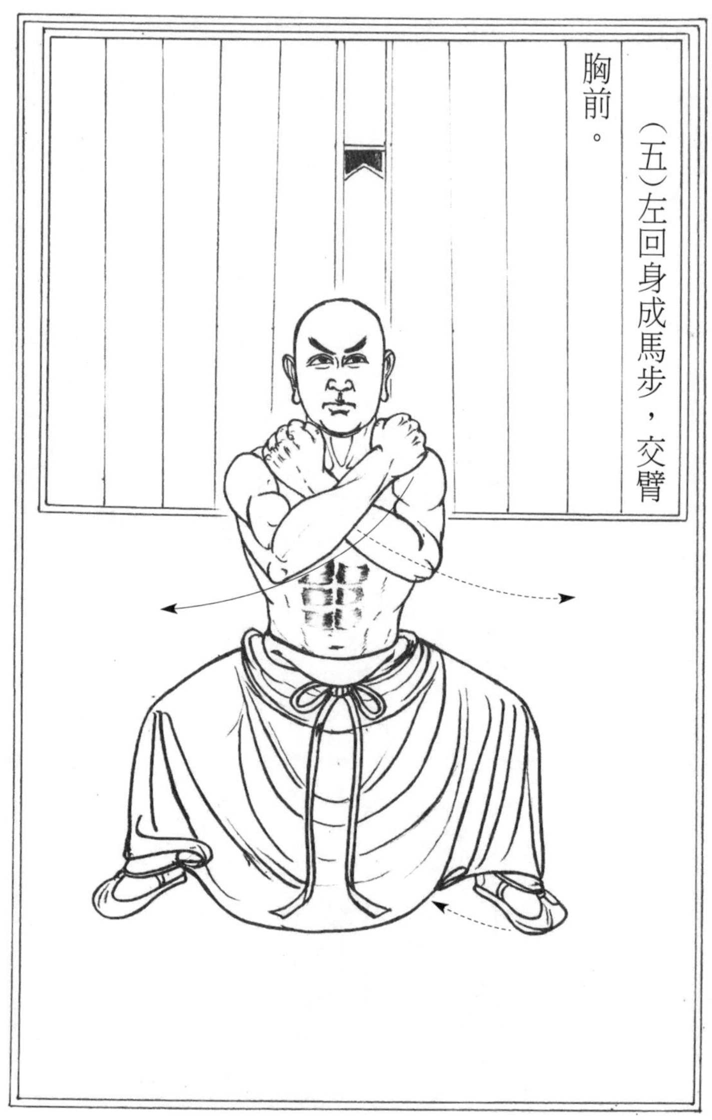
(五)左回身成馬步，交臂
胸前。

圖6-19

(六)馬後抛刀動作六

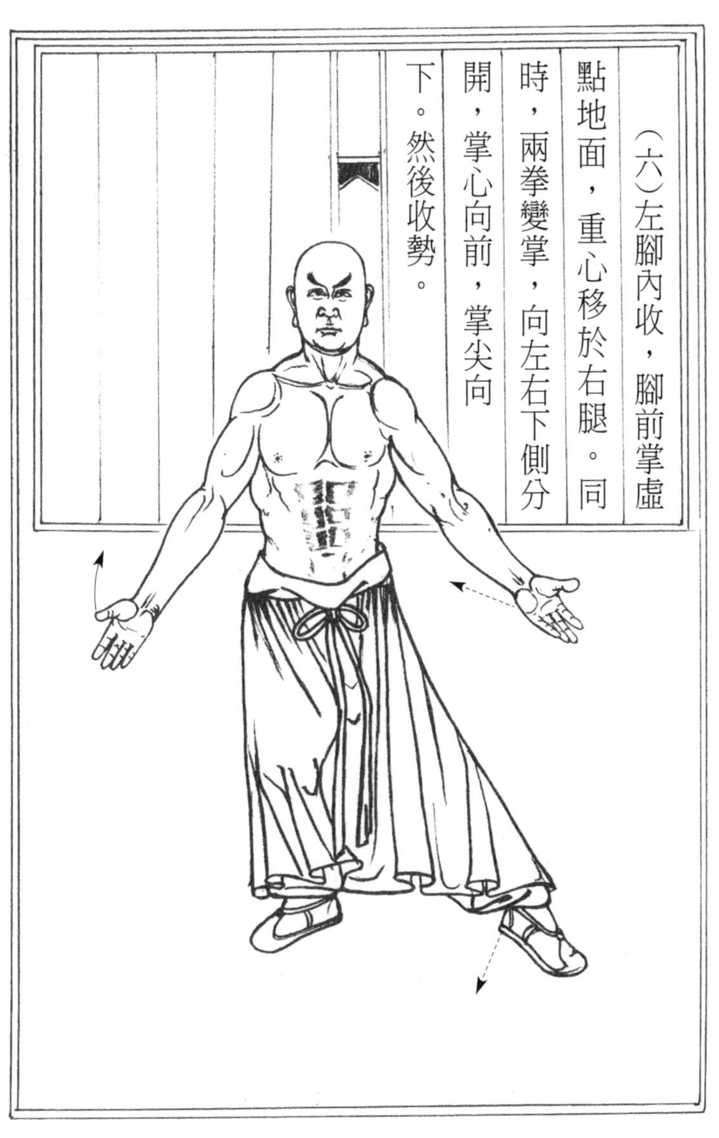
(六)左腳內收，腳前掌虛點地面，重心移於右腿。同時，兩拳變掌，向左右下側分開，掌心向前，掌尖向下。然後收勢。

圖6-20

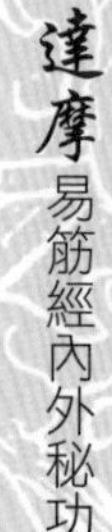

五、神龍抖甲勢

如圖6-21～圖6-24所示。

(一)神龍抖甲動作一

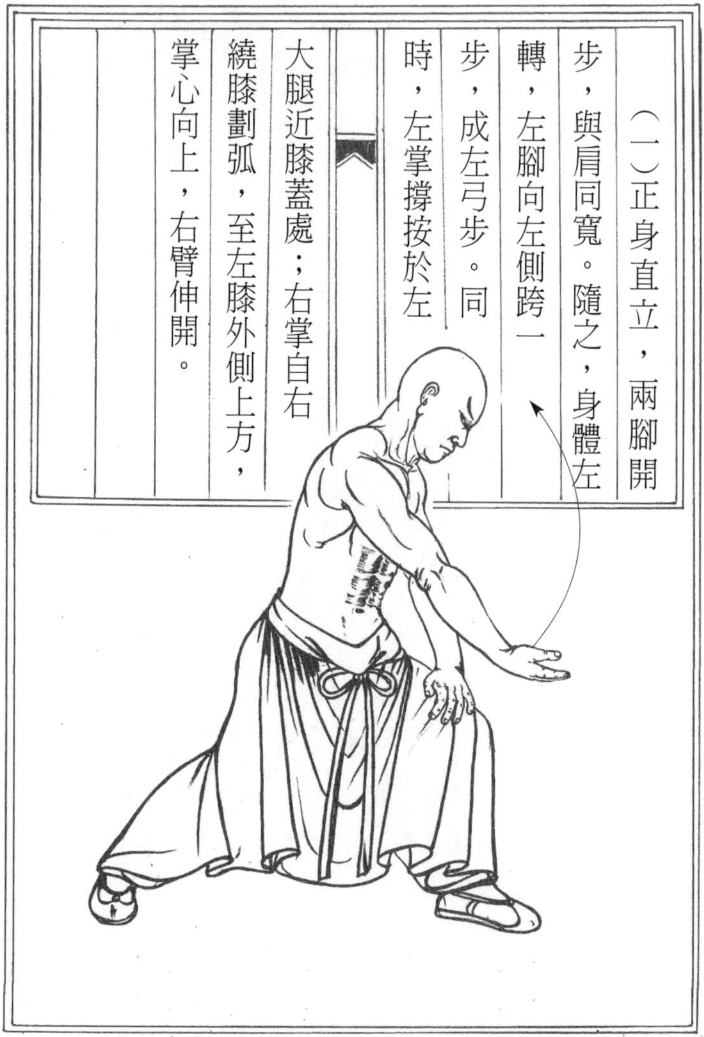

(一)正身直立，兩腳開步，與肩同寬。隨之，身體左轉，左腳向左側跨一步，成左弓步。同時，左掌撐按於左大腿近膝蓋處；右掌自右繞膝劃弧，至左膝外側上方，掌心向上，右臂伸開。

圖6-21

(二)神龍抖甲動作二

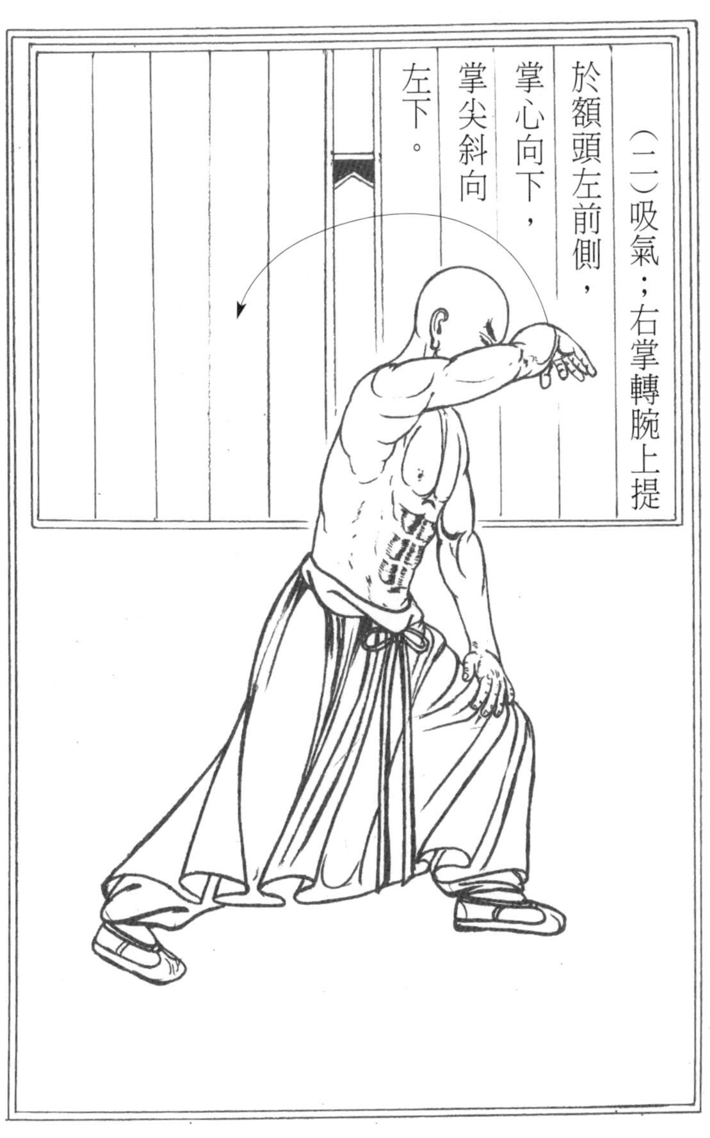
(二)吸氣；右掌轉腕上提於額頭左前側，掌心向下，掌尖斜向左下。

圖6-22

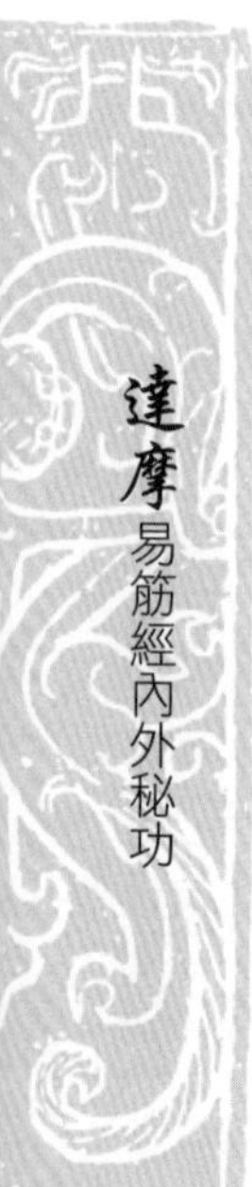

(三)神龍抖甲動作三

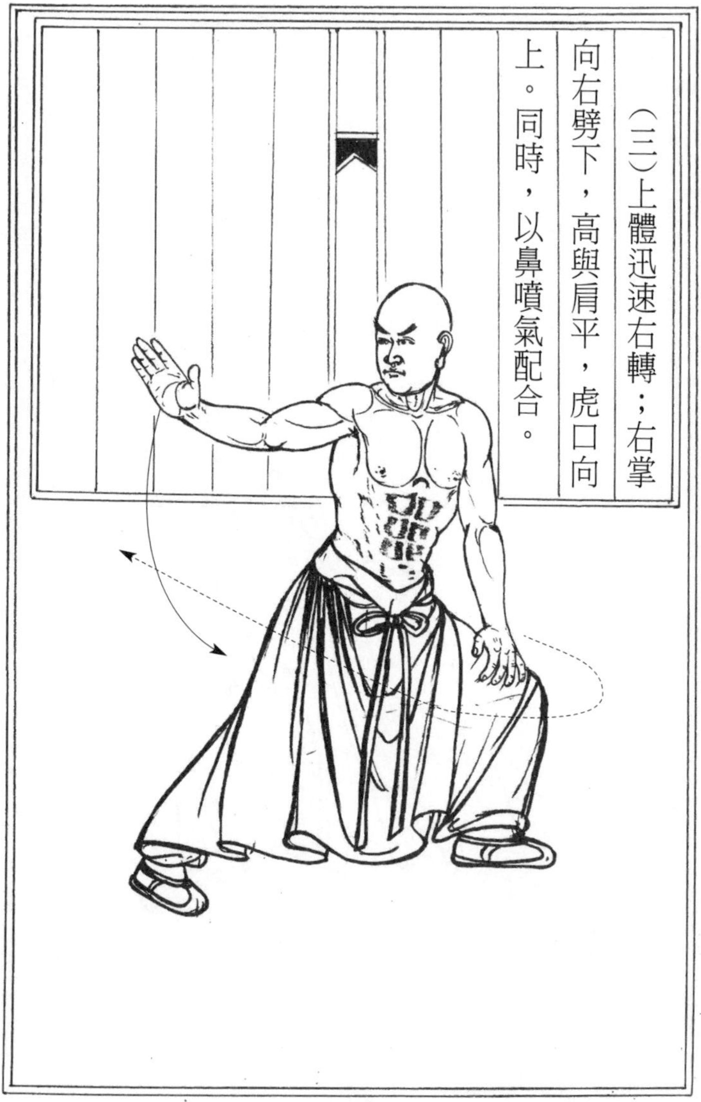

(三)上體迅速右轉;右掌向右劈下,高與肩平,虎口向上。同時,以鼻噴氣配合。

圖6-23

(四)神龍抖甲動作四

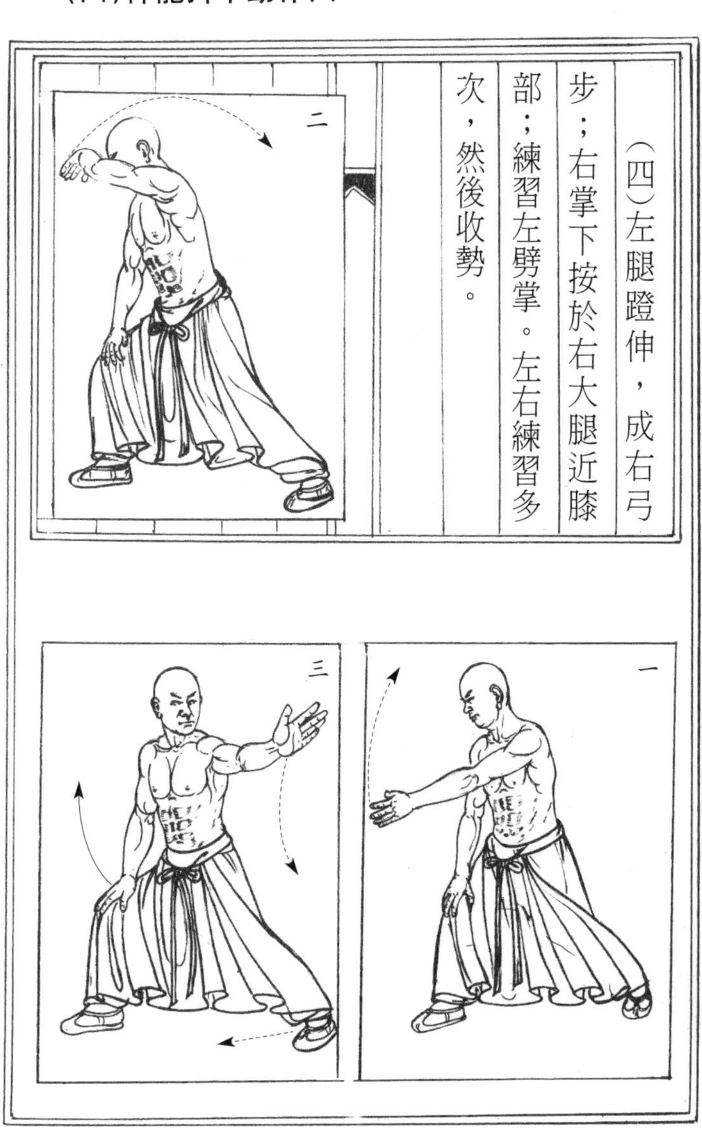
（四）左腿蹬伸，成右弓步；右掌下按於右大腿近膝部；練習左劈掌。左右練習多次，然後收勢。
二
三
一

圖6-24

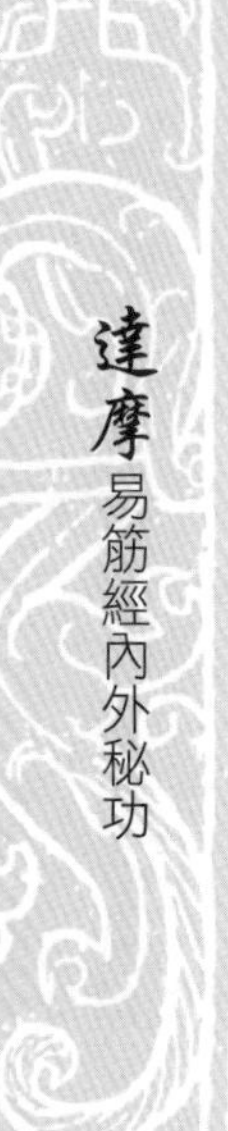

六、金雞啄食勢

如圖6-25～圖6-28所示。

(一)金雞啄食動作一

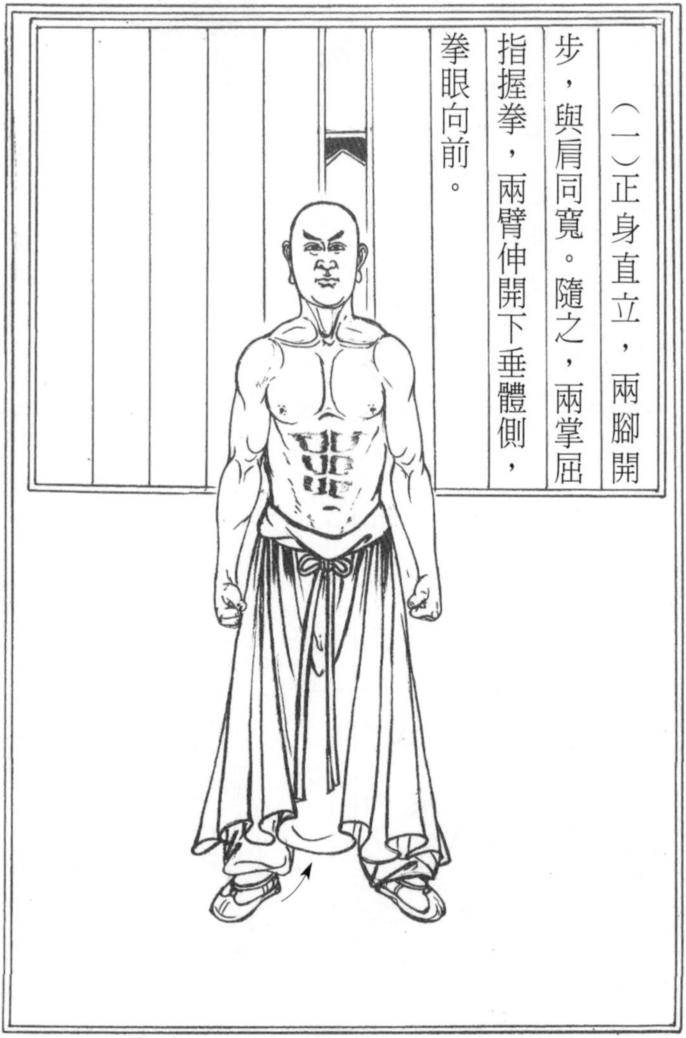

（一）正身直立，兩腳開步，與肩同寬。隨之，兩掌屈指握拳，兩臂伸開下垂體側，拳眼向前。

圖6-25

(二)金雞啄食動作二

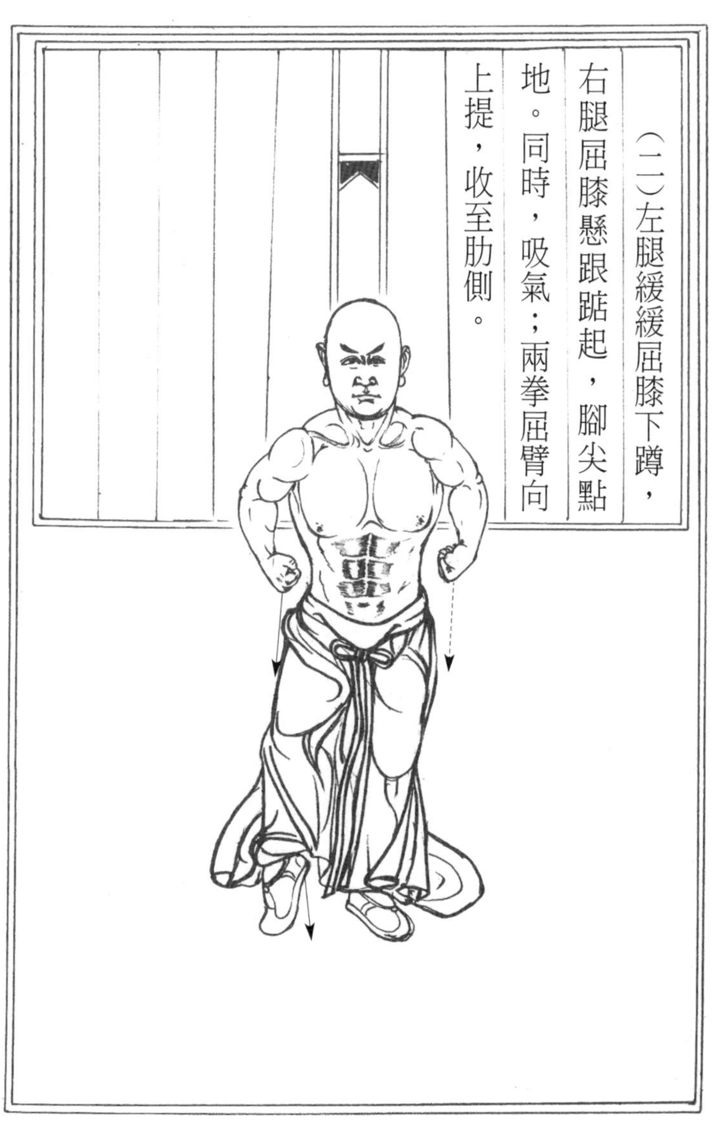
(二)左腿緩緩屈膝下蹲，
右腿屈膝懸跟踮起，腳尖點
地。同時，吸氣；兩拳屈臂向
上提，收至肋側。

圖6-26

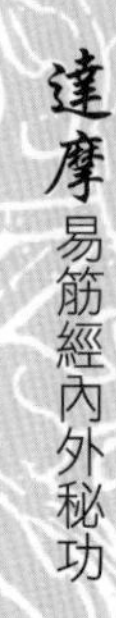

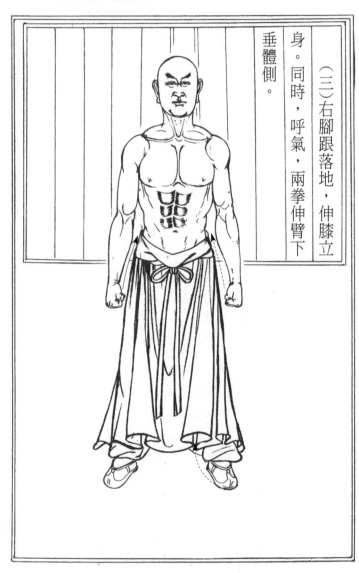

(三)金雞啄食動作三

(三)右腳跟落地，伸膝立身。同時，呼氣，兩拳伸臂下垂體側。

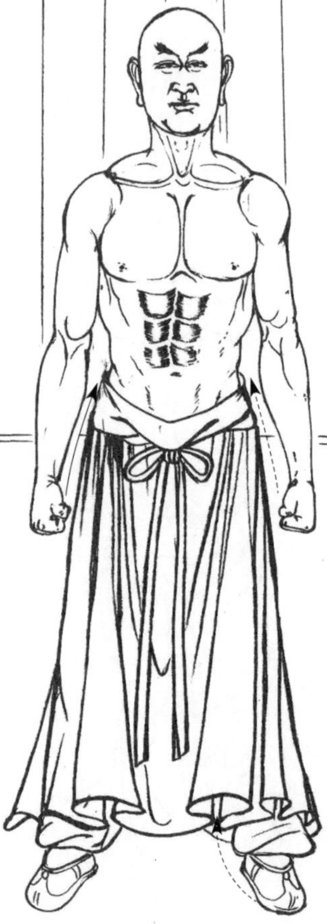

圖6-27

(四)金雞啄食動作四

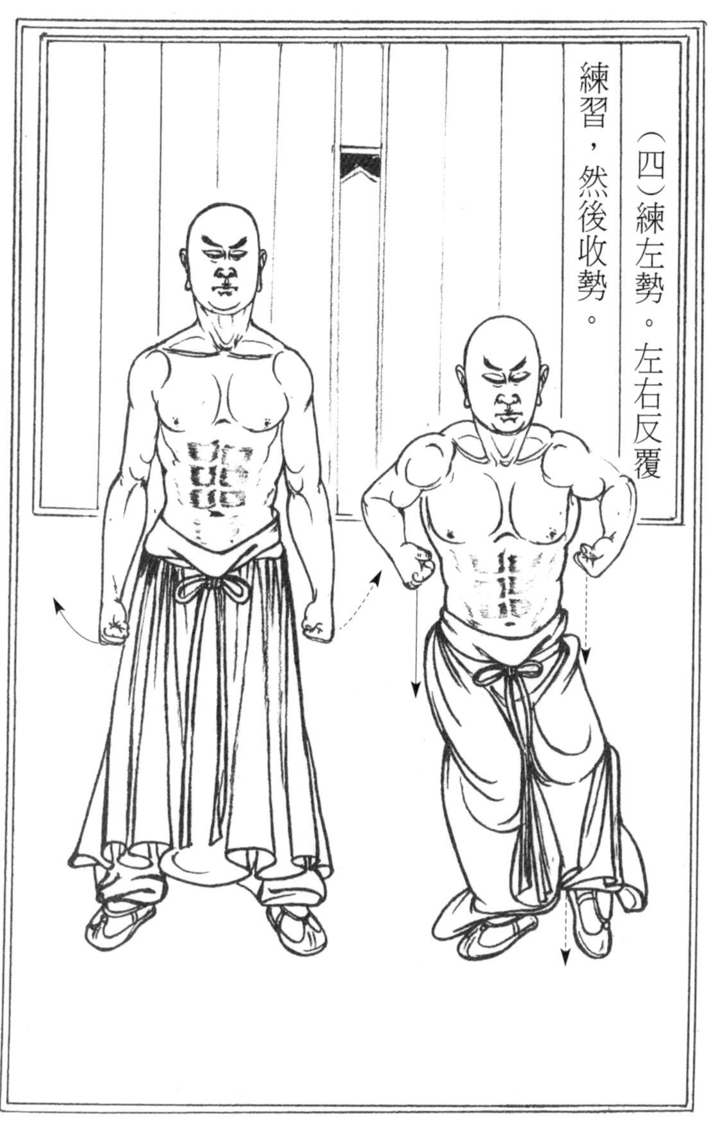
(四)練左勢。左右反覆
練習，然後收勢。

圖6-28

七、倒拽牛尾勢

如圖6-29～圖6-33所示。

(一)倒拽牛尾動作一

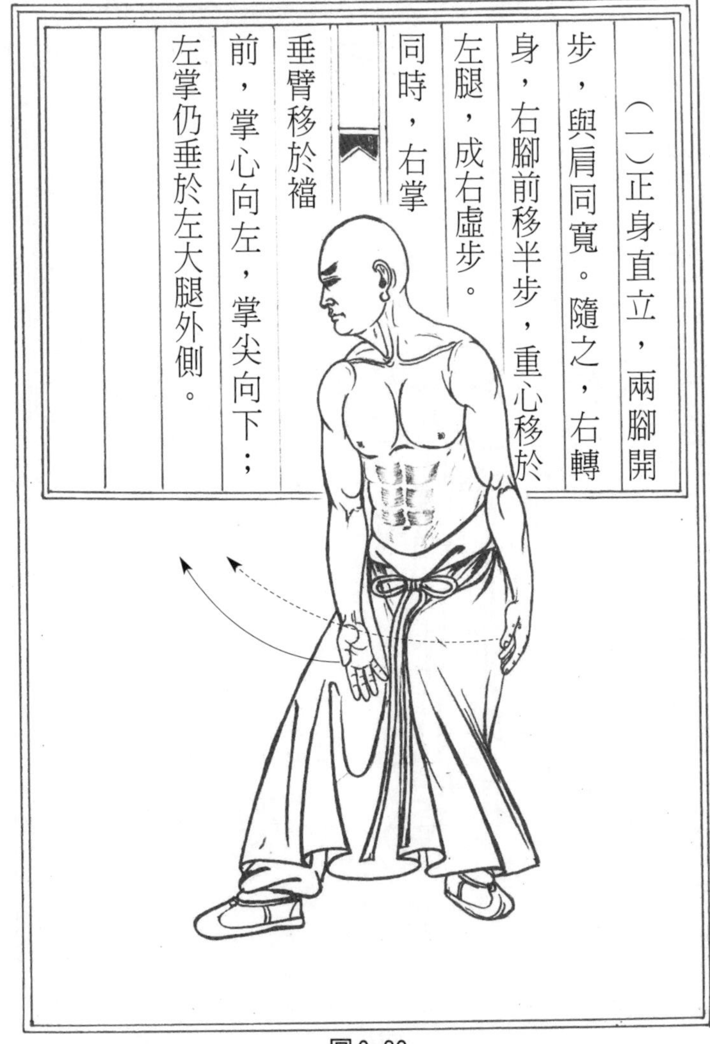
(一)正身直立，兩腳開
步，與肩同寬。隨之，右轉
身，右腳前移半步，重心移於
左腿，成右虛步。
同時，右掌
垂臂移於襠
前，掌心向左，掌尖向下；
左掌仍垂於左大腿外側。

圖6-29

(二)倒拽牛尾動作二

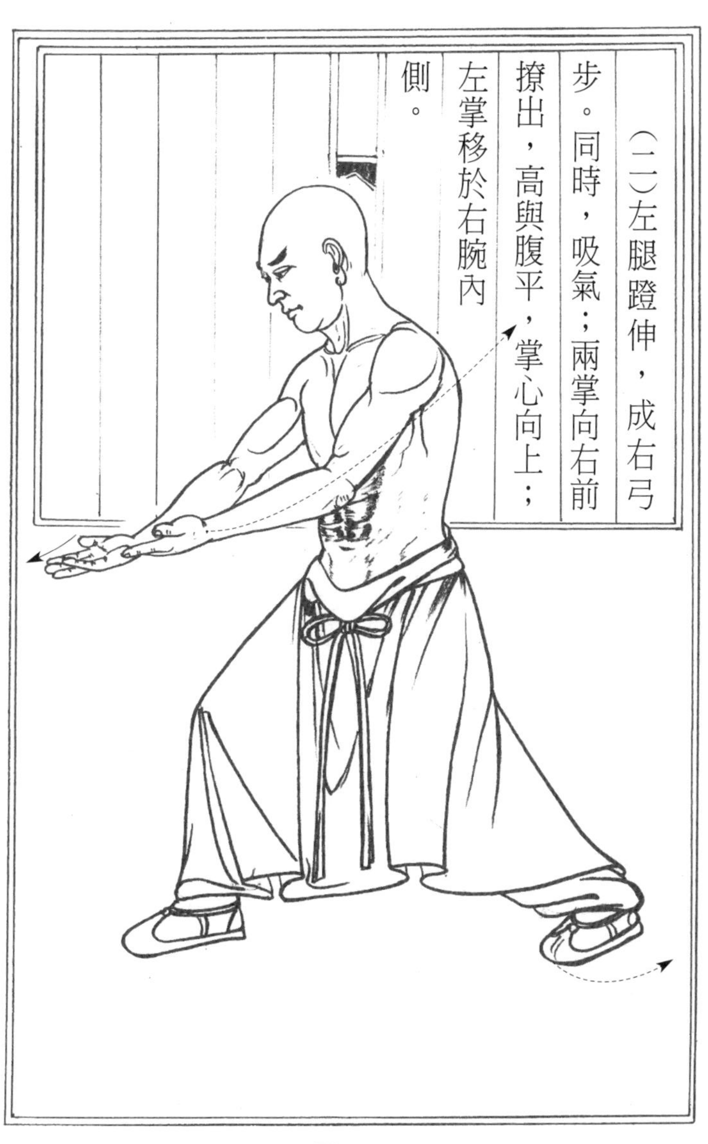
(二)左腿蹬伸，成右弓
步。同時，吸氣；兩掌向右前
撩出，高與腹平，掌心向上；
左掌移於右腕內
側。

圖6-30

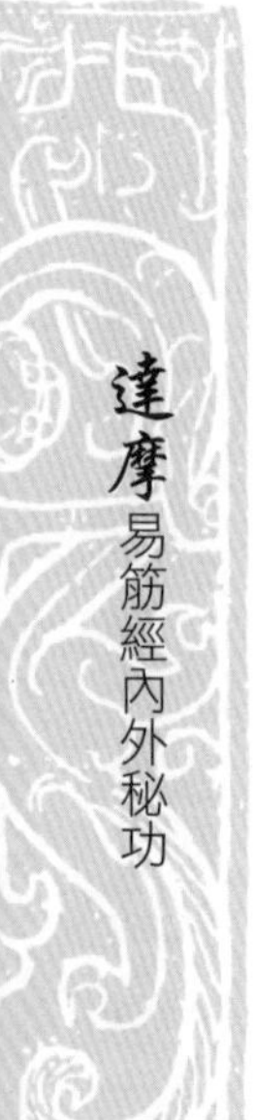

(三)倒拽牛尾動作三

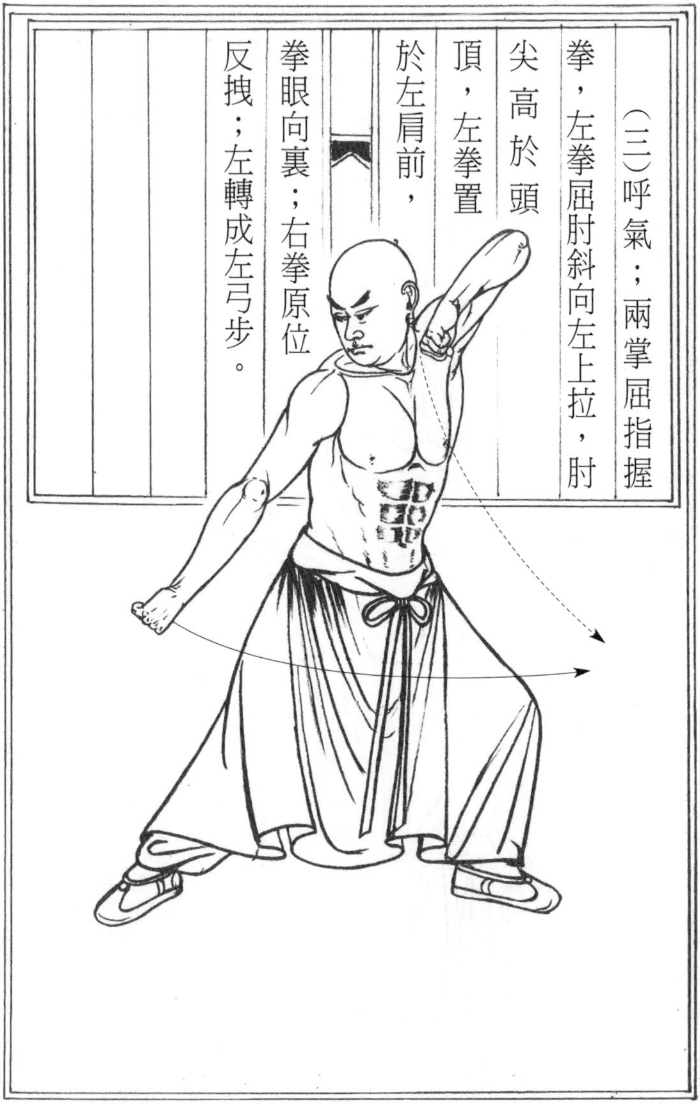

(三)呼氣；兩掌屈指握拳，左拳屈肘斜向左上拉，肘尖高於頭頂，左拳置於左肩前，拳眼向裏；右拳原位反拽；左轉成左弓步。

圖6-31

(四)倒拽牛尾動作四

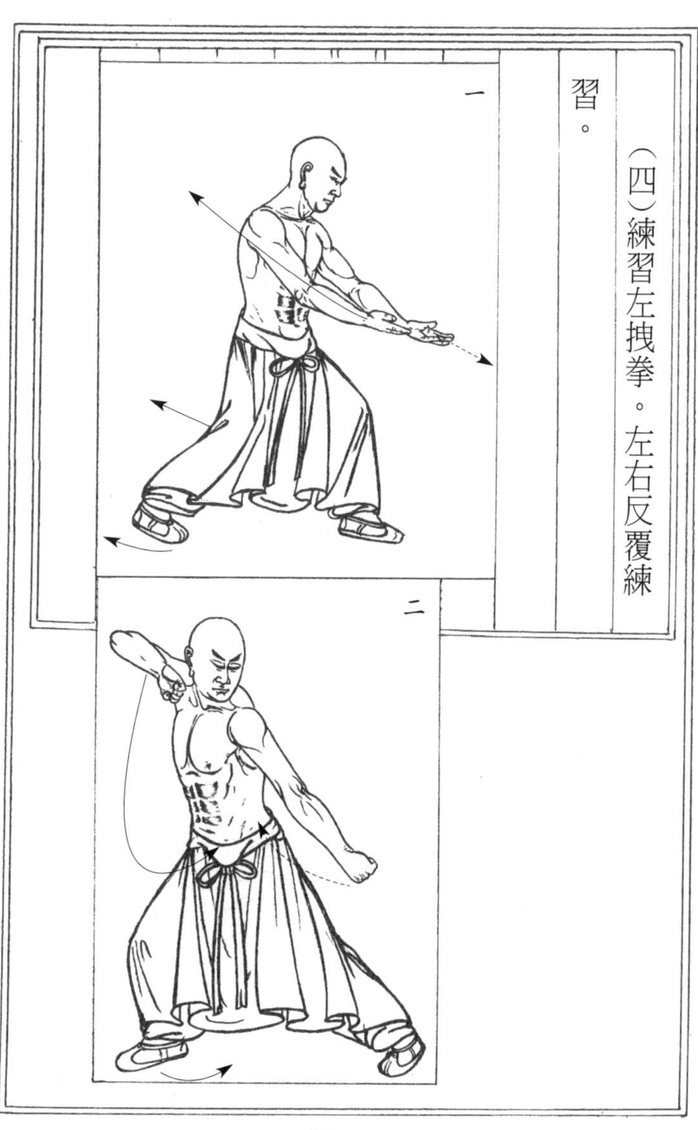
(四)練習左拽拳。左右反覆練習。
一
二

圖6-32

(五)倒拽牛尾動作五

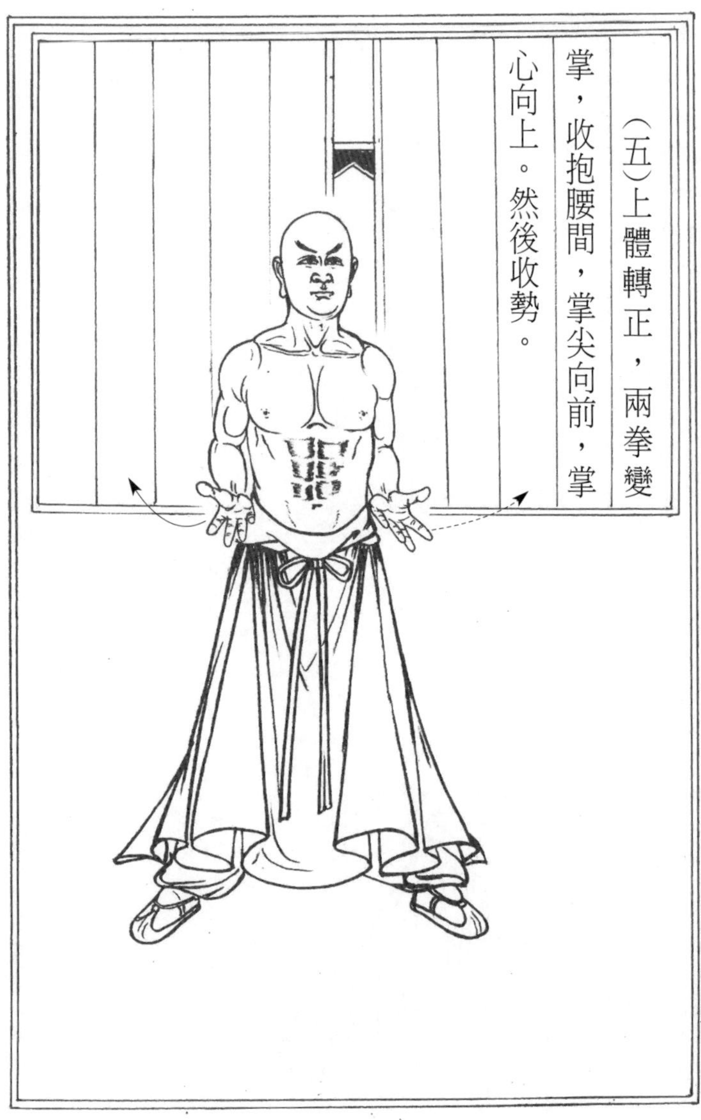
(五)上體轉正，兩拳變
掌，收抱腰間，掌尖向前，掌
心向上。然後收勢。

圖6-33

八、潛臥龍潭勢

如圖6-34～圖6-39所示。

(一)潛臥龍潭動作一

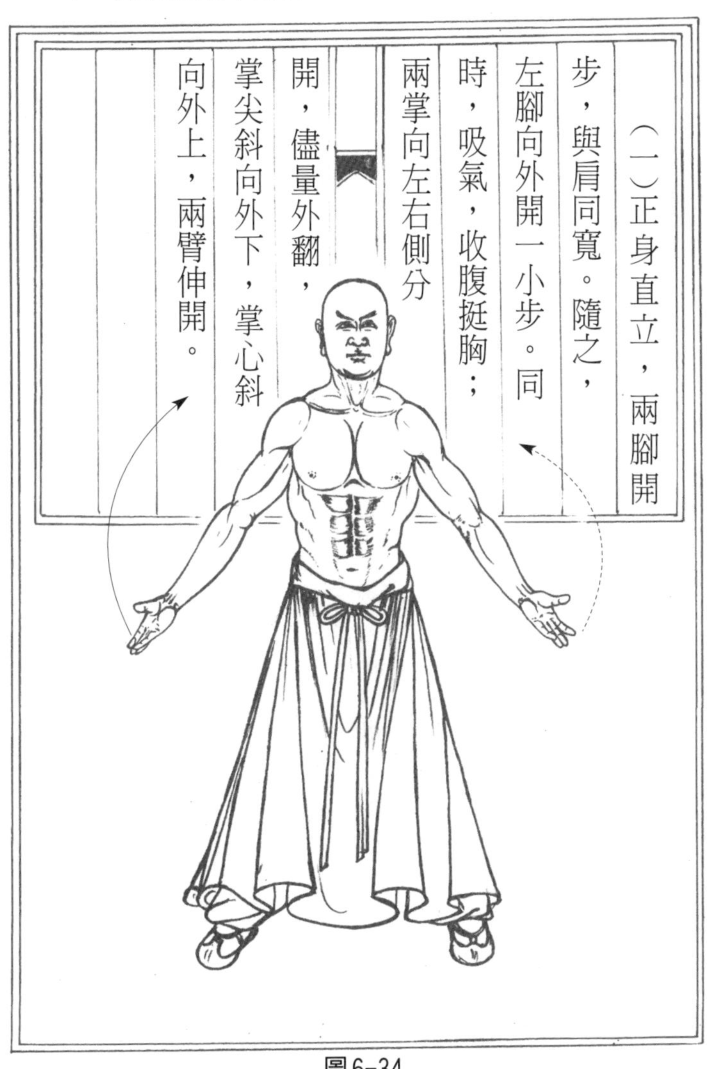
(一)正身直立，兩腳開步，與肩同寬。隨之，左腳向外開一小步。同時，吸氣，收腹挺胸；兩掌向左右側分開，儘量外翻，掌尖斜向外下，掌心斜向外上，兩臂伸開。

圖6-34

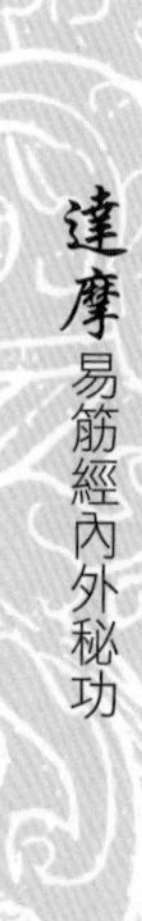

(二)潛臥龍潭動作二

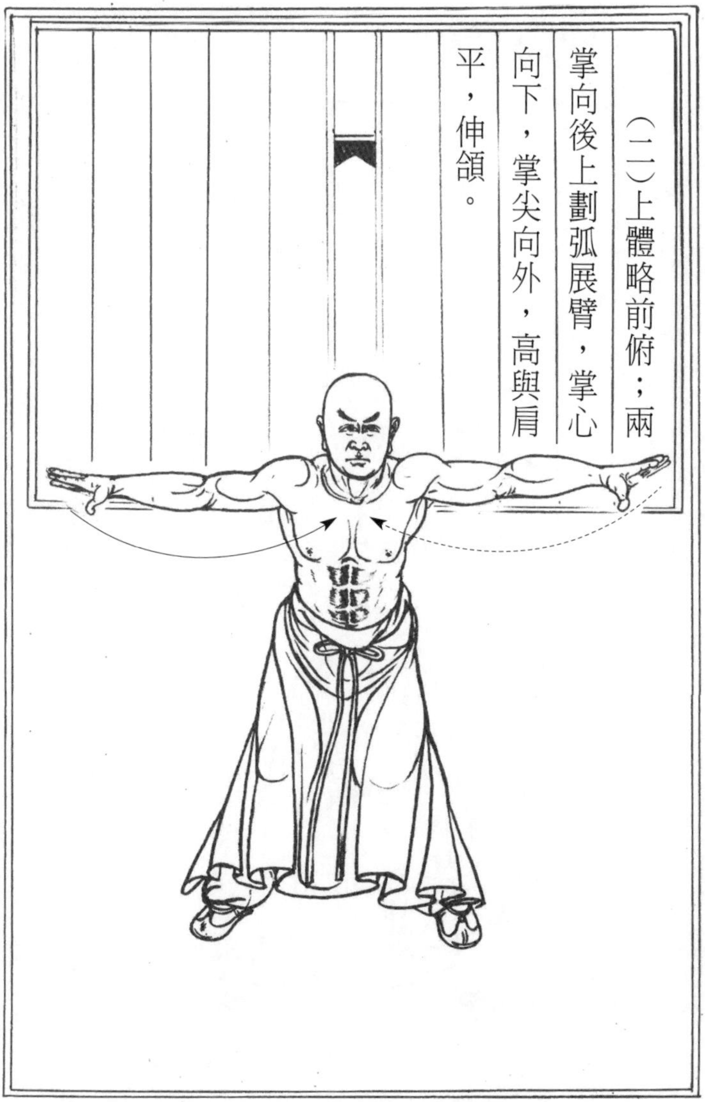

(二)上體略前俯；兩掌向後上劃弧展臂，掌心向下，掌尖向外，高與肩平，伸頷。

圖6-35

（三）潛臥龍潭動作三

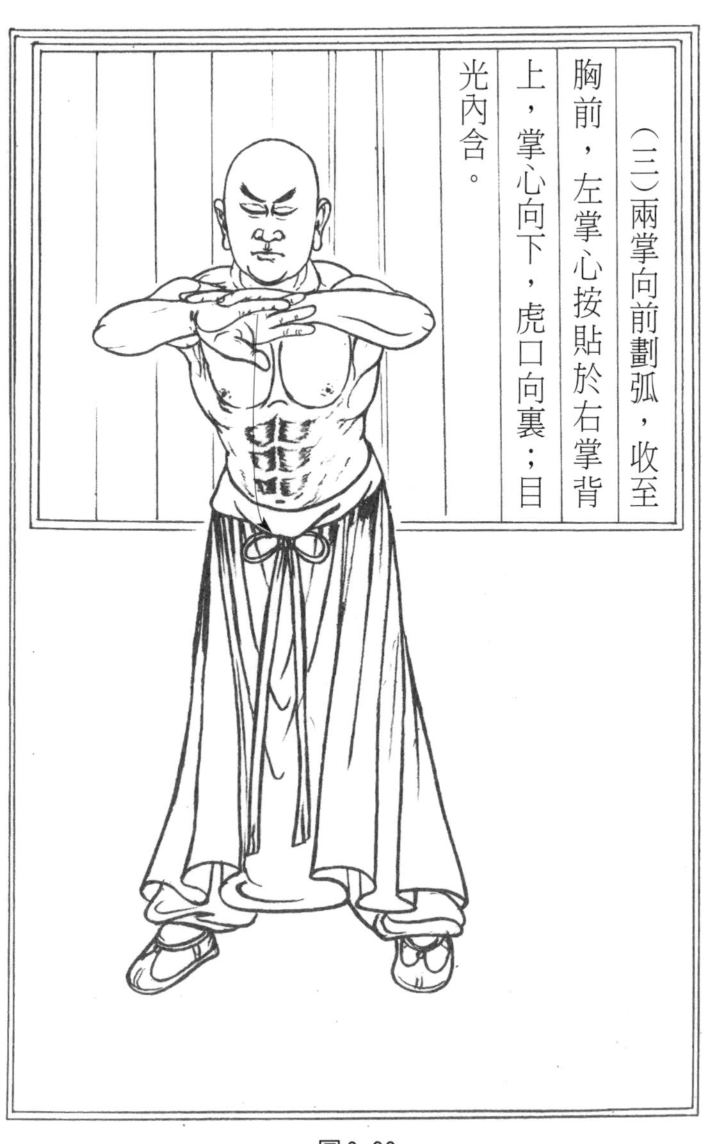
（三）兩掌向前劃弧，收至
胸前，左掌心按貼於右掌背
上，掌心向下，虎口向裏；目
光內含。

圖6-36

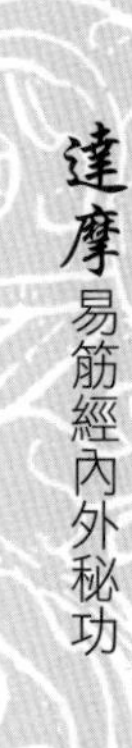
達摩易筋經內外秘功

(四)潛臥龍潭動作四

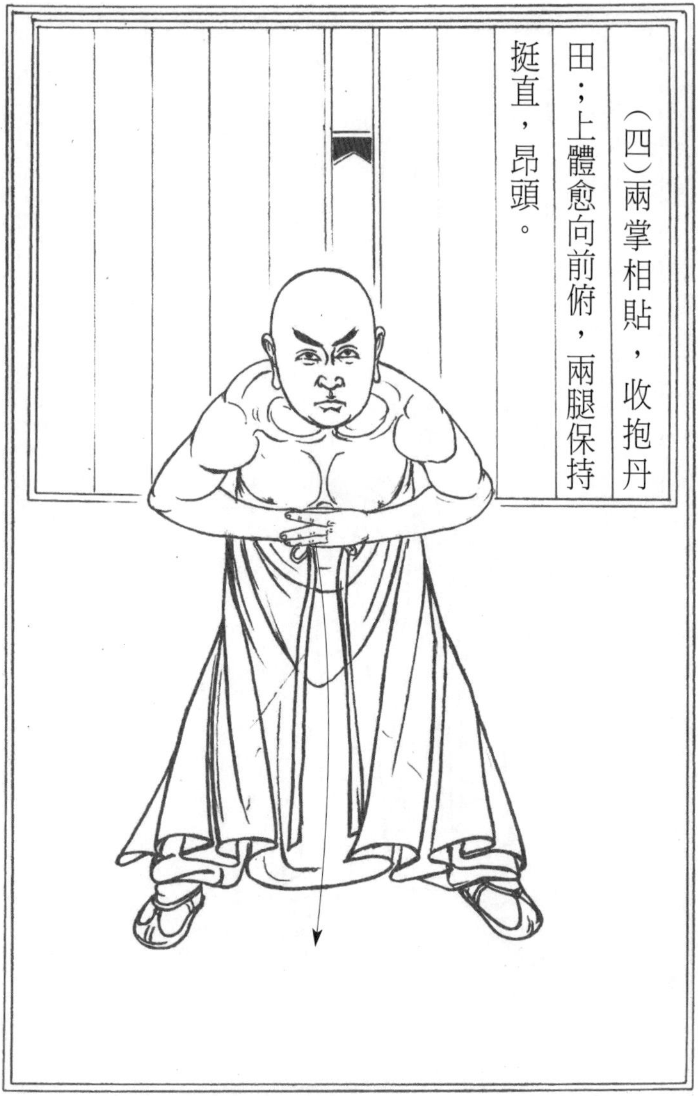

(四)兩掌相貼，收抱丹田；上體愈向前俯，兩腿保持挺直，昂頭。

圖6-37

(五)潛臥龍潭動作五

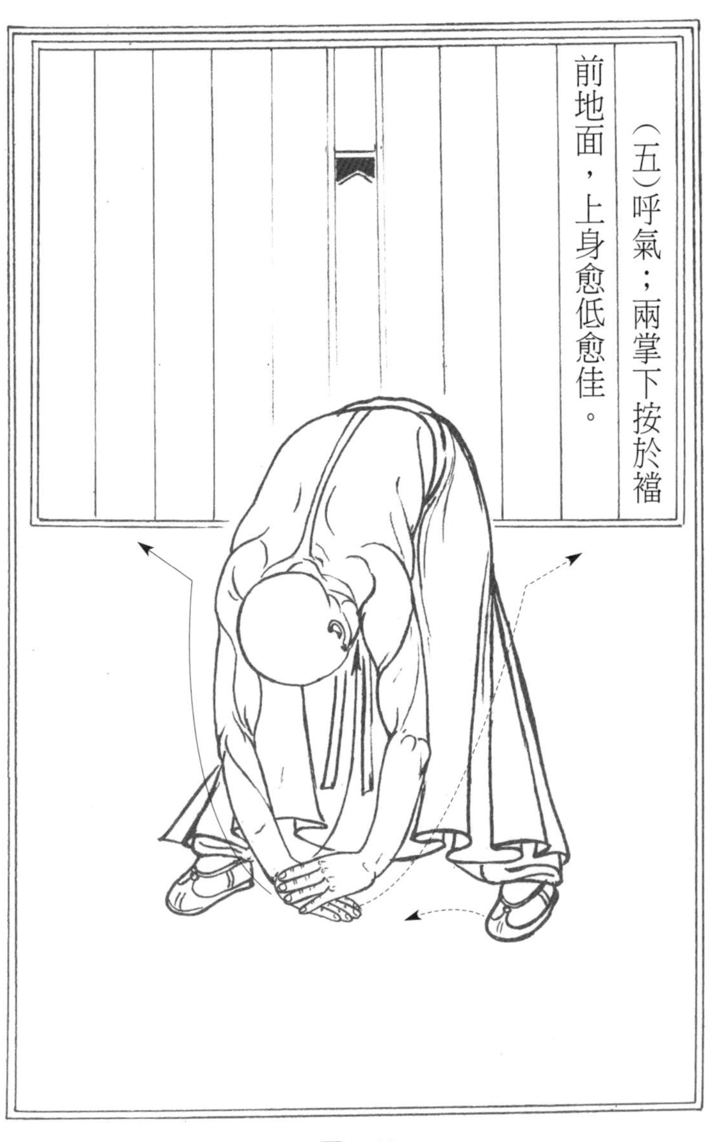
(五)呼氣；兩掌下按於襠
前地面，上身愈低愈佳。

圖6-38

（六）潛臥龍潭動作六

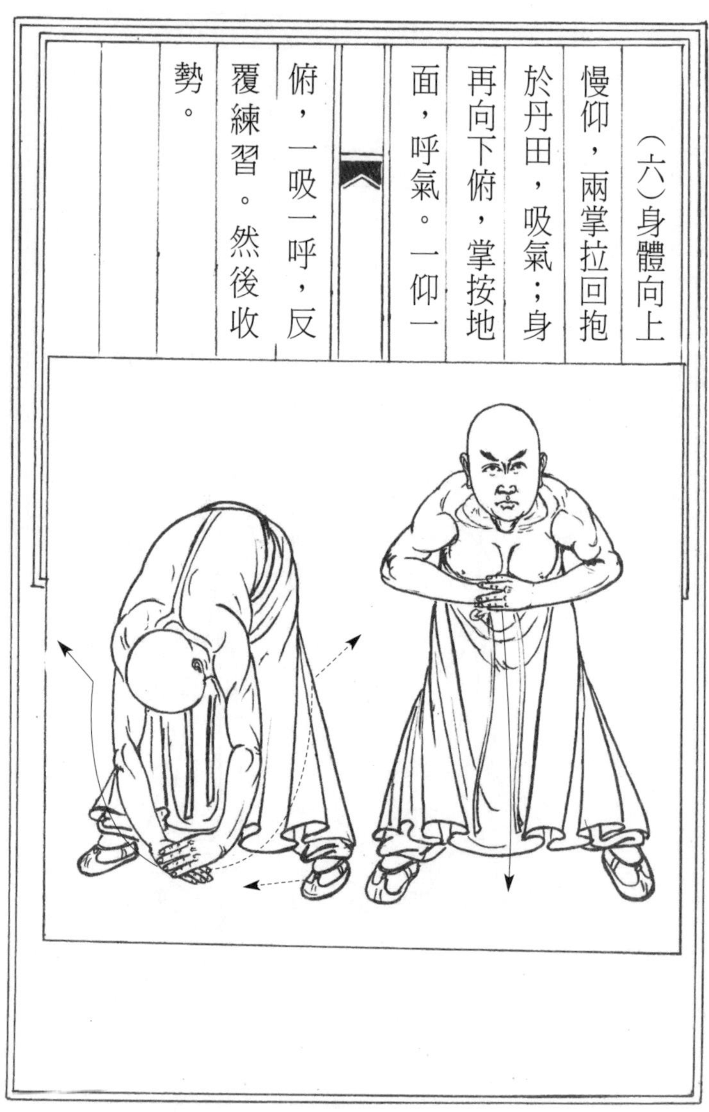

（六）身體向上慢仰，兩掌拉回抱於丹田，吸氣；身再向下俯，掌按地面，呼氣。一仰一俯，一吸一呼，反覆練習。然後收勢。

圖6-39

九、金蛇伏地勢

如圖6–40～圖6–45所示。

(一)潛臥龍潭動作一

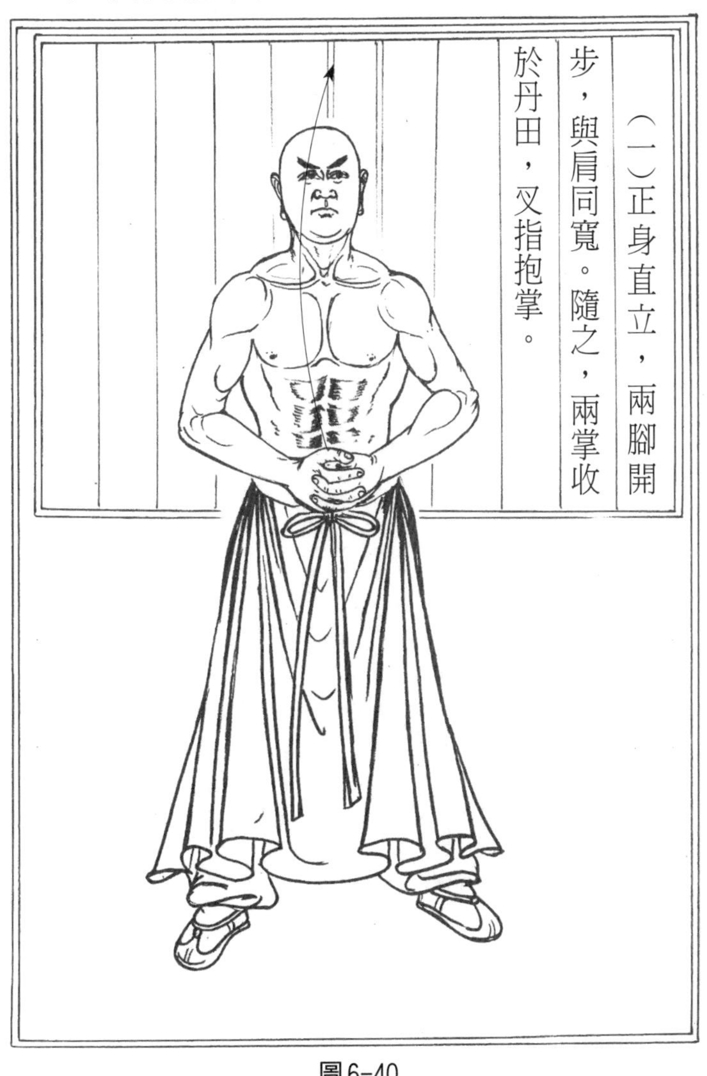

(一)正身直立，兩腳開步，與肩同寬。隨之，兩掌收於丹田，叉指抱掌。

圖6–40

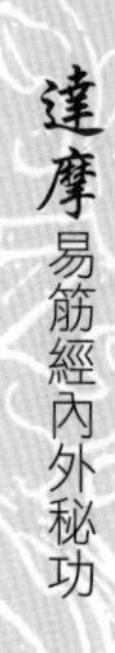

(二)潛臥龍潭動作二

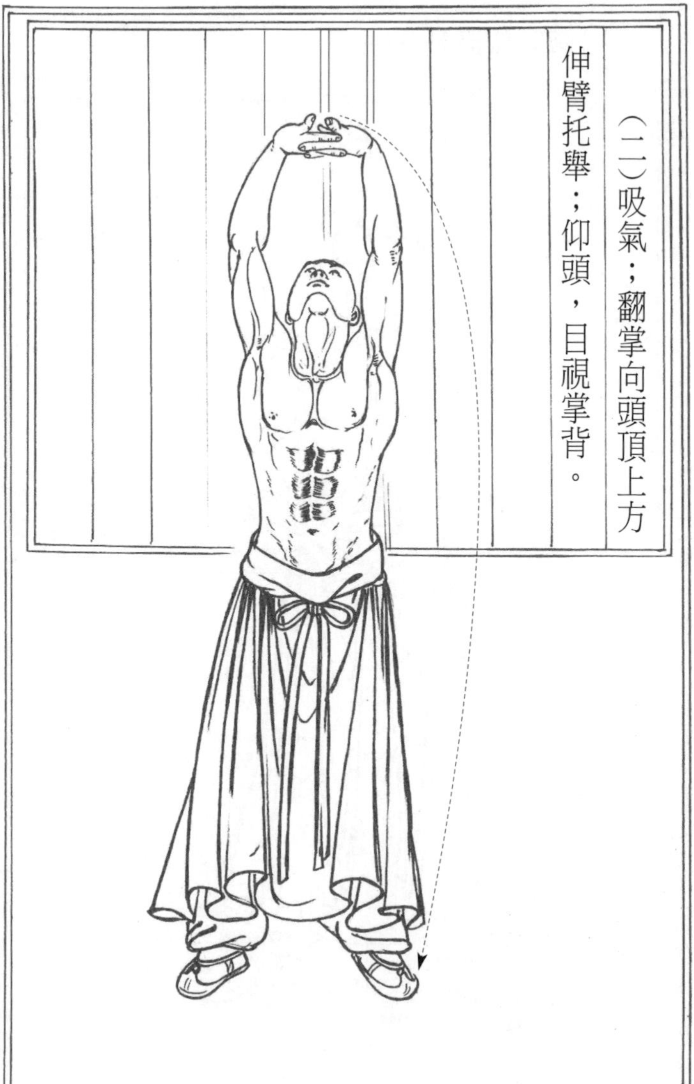

(二)吸氣；翻掌向頭頂上方伸臂托舉；仰頭，目視掌背。

圖6-41

(三)潛臥龍潭動作三

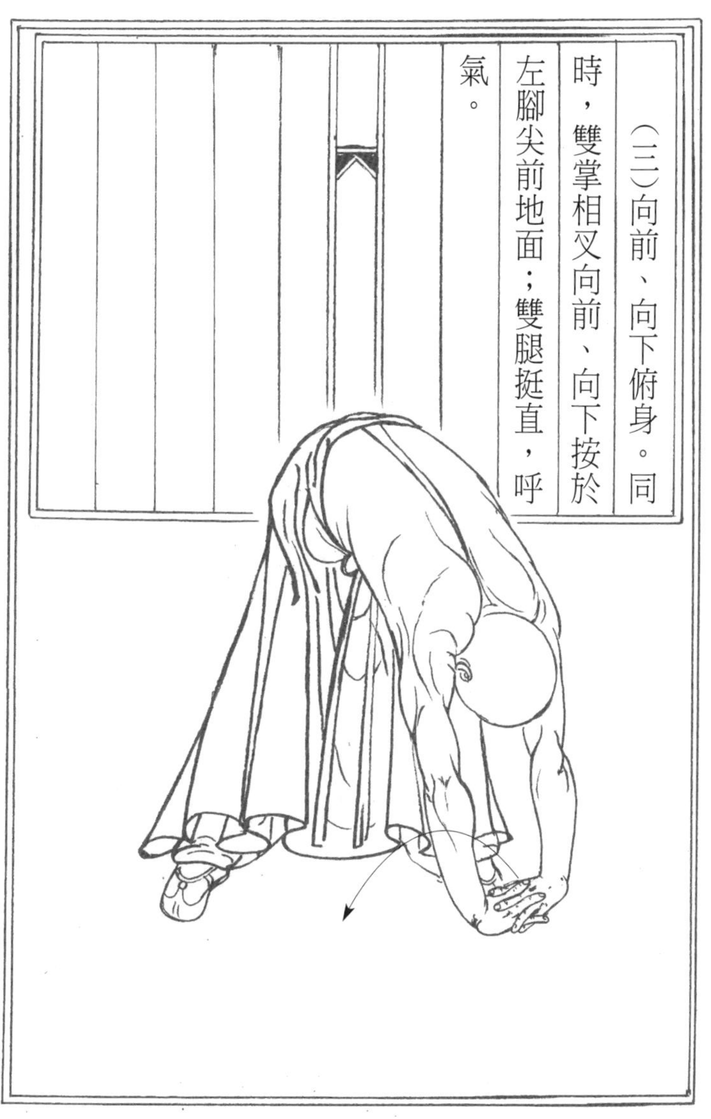

(三)向前、向下俯身。同
時，雙掌相叉向前、向下按於
左腳尖前地面；雙腿挺直，呼
氣。

圖6-42

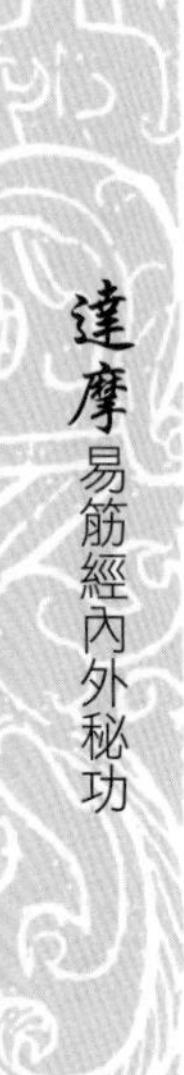

（四）潛臥龍潭動作四

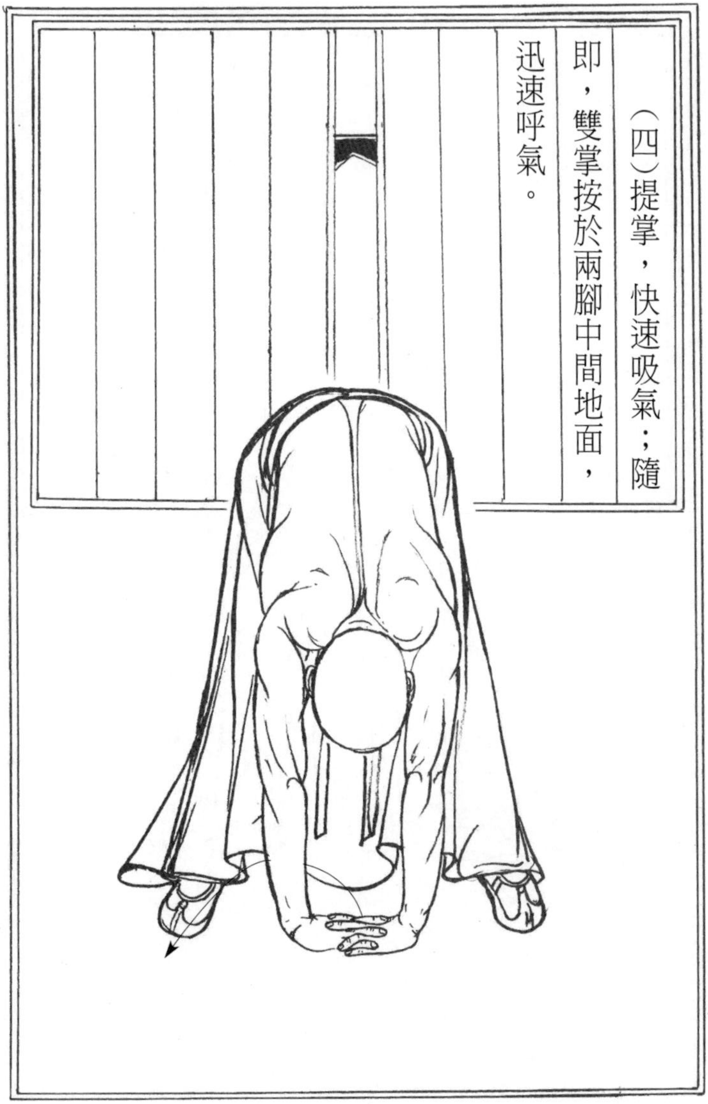

（四）提掌，快速吸氣；隨即，雙掌按於兩腳中間地面，迅速呼氣。

圖6-43

(五)潛臥龍潭動作五

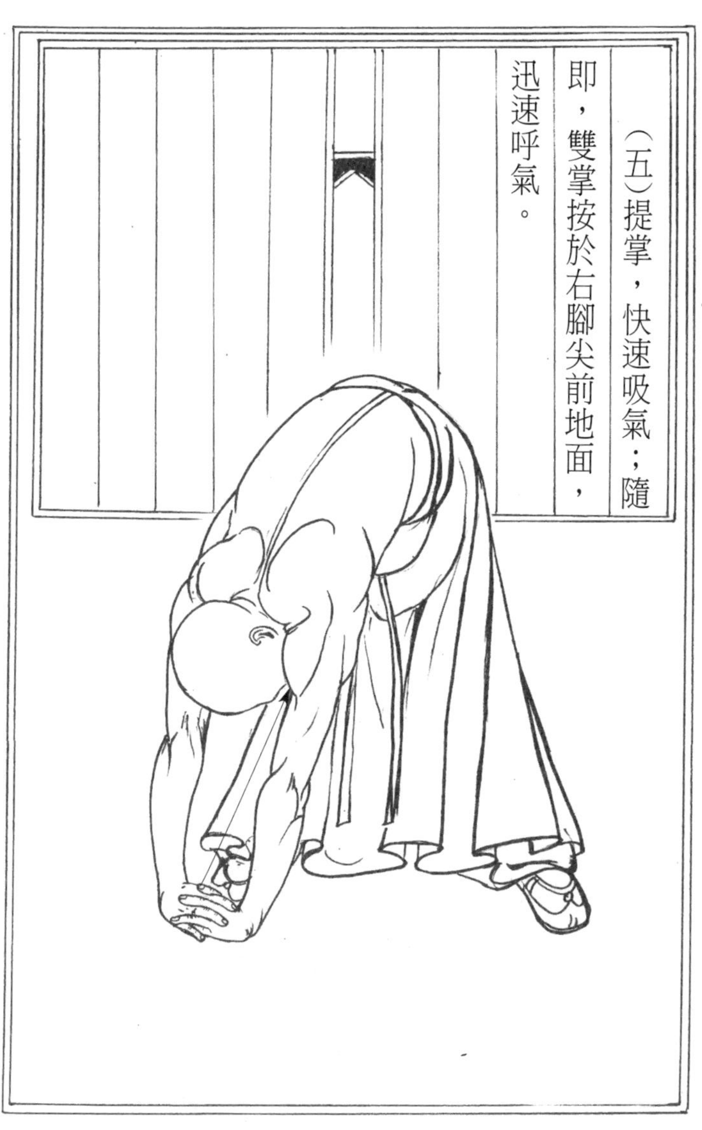
(五)提掌，快速吸氣；隨
即，雙掌按於右腳尖前地面，
迅速呼氣。

圖6-44

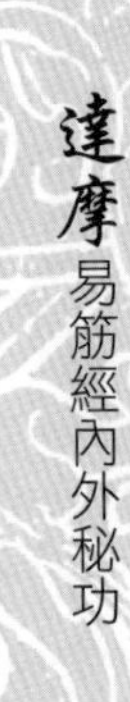

(六)潛臥龍潭動作六

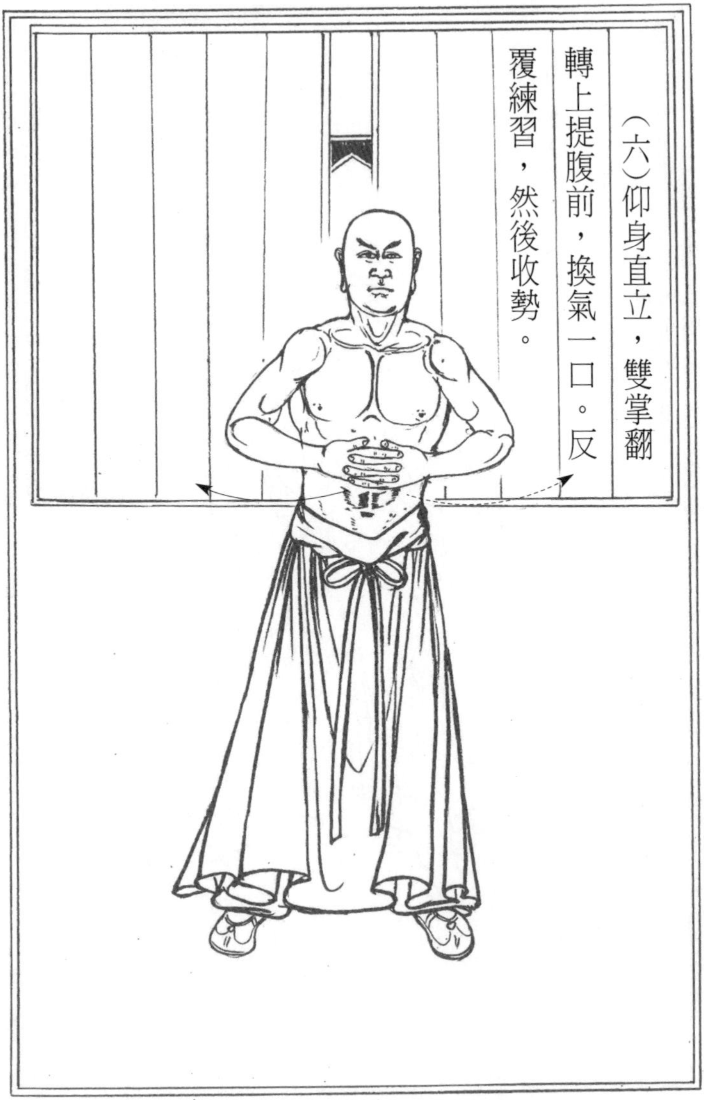

(六)仰身直立，雙掌翻轉上提腹前，換氣一口。反覆練習，然後收勢。

圖6-45

十、紫燕側翅勢

如圖6-46～圖6-50所示。

(一)紫燕側翅動作一

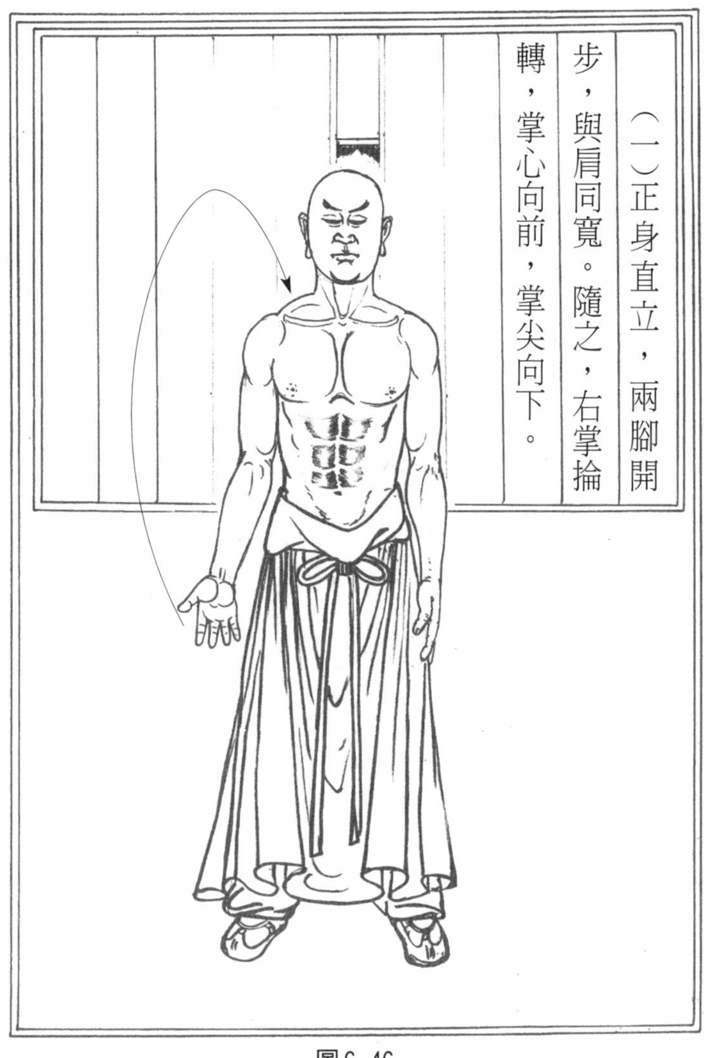
(一)正身直立，兩腳開
步，與肩同寬。隨之，右掌掄
轉，掌心向前，掌尖向下。

圖6-46

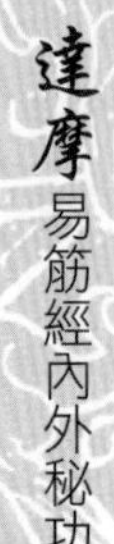

(二)紫燕側翅動作二

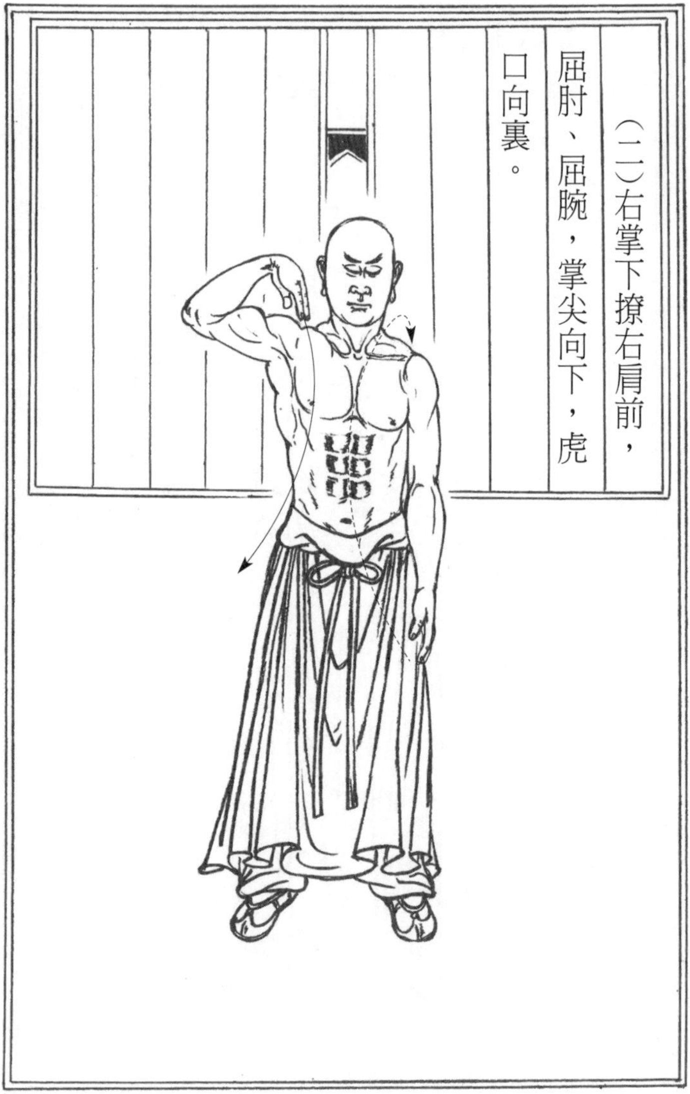

(二)右掌下撩右肩前，屈肘、屈腕，掌尖向下，虎口向裏。

圖6-47

(三)紫燕側翅動作三

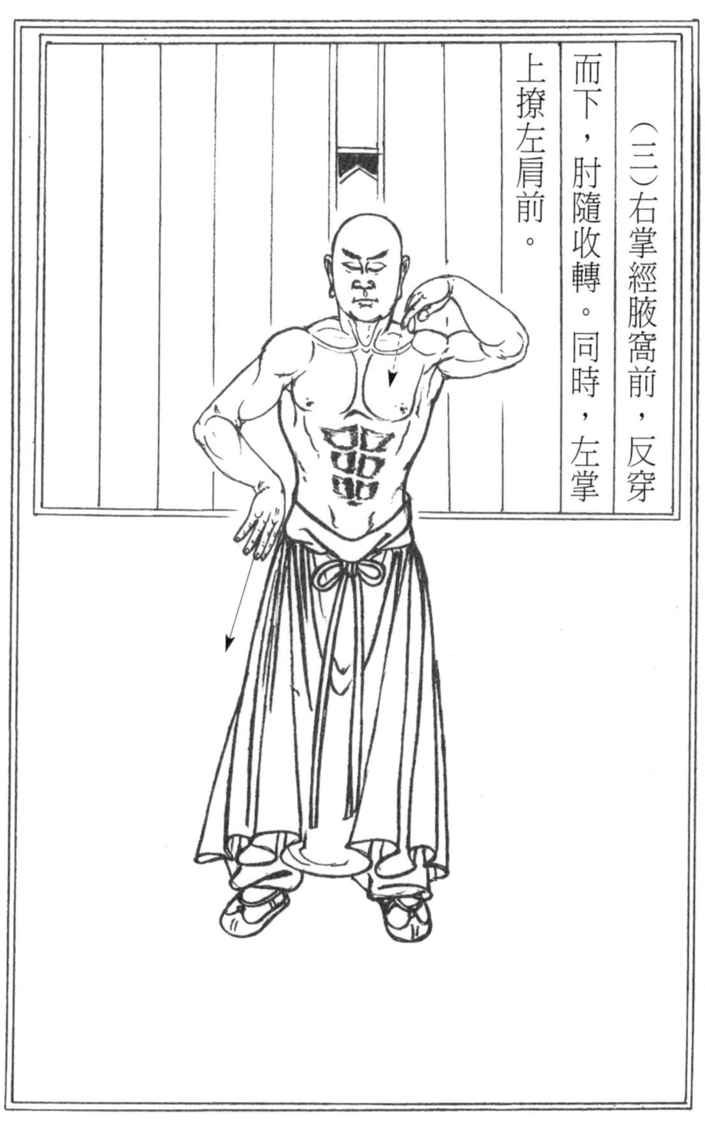

(三)右掌經腋窩前，反穿
而下，肘隨收轉。同時，左掌
上撩左肩前。

圖6-48

（四）紫燕側翅動作四

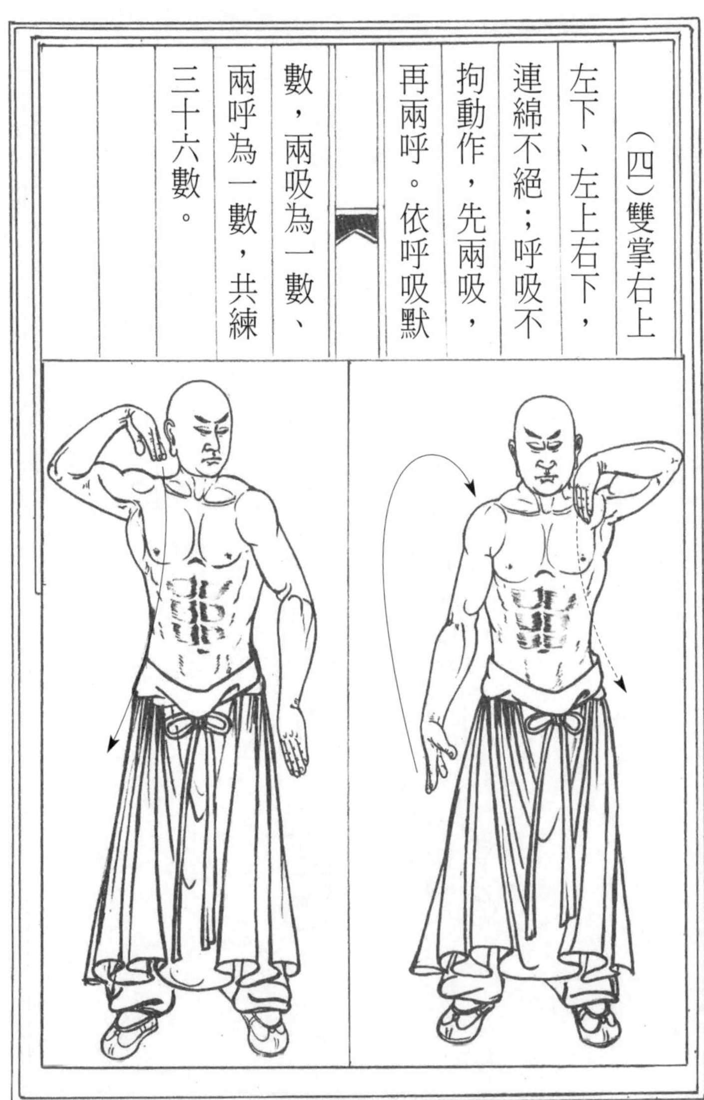
（四）雙掌右上
左下、左上右下，
連綿不絕；呼吸不
拘動作，先兩吸，
再兩呼。依呼吸默
數，兩吸為一數、
兩呼為一數，共練
三十六數。

圖6-49

（五）紫燕側翅動作五

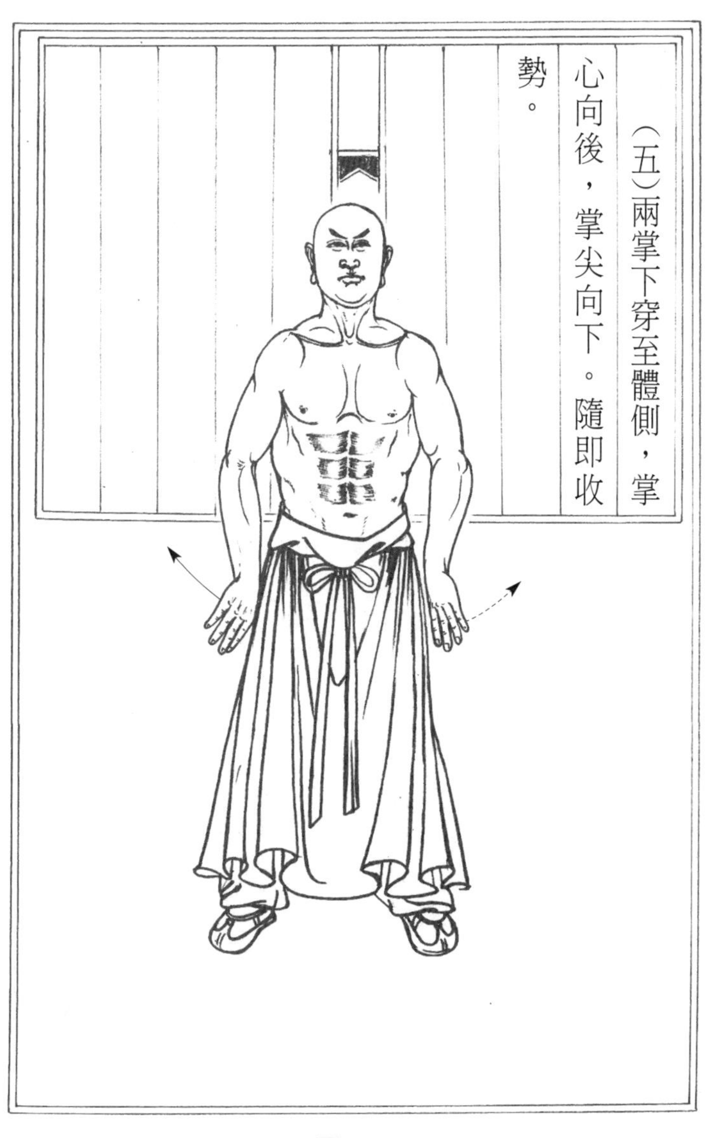
（五）兩掌下穿至體側，掌
心向後，掌尖向下。隨即收
勢。

圖6-50

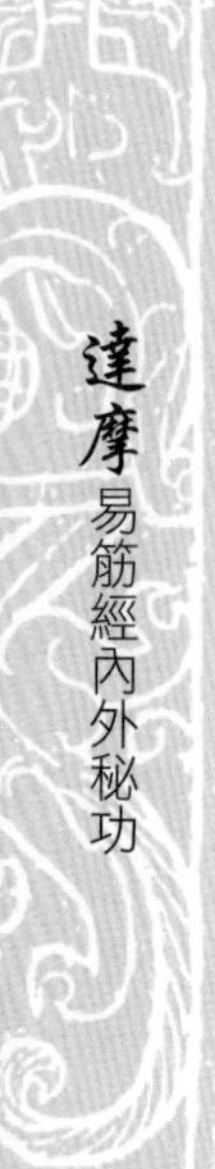

十一、霸王卸甲勢

如圖6-51～圖6-55所示。

(一)霸王卸甲動作一

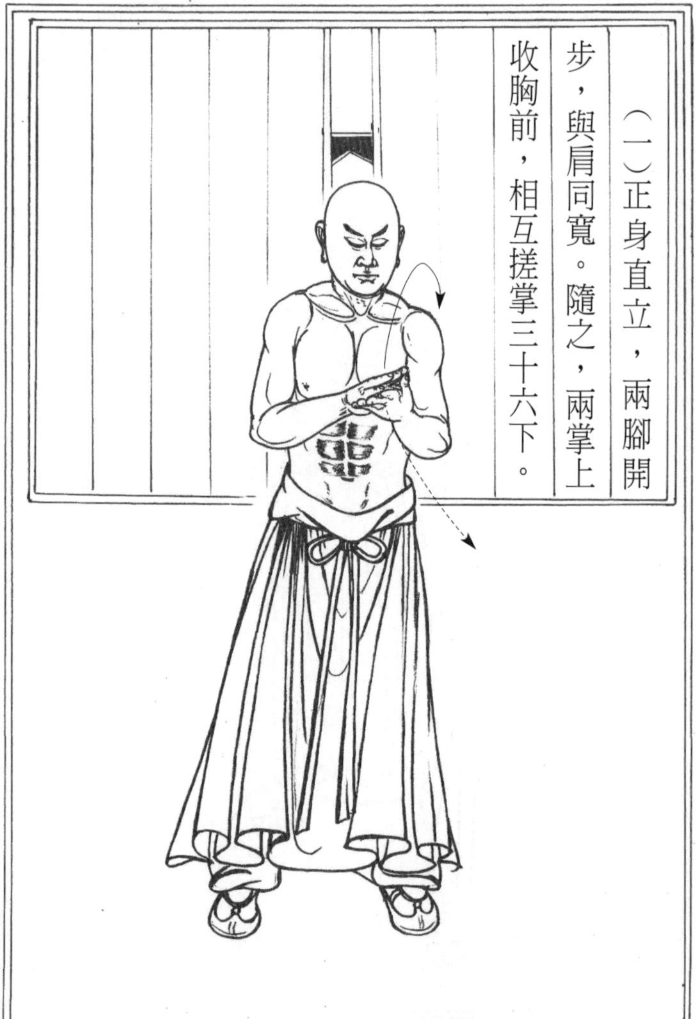

（一）正身直立，兩腳開步，與肩同寬。隨之，兩掌上收胸前，相互搓掌三十六下。

圖6-51

(二)霸王卸甲動作二

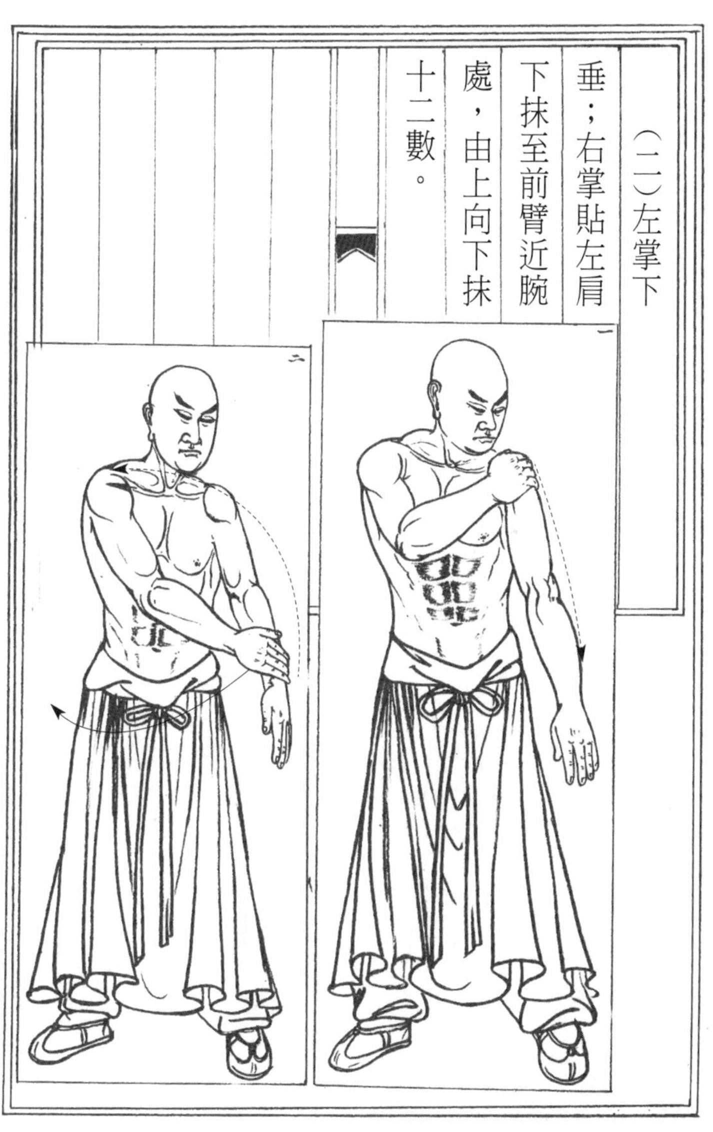
(二)左掌下垂;右掌貼左肩下抹至前臂近腕處,由上向下抹十二數。
一
二

圖6-52

(三)霸王卸甲動作三

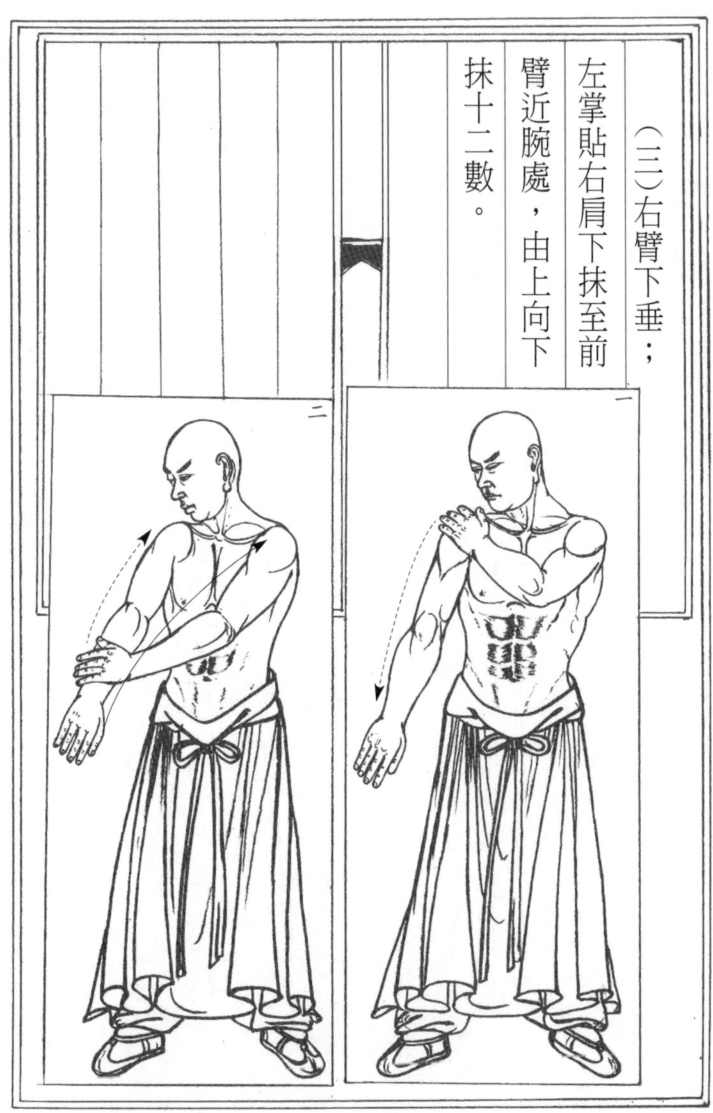
(三)右臂下垂；
左掌貼右肩下抹至前
臂近腕處，由上向下
抹十二數。
一
二

圖6-53

(四)霸王卸甲動作四

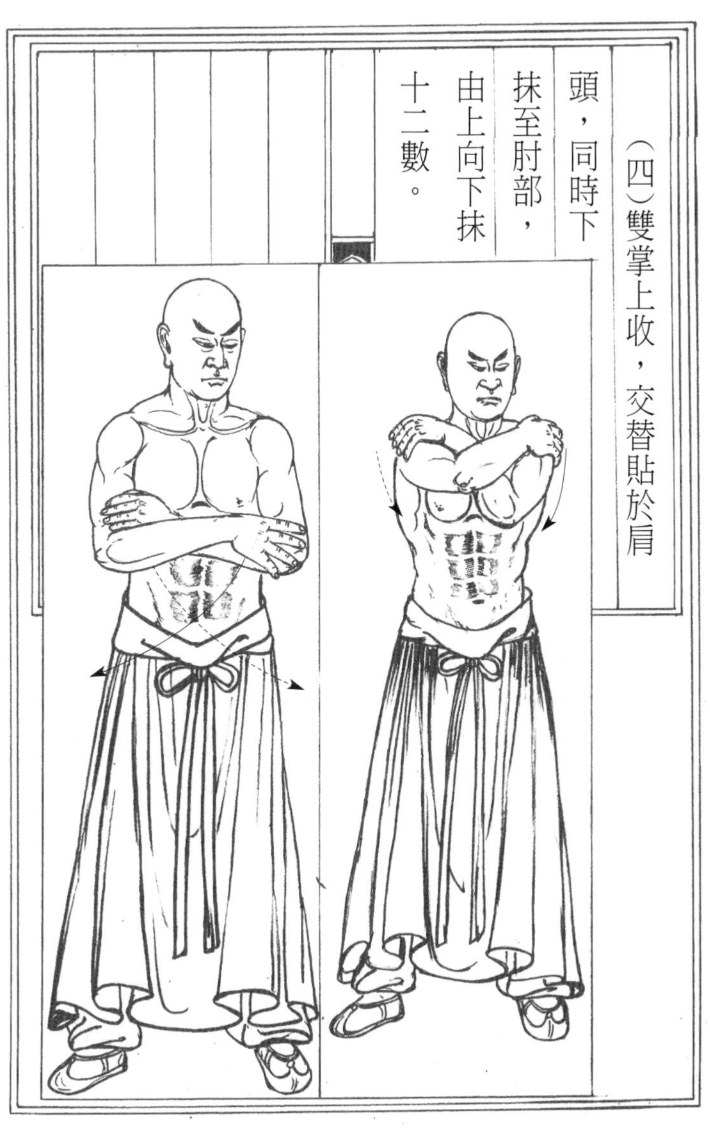

(四)雙掌上收，交替貼於肩頭，同時下抹至肘部，由上向下抹十二數。

圖6-54

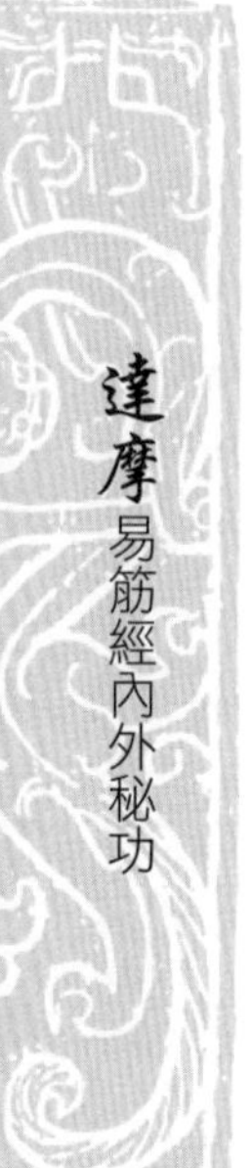

(五)霸王卸甲動作五

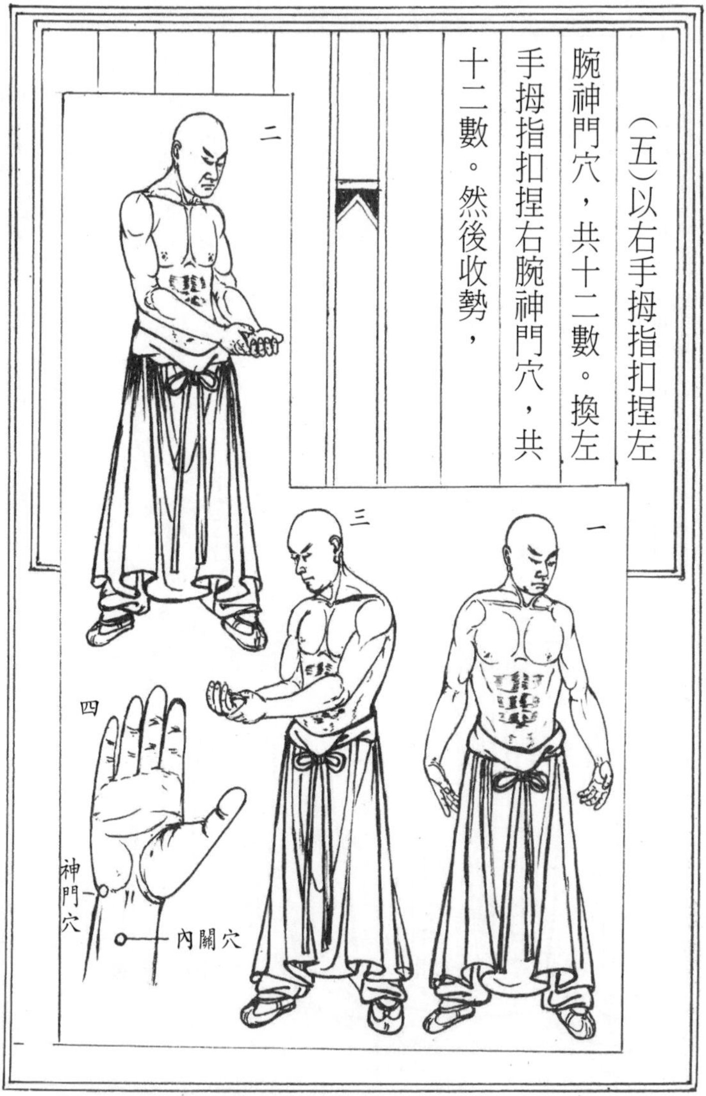

(五)以右手拇指扣捏左腕神門穴，共十二數。換左手拇指扣捏右腕神門穴，共十二數。然後收勢，

二

三

一

四

神門穴

內關穴

圖6-55

十二、金龍攫珠勢

如圖6-56～圖6-58所示。

(一)金龍攫珠動作一

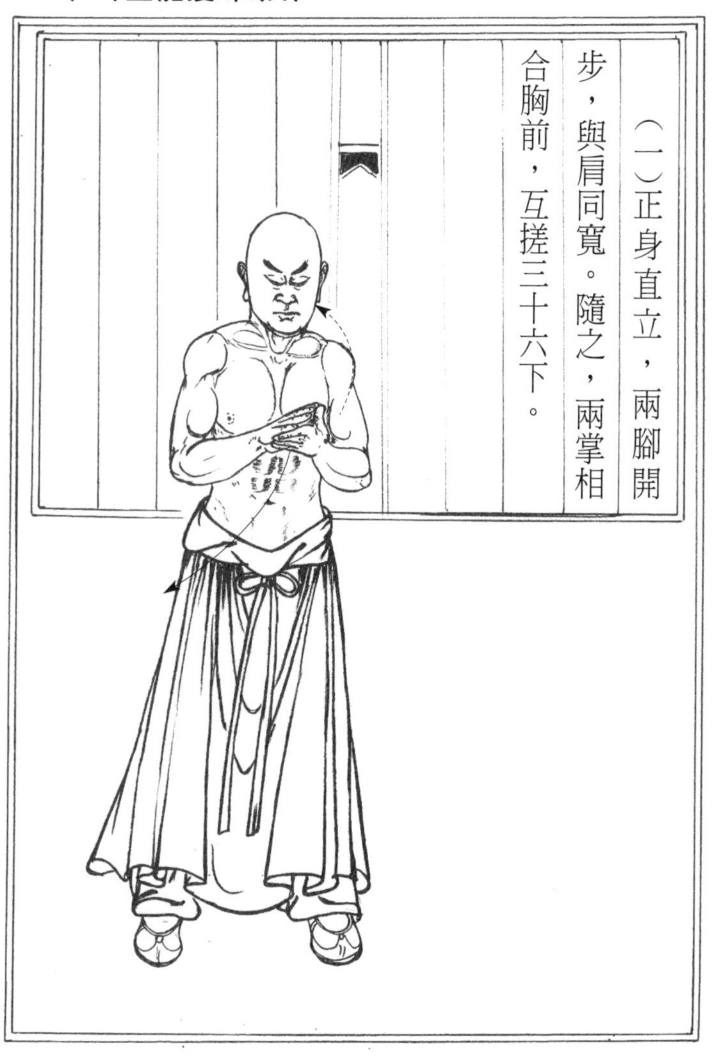
(一)正身直立，兩腳開
步，與肩同寬。隨之，兩掌相
合胸前，互搓三十六下。

圖6-56

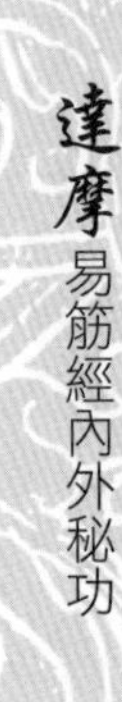

(二)金龍攫珠動作二

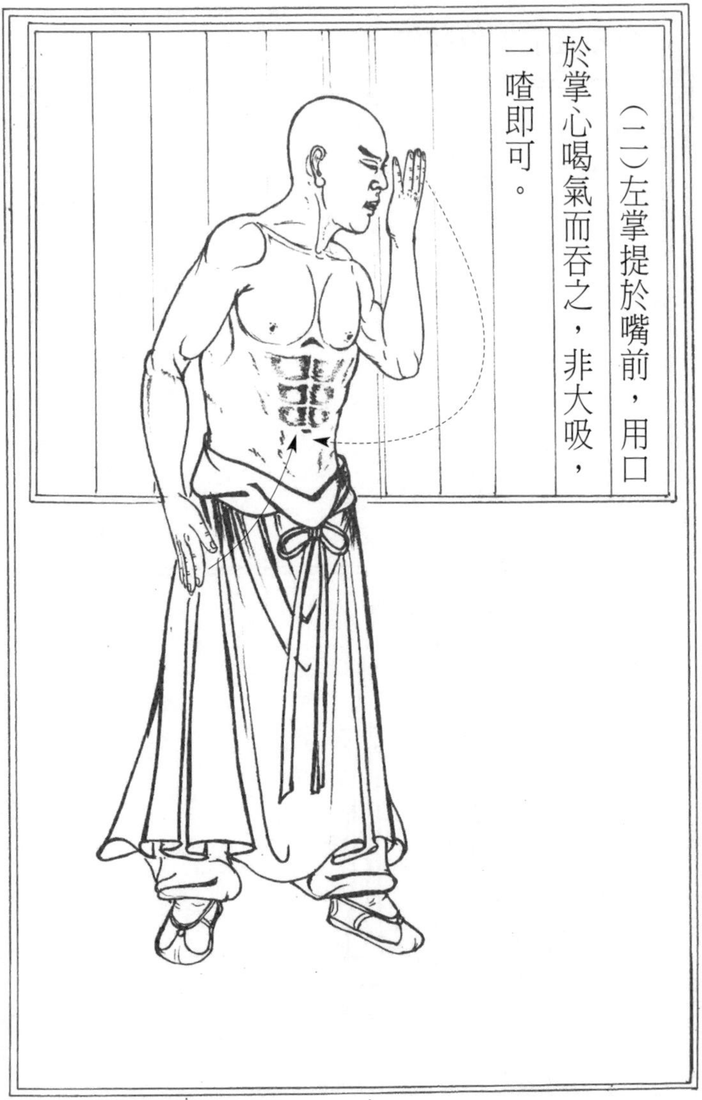

(二)左掌提於嘴前，用口於掌心喝氣而吞之，非大吸，一喳即可。

圖6-57

(三)金龍攫珠動作三

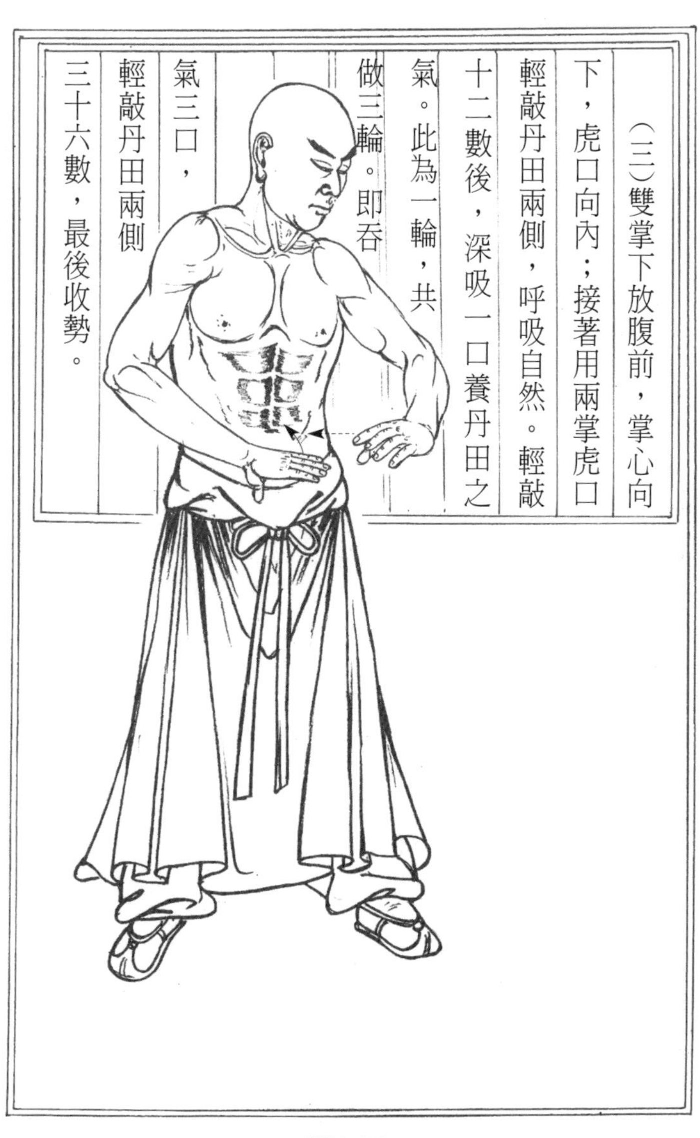
(三)雙掌下放腹前，掌心向下，虎口向內；接著用兩掌虎口輕敲丹田兩側，呼吸自然。輕敲十二數後，深吸一口養丹田之氣。此為一輪，共做三輪。即吞氣三口，輕敲丹田兩側三十六數，最後收勢。

圖6-58

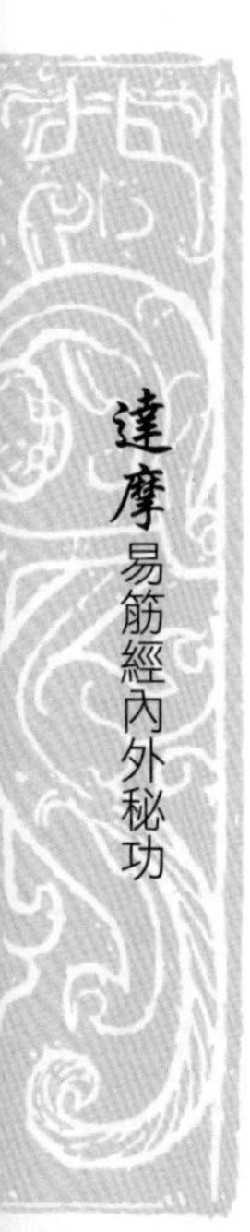

第七章
達摩易筋經之調息順氣功圖譜

此功透過調理外息，鍛鍊呼吸；配以外動，結合心法；內外結合，內外兼修。

練之使人氣機流暢、內勁盛暢、筋骨舒暢、拳腳順暢，而收氣足血旺、神清意爽、祛病延康、身強體壯之效。

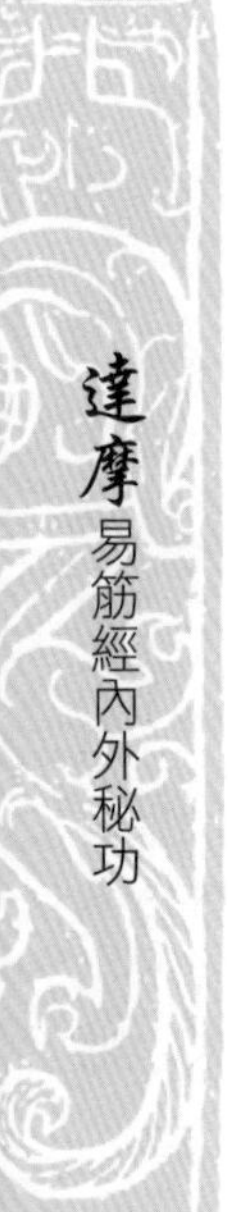

一、摘星換斗勢

如圖7-1～圖7-8所示。

(一)摘星換斗動作一

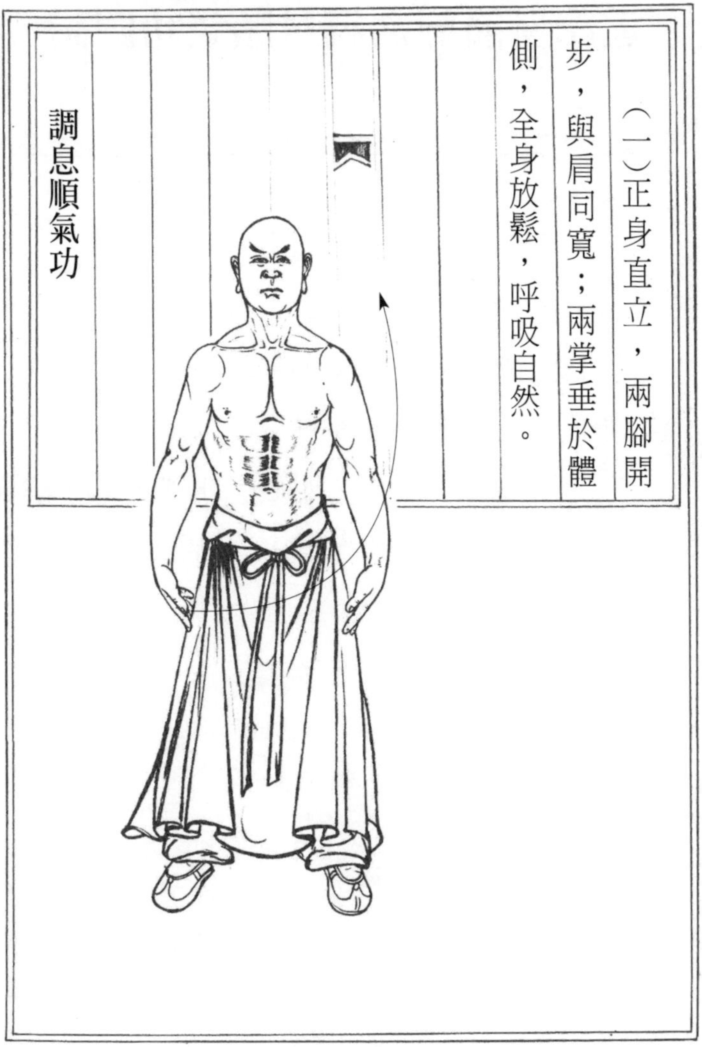

(一)正身直立，兩腳開步，與肩同寬；兩掌垂於體側，全身放鬆，呼吸自然。

調息順氣功

圖7-1

(二)摘星換斗動作二

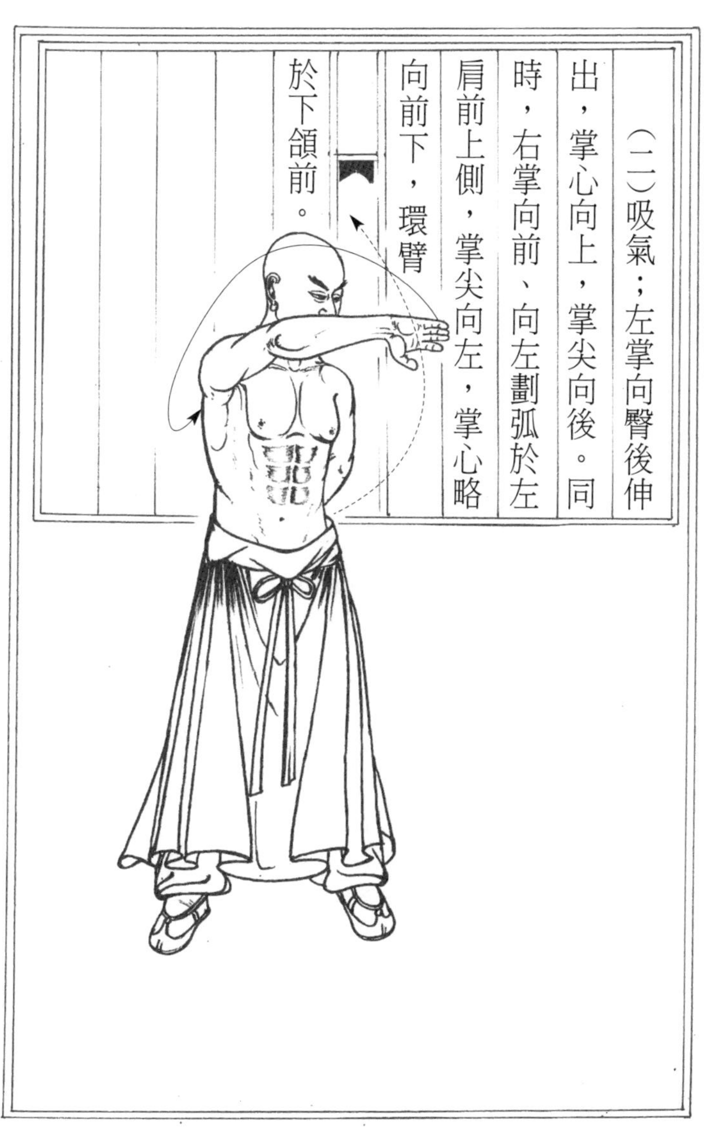
(二)吸氣;左掌向臀後伸
出,掌心向上,掌尖向後。同
時,右掌向前、向左劃弧於左
肩前上側,掌尖向左,掌心略
向前下,環臂
於下頜前。

圖7-2

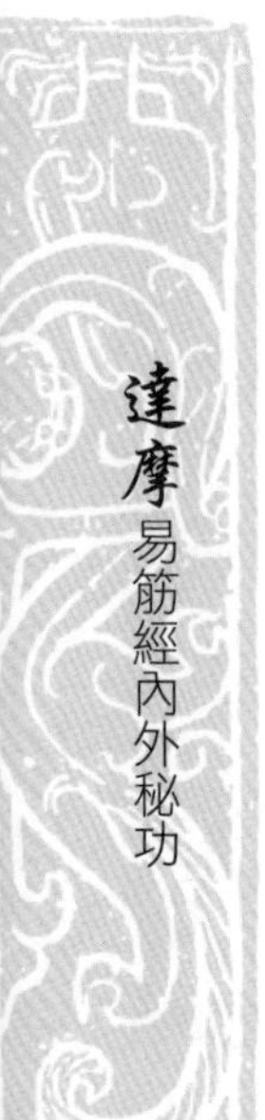

（三）摘星換斗動作三

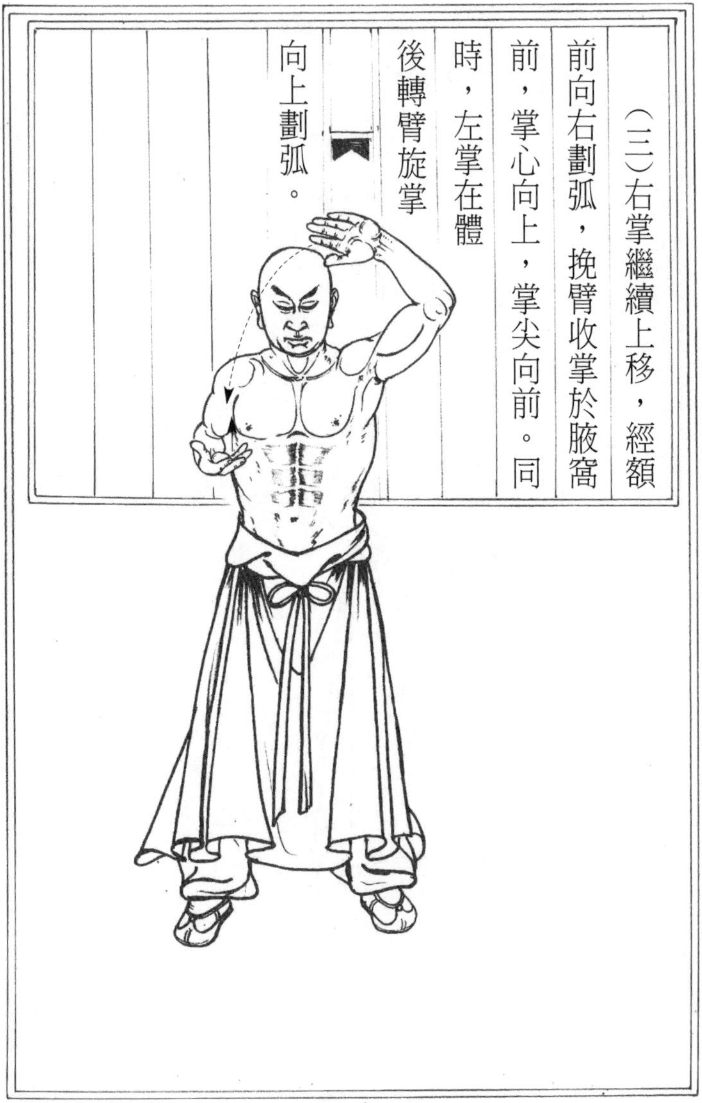

（三）右掌繼續上移，經額前向右劃弧，挽臂收掌於腋窩前，掌心向上，掌尖向前。同時，左掌在體後轉臂旋掌向上劃弧。

圖7-3

（四）摘星換斗動作四

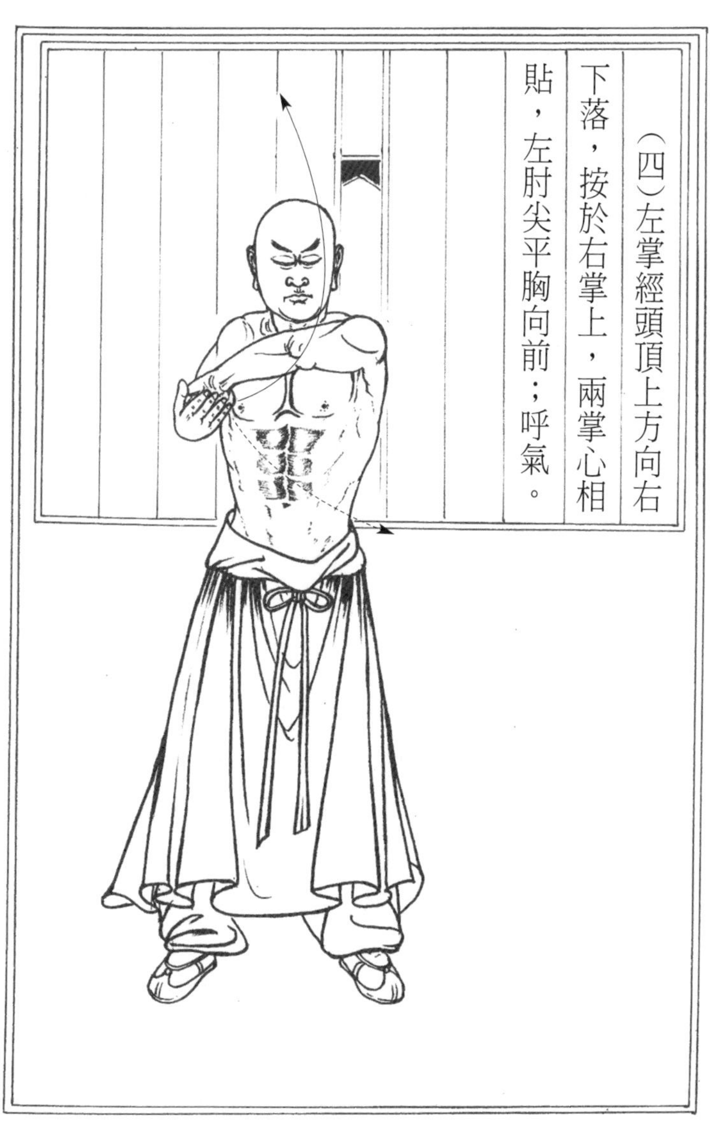
（四）左掌經頭頂上方向右下落，按於右掌上，兩掌心相貼，左肘尖平胸向前；呼氣。

圖7-4

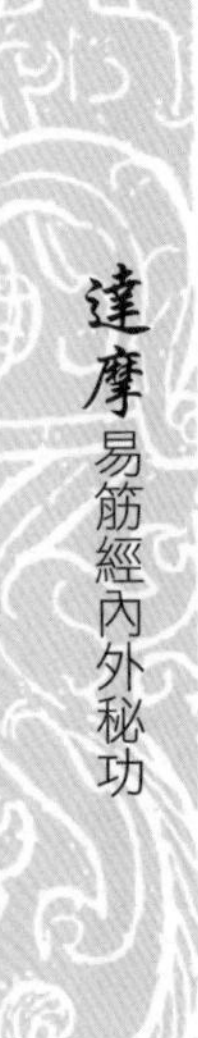

(五)摘星換斗動作五

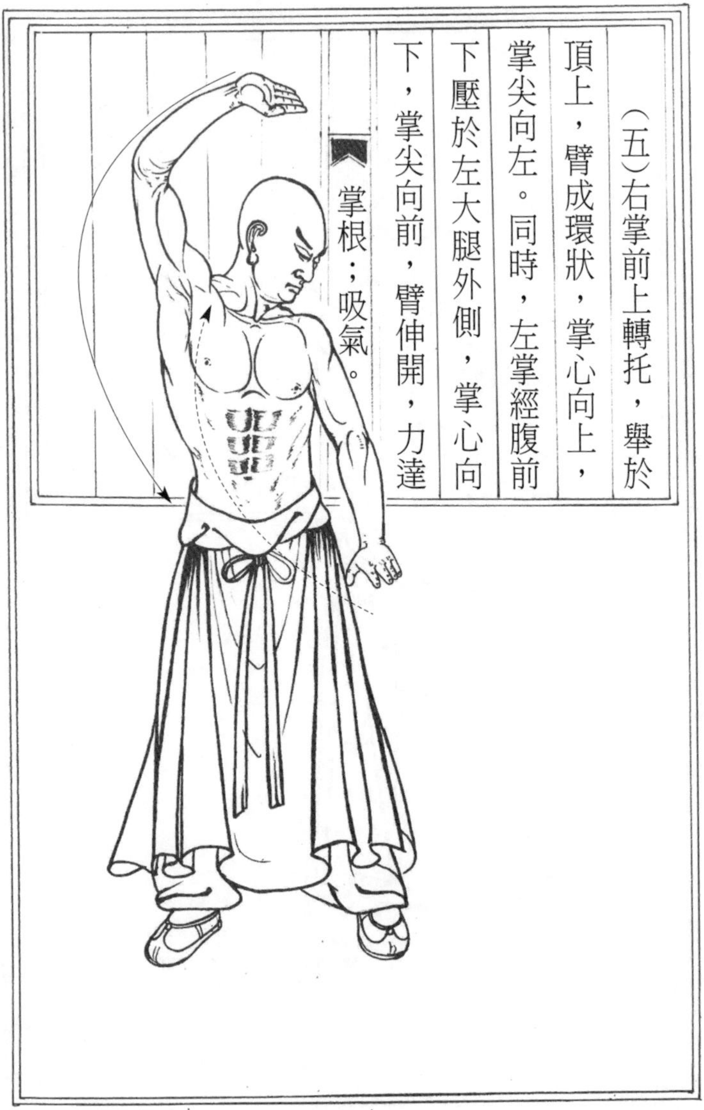

(五)右掌前上轉托，舉於頂上，臂成環狀，掌心向上，掌尖向左。同時，左掌經腹前下壓於左大腿外側，掌心向下，掌尖向前，臂伸開，力達掌根；吸氣。

圖7-5

(六)摘星換斗動作六

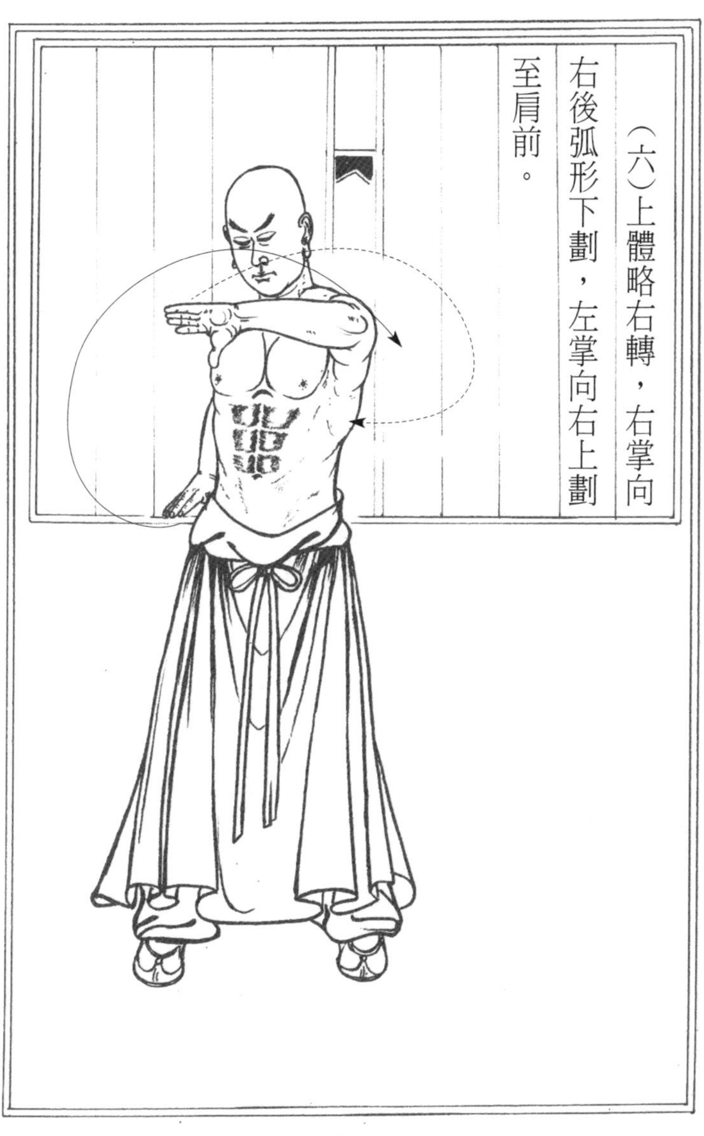
(六)上體略右轉，右掌向
右後弧形下劃，左掌向右上劃
至肩前。

圖7-6

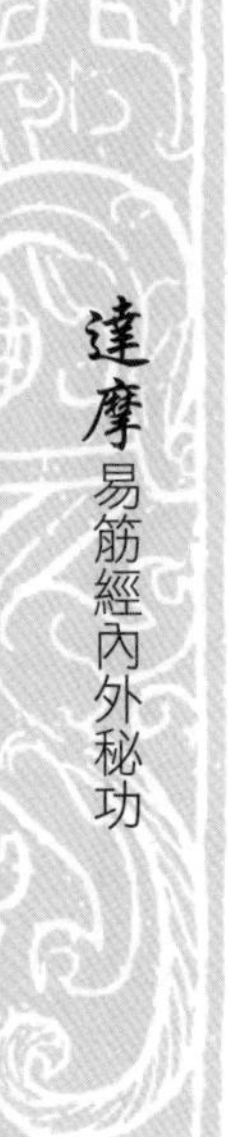

(七)摘星換斗動作七

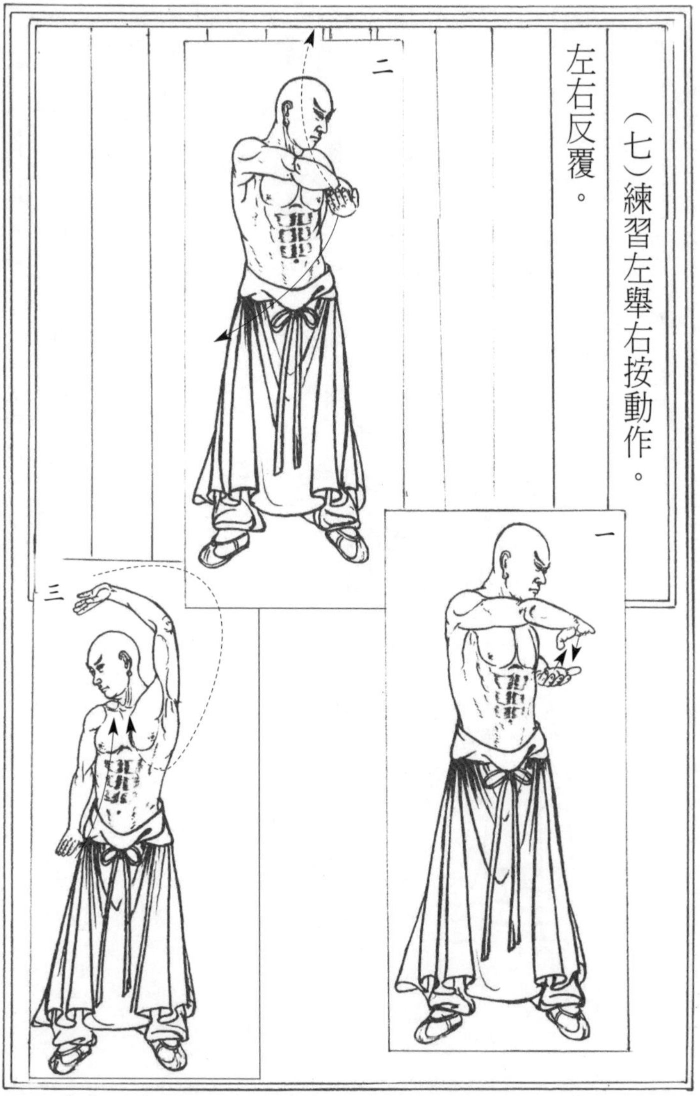

(七)練習左舉右按動作。

左右反覆。

一

二

三

圖7-7

(八)摘星換斗動作八

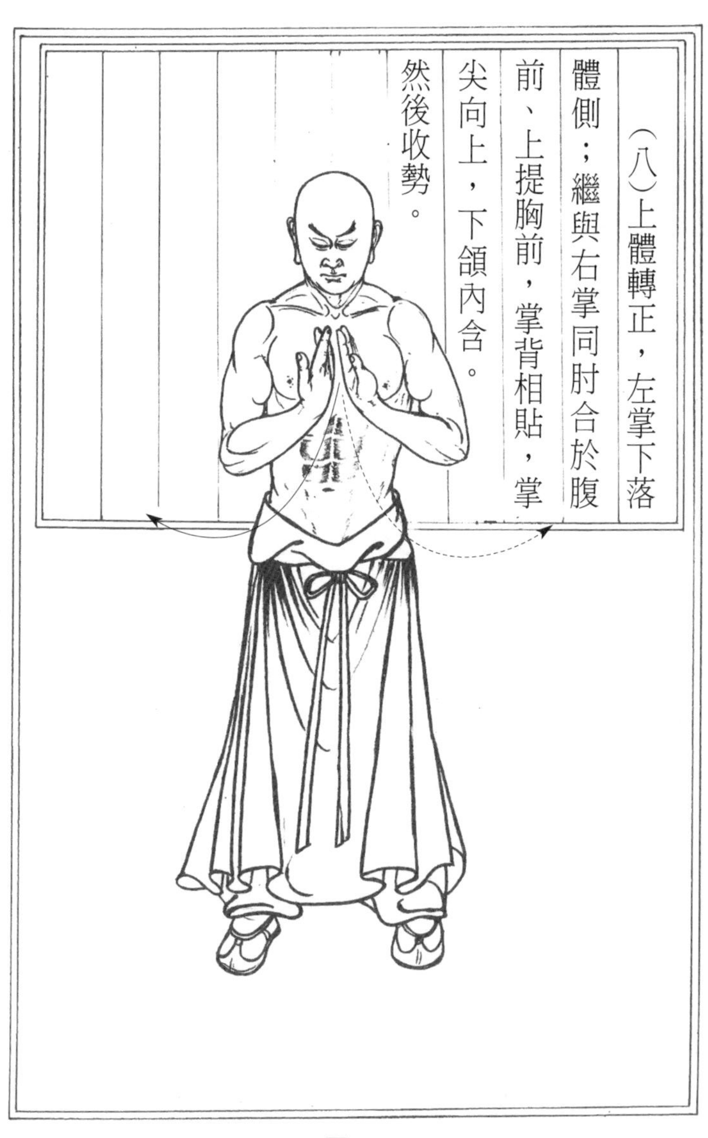
(八)上體轉正，左掌下落體側；繼與右掌同肘合於腹前、上提胸前，掌背相貼，掌尖向上，下頜內含。然後收勢。

圖7-8

二、雲鵬摩空勢

如圖7-9～圖7-14所示。

(一)雲鵬摩空動作一

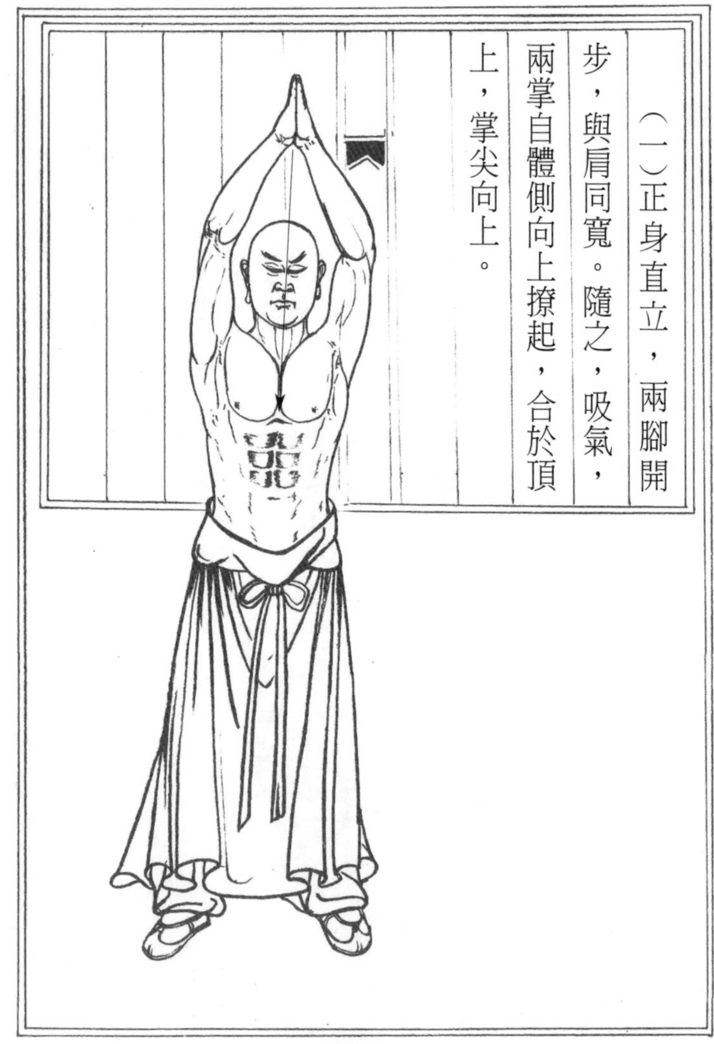
(一)正身直立，兩腳開步，與肩同寬。隨之，吸氣，兩掌自體側向上撩起，合於頂上，掌尖向上。

圖7-9

(二)雲鵬摩空動作二

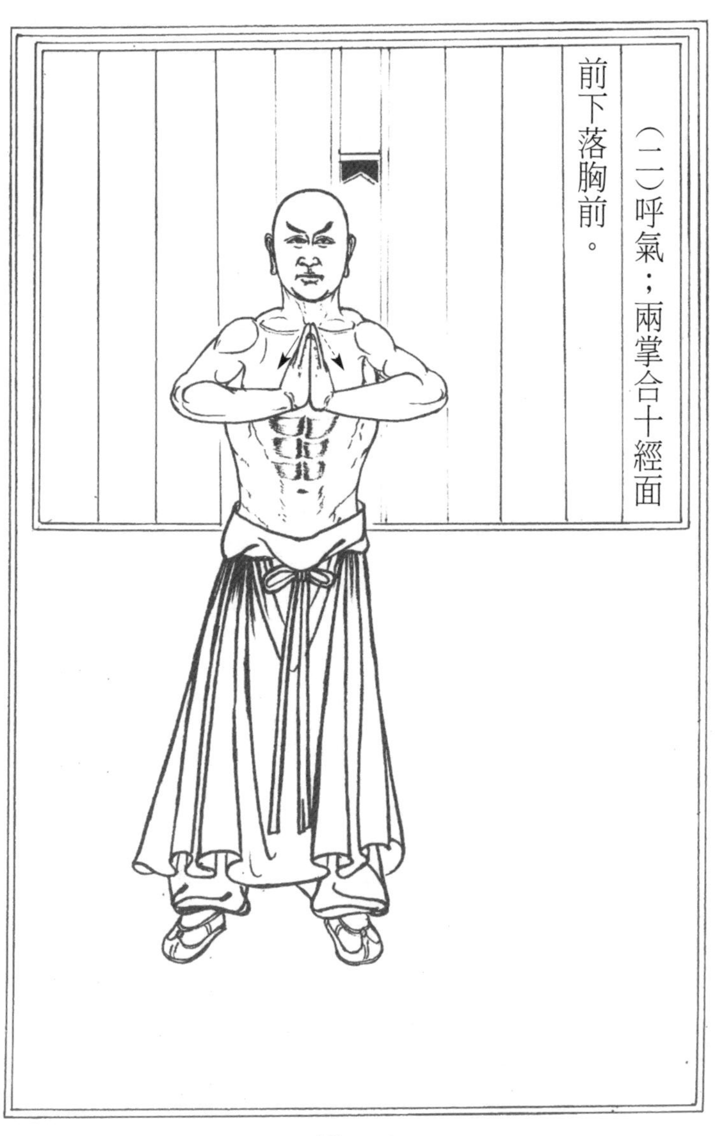
(二)呼氣：兩掌合十經面
前下落胸前。

圖7-10

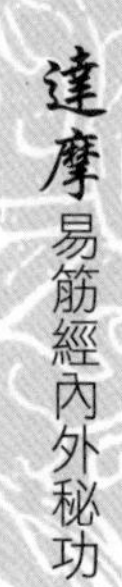

(三)雲鵬摩空動作三

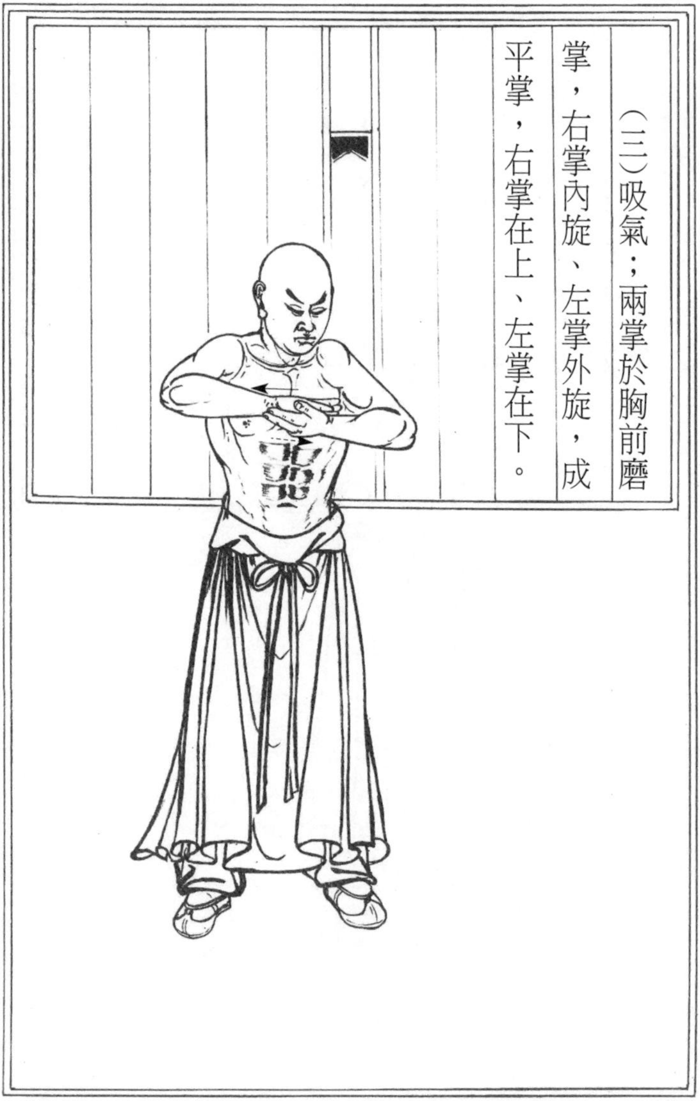

(三)吸氣；兩掌於胸前磨掌，右掌內旋、左掌外旋，成平掌，右掌在上、左掌在下。

圖7-11

(四)雲鵬摩空動作四

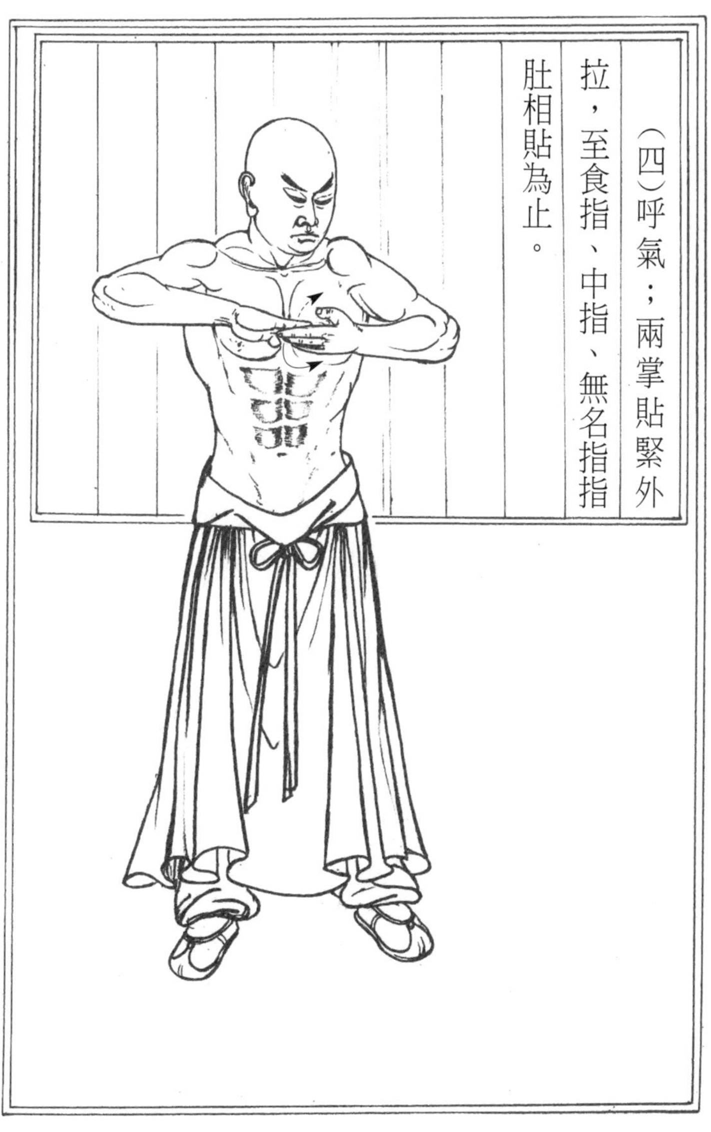
(四)呼氣；兩掌貼緊外
拉，至食指、中指、無名指指
肚相貼為止。

圖7-12

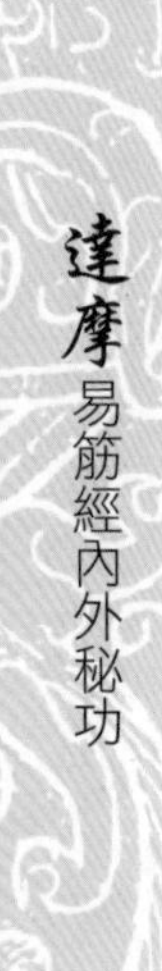

(五)雲鵬摩空動作五

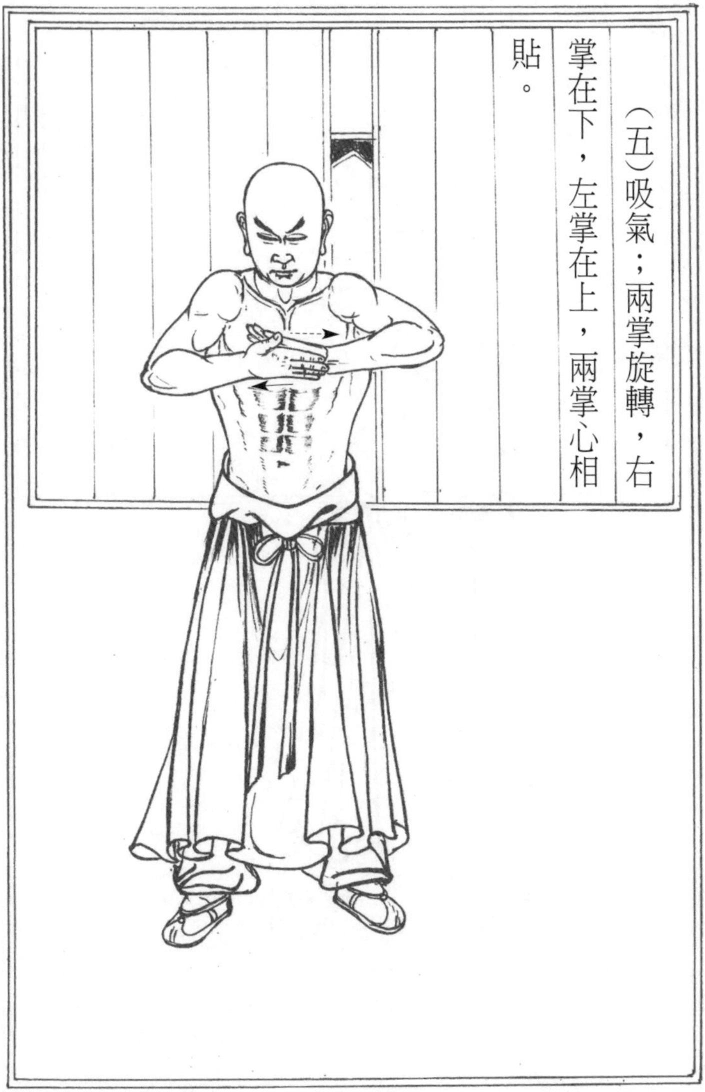

(五)吸氣；兩掌旋轉，右掌在下，左掌在上，兩掌心相貼。

圖7-13

(六)雲鵬摩空動作六

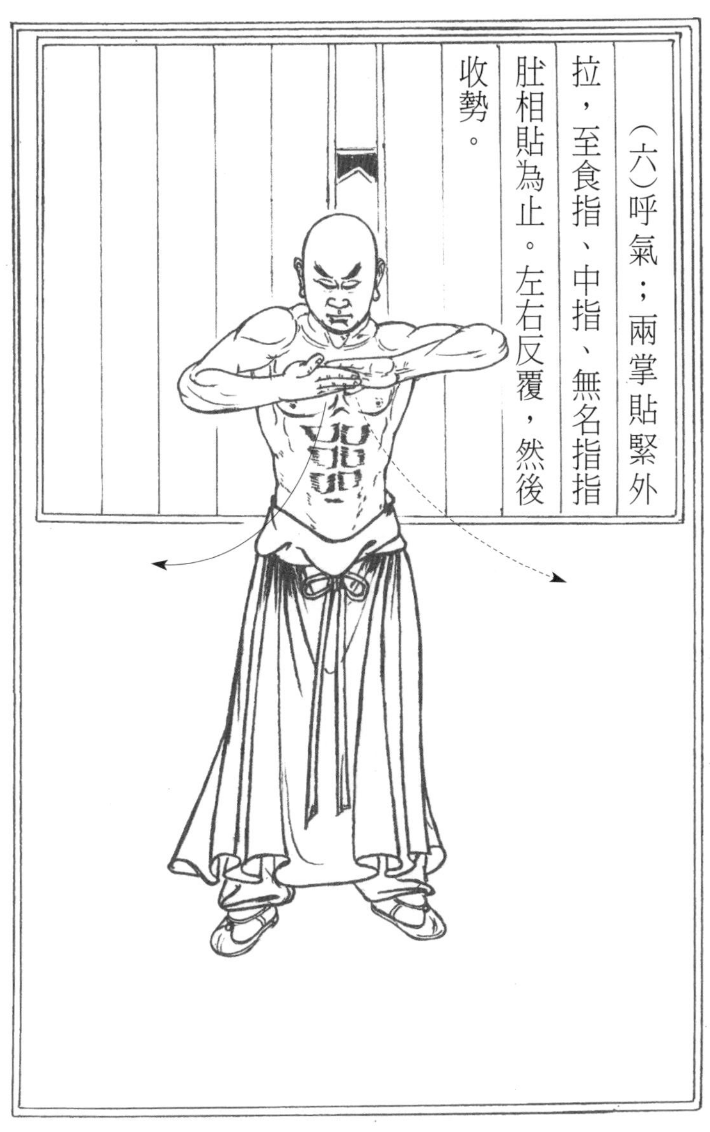

(六)呼氣；兩掌貼緊外拉，至食指、中指、無名指指肚相貼為止。左右反覆，然後收勢。

圖7-14

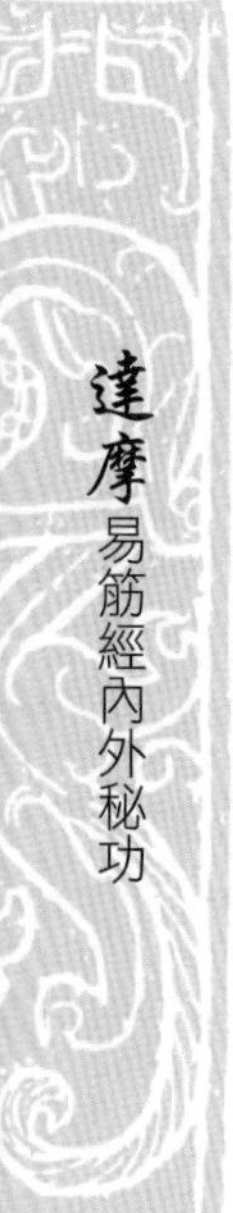

三、力托泰山勢

如圖7-15～圖7-17所示。

(一)力托泰山動作一

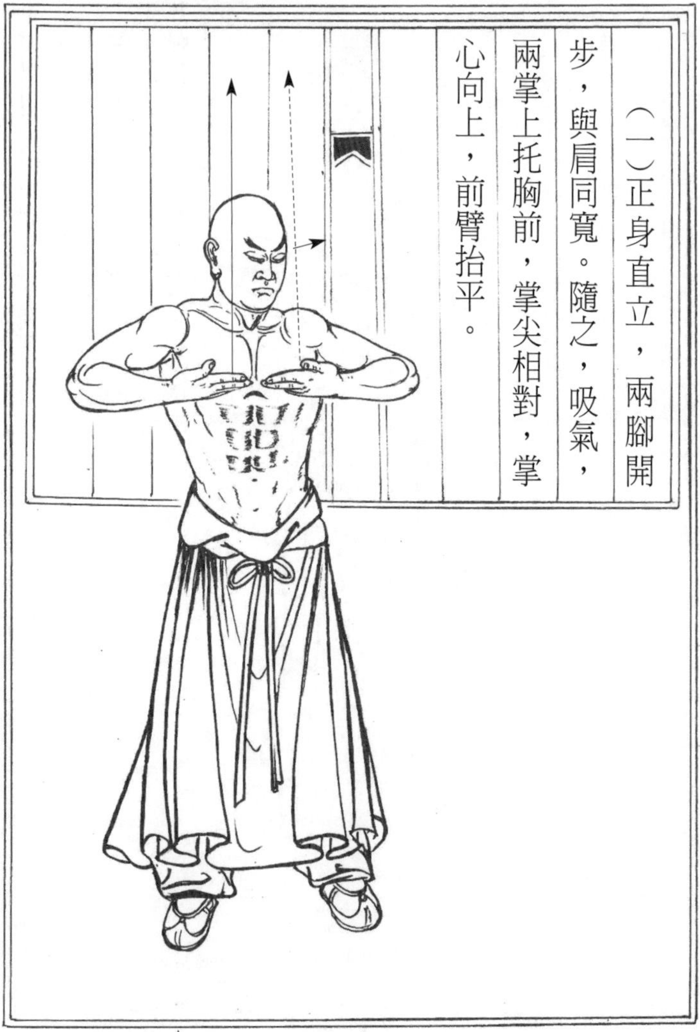

(一)正身直立，兩腳開步，與肩同寬。隨之，吸氣，兩掌上托胸前，掌尖相對，掌心向上，前臂抬平。

圖7-15

(二)力托泰山動作二

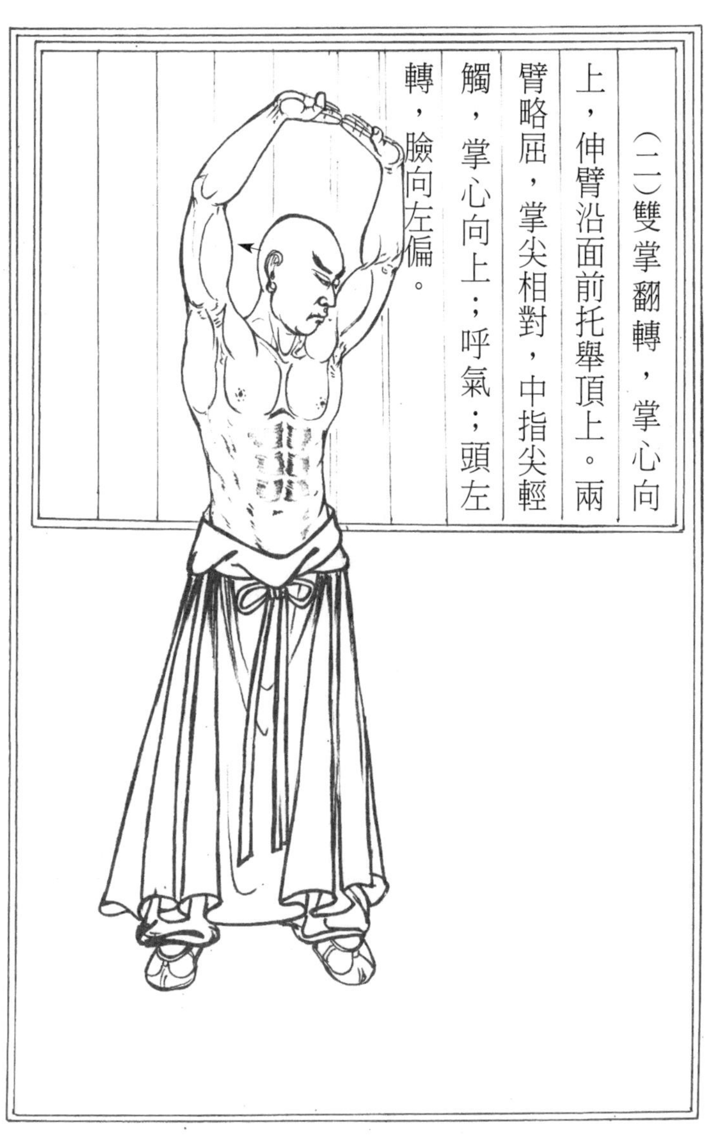
(二)雙掌翻轉，掌心向上，伸臂沿面前托舉頂上。兩臂略屈，掌尖相對，中指尖輕觸，掌心向上；呼氣；頭左轉，臉向左偏。

圖7-16

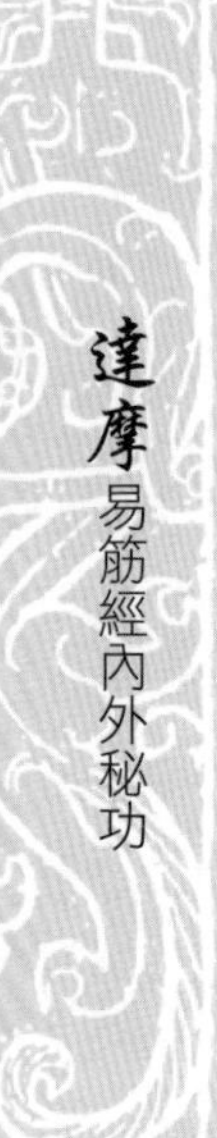

(三)力托泰山動作三

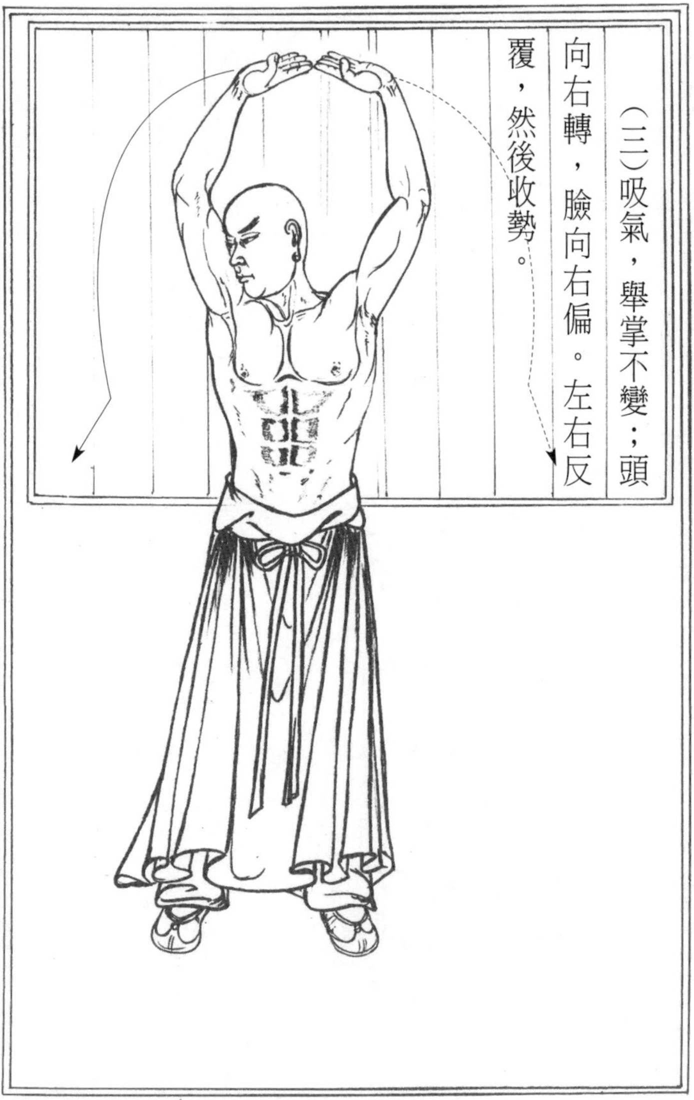

(三)吸氣，舉掌不變；頭向右轉，臉向右偏。左右反覆，然後收勢。

圖7-17

四、前朱雀勢

如圖7-18～圖7-22所示。

(一)前朱雀勢動作一

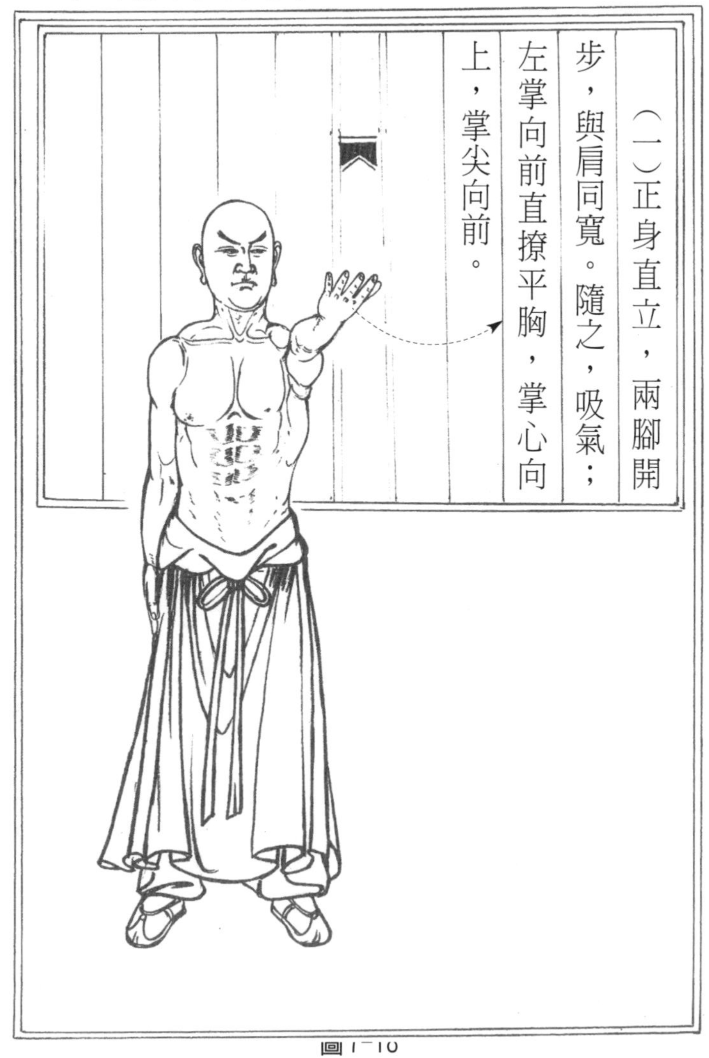
(一)正身直立，兩腳開
步，與肩同寬。隨之，吸氣；
左掌向前直撩平胸，掌心向
上，掌尖向前。

圖7-18

(二)前朱雀勢動作二

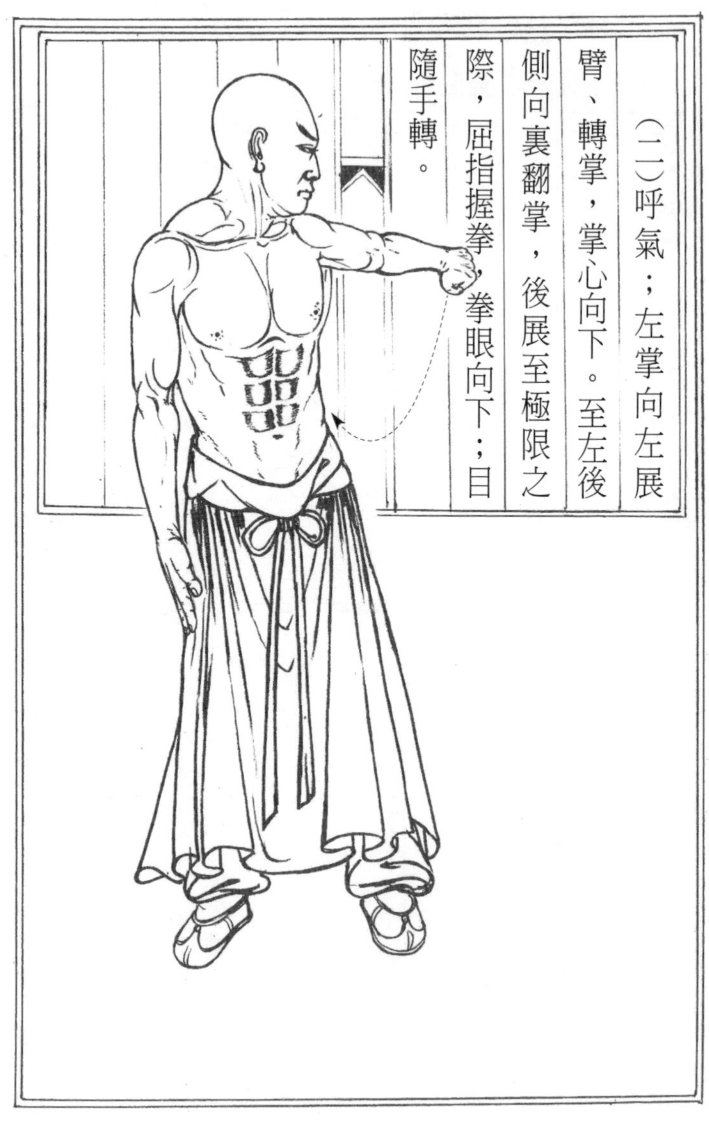
(二)呼氣；左掌向左展
臂、轉掌，掌心向下。至左後
側向裏翻掌，後展至極限之
際，屈指握拳，拳眼向下；目
隨手轉。

圖7-19

(三)前朱雀勢動作三

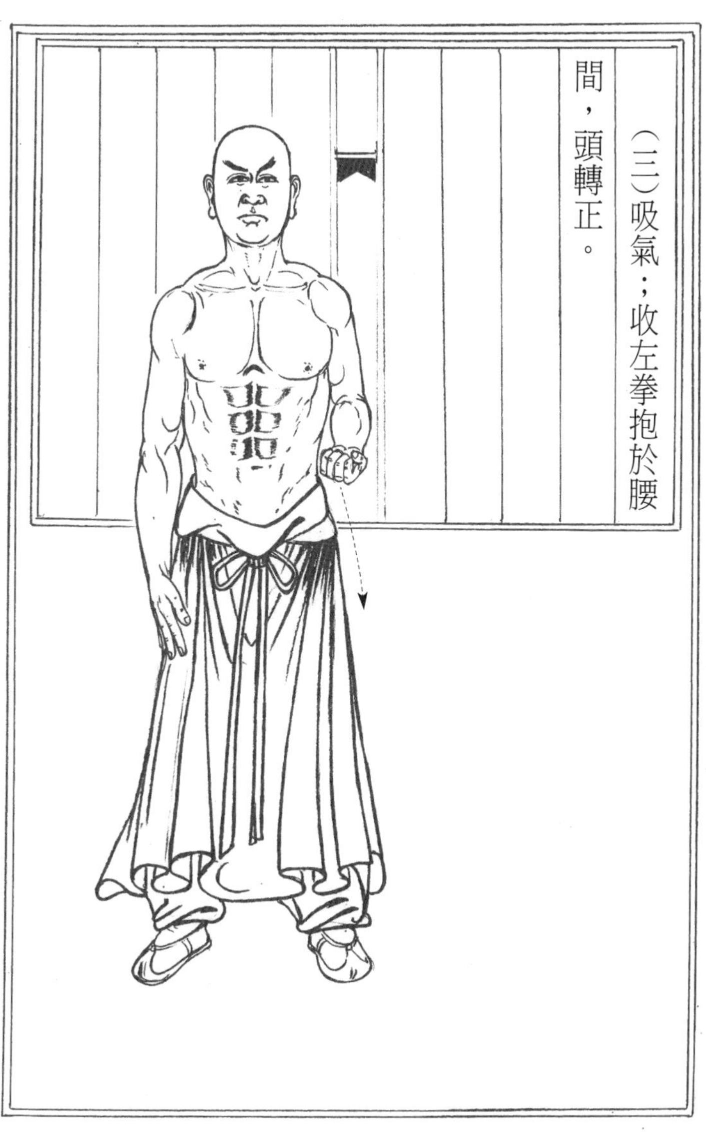
(三)吸氣；收左拳抱於腰
間，頭轉正。

圖7-20

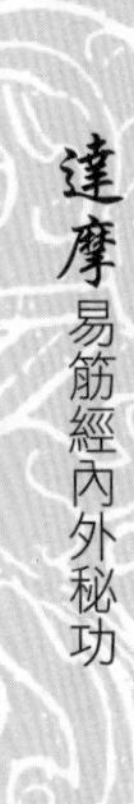

(四)前朱雀勢動作四

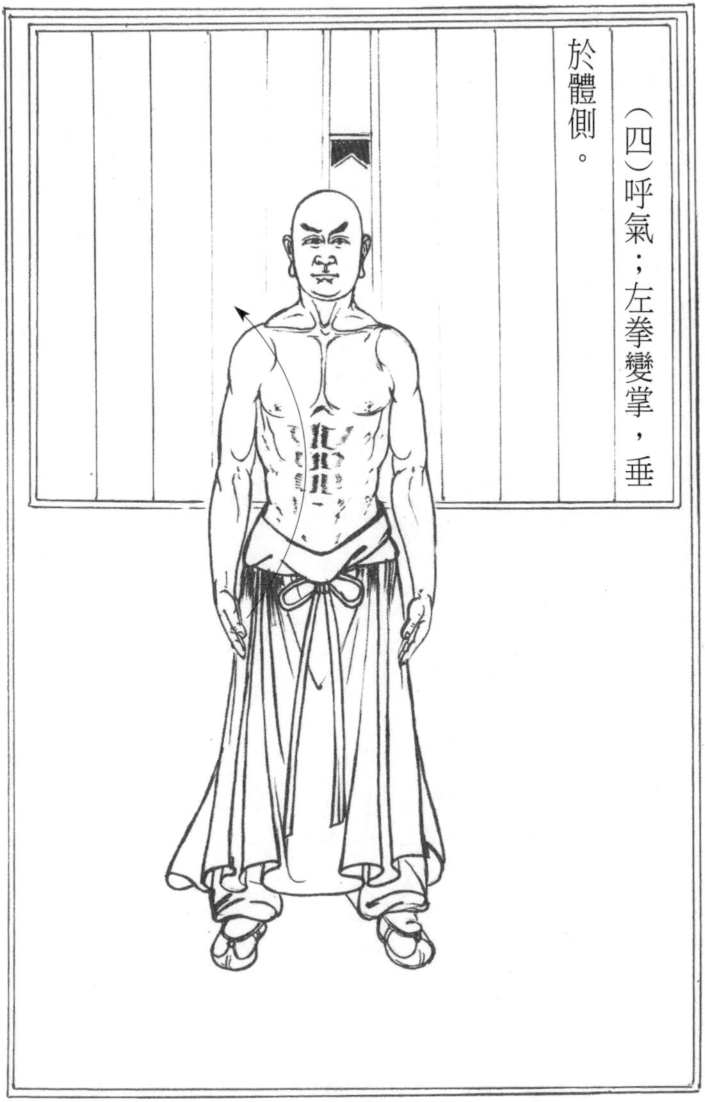

(四)呼氣；左拳變掌，垂於體側。

圖7-21

(五)前朱雀勢動作五

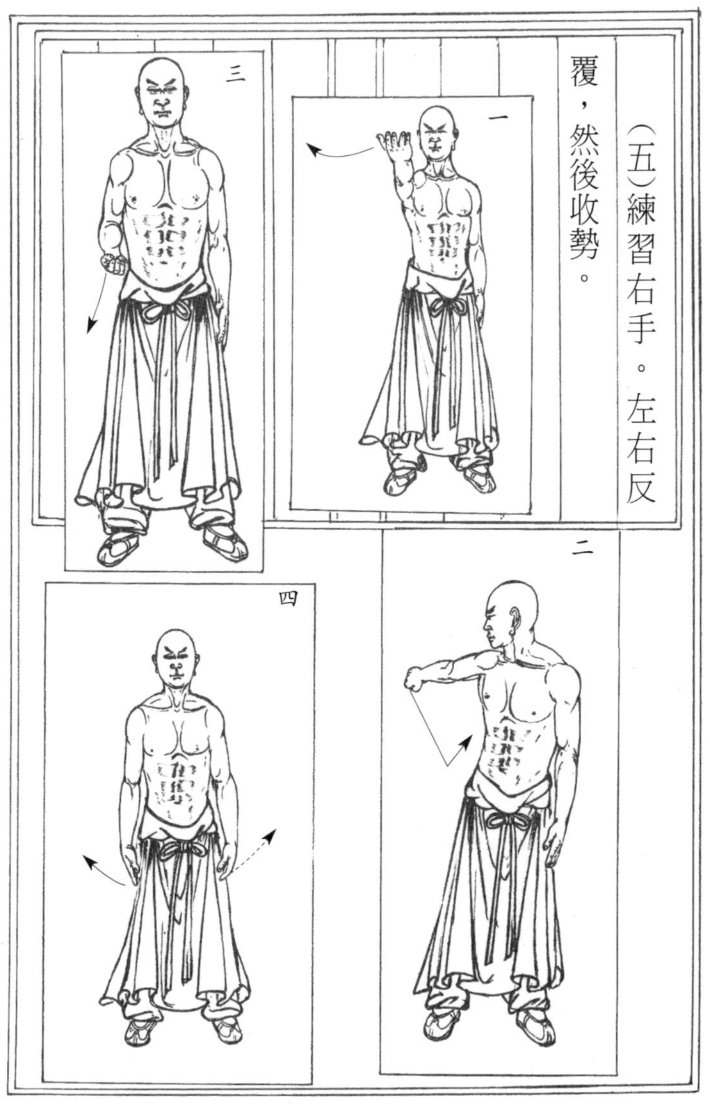
(五)練習右手。左右反覆，然後收勢。
一
二
三
四

圖7-22

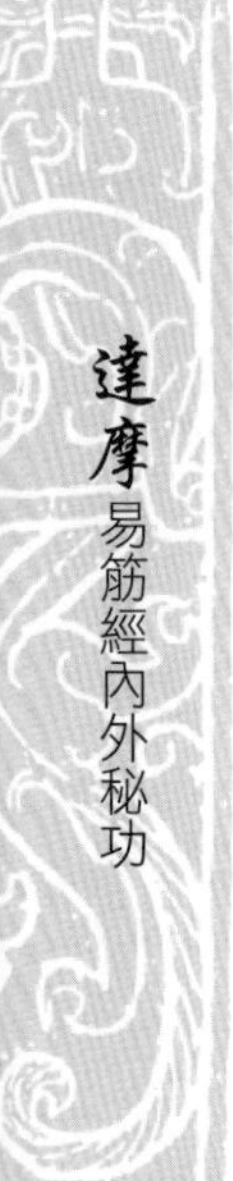

五、左右青龍勢

如圖7–23～圖7–27所示。

(一)左右青龍動作一

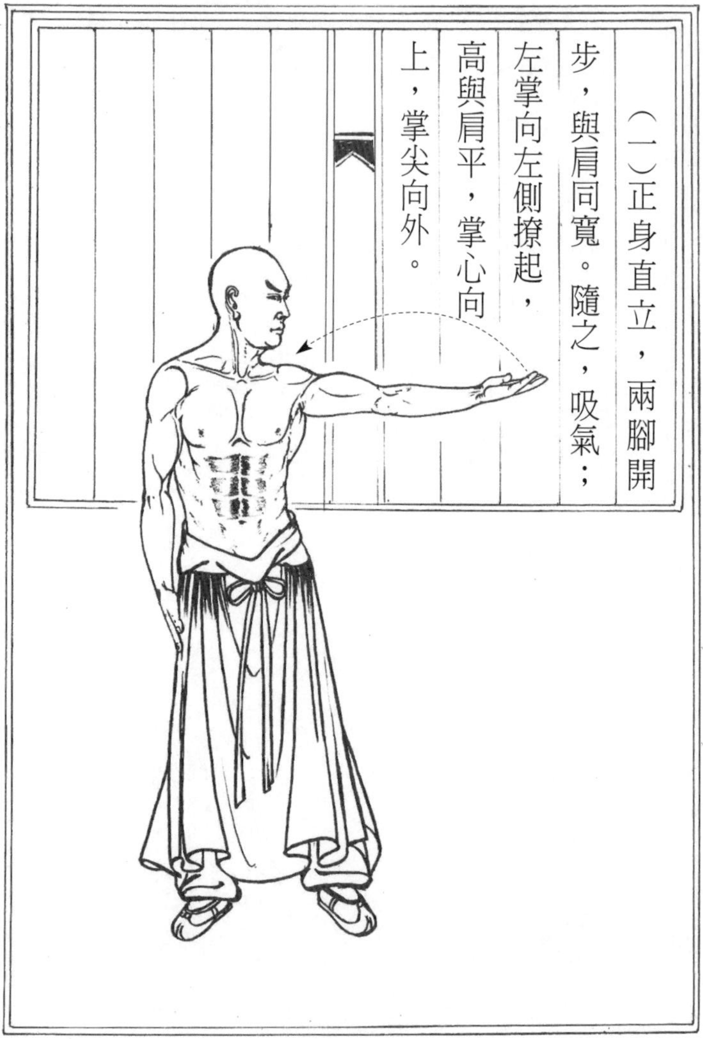

(一)正身直立，兩腳開步，與肩同寬。隨之，吸氣；左掌向左側撩起，高與肩平，掌心向上，掌尖向外。

圖7–23

(二)左右青龍動作二

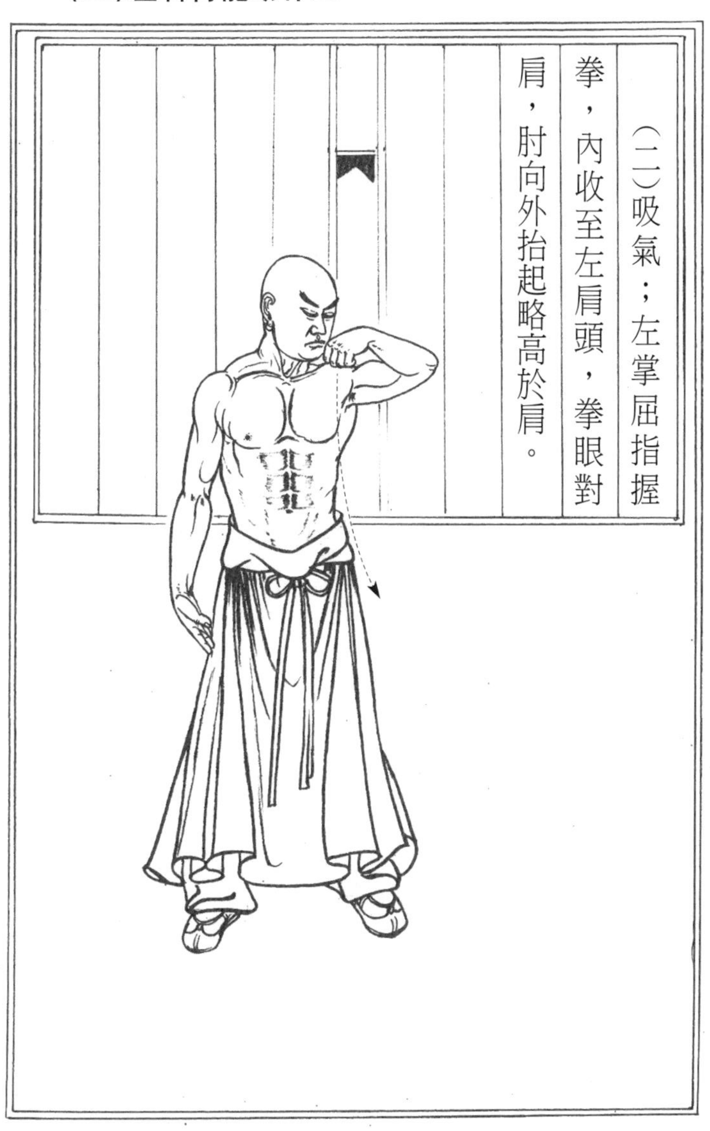
(二)吸氣；左掌屈指握拳，內收至左肩頭，拳眼對肩，肘向外抬起略高於肩。

圖7-24

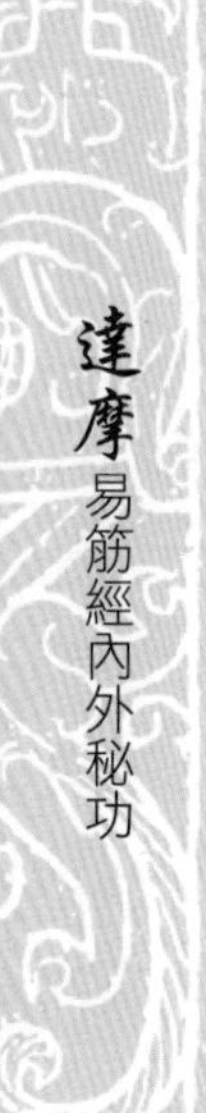

(三)左右青龍動作三

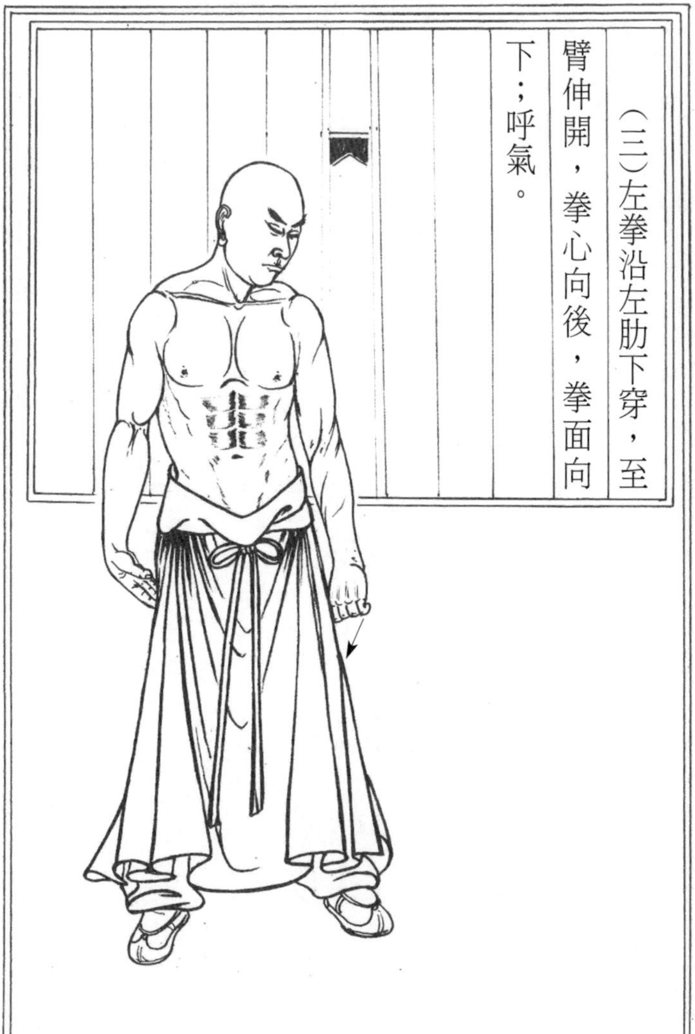

(三)左拳沿左肋下穿，至臂伸開，拳心向後，拳面向下；呼氣。

圖7-25

(四)左右青龍動作四

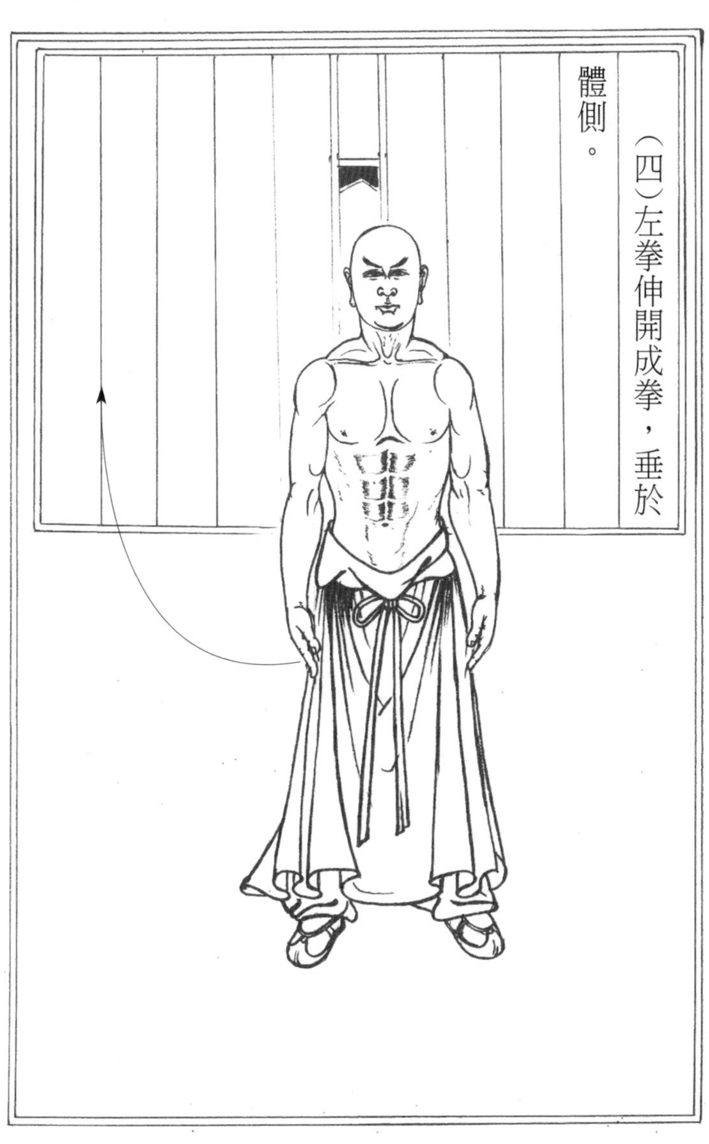
(四)左拳伸開成拳，垂於
體側。

圖7-26

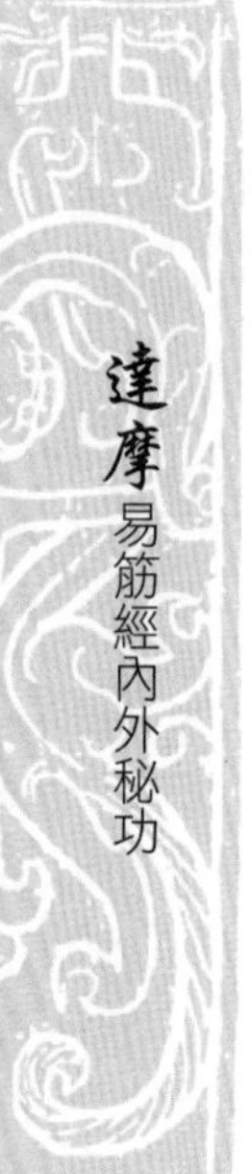

(五)左右青龍動作五

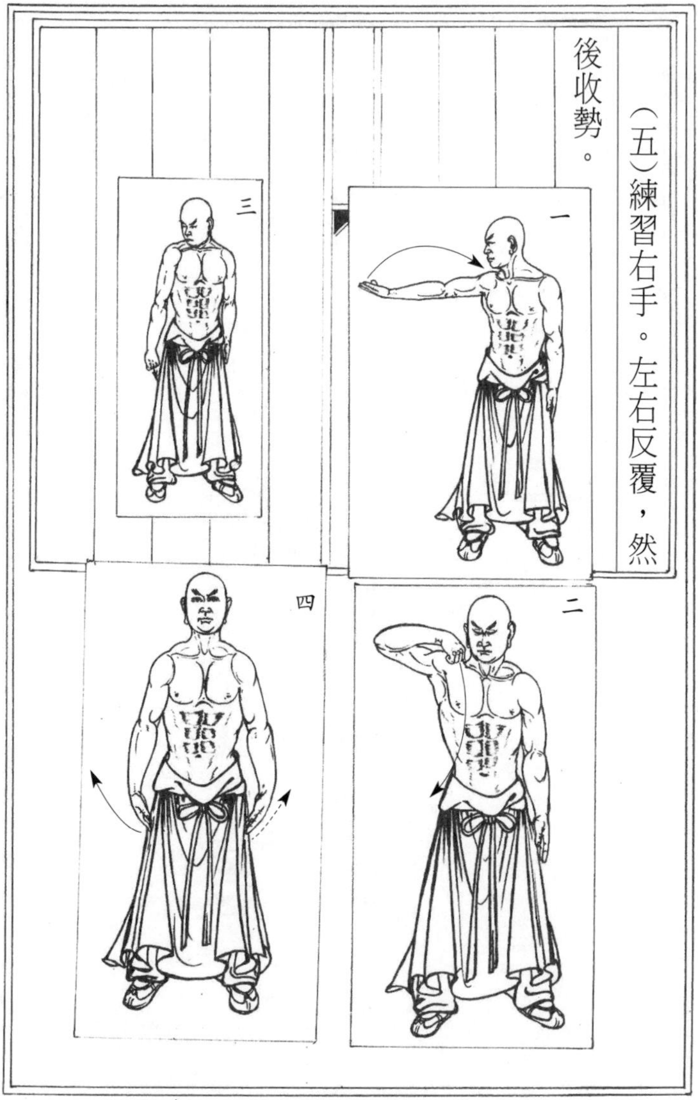

(五)練習右手。左右反覆，然後收勢。

一　二　三　四

圖7-27

六、背後玄武勢

如圖7-28～圖7-31所示。

(一)背後玄武動作一

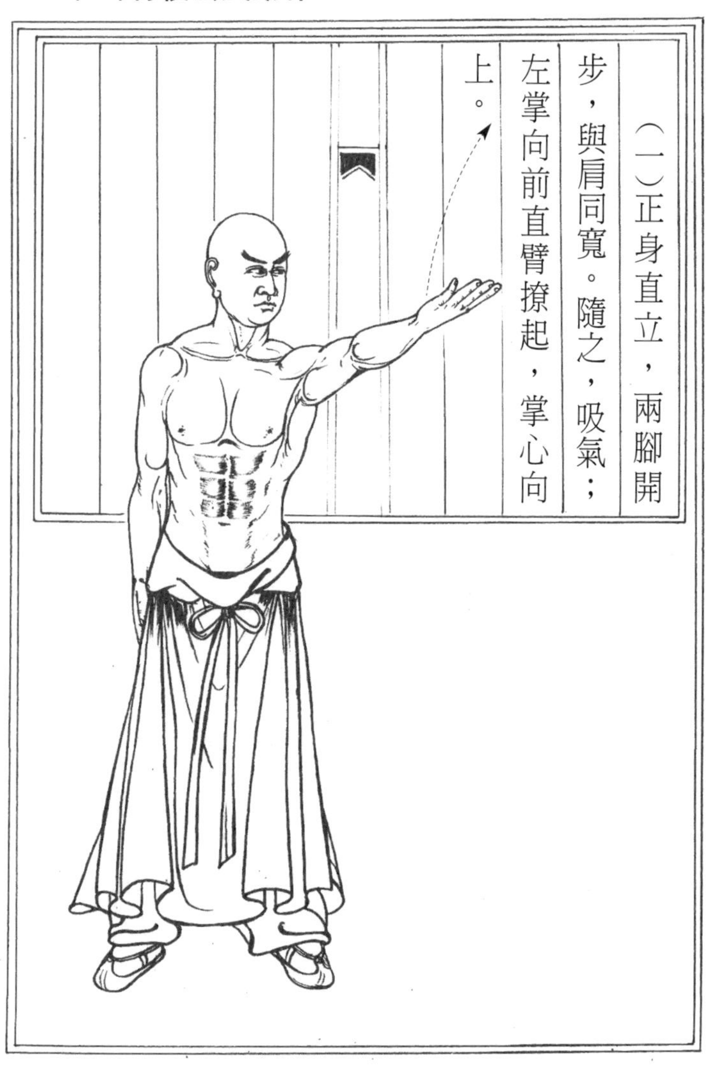
(一)正身直立，兩腳開
步，與肩同寬。隨之，吸氣；
左掌向前直臂撩起，掌心向
上。

圖7-28

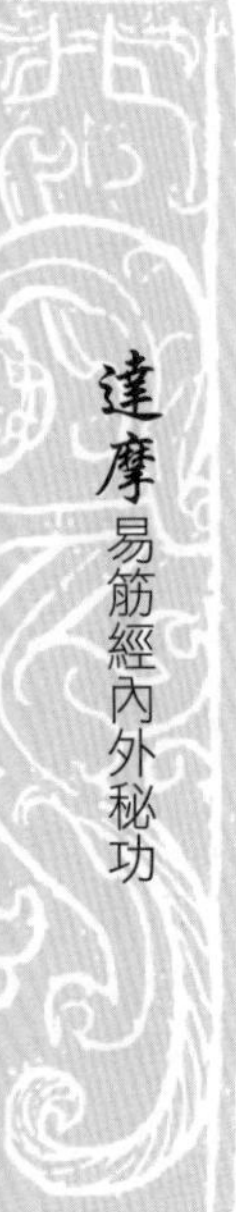

(二)背後玄武動作二

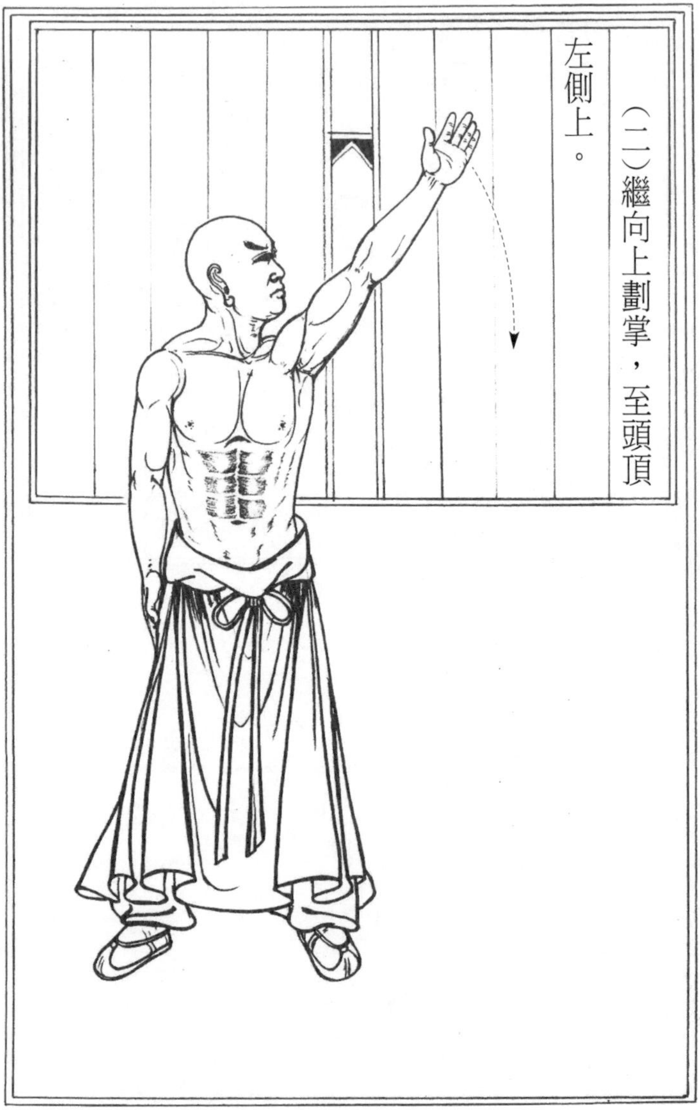

(二)繼向上劃掌，至頭頂左側上。

圖7-29

(三)背後玄武動作三

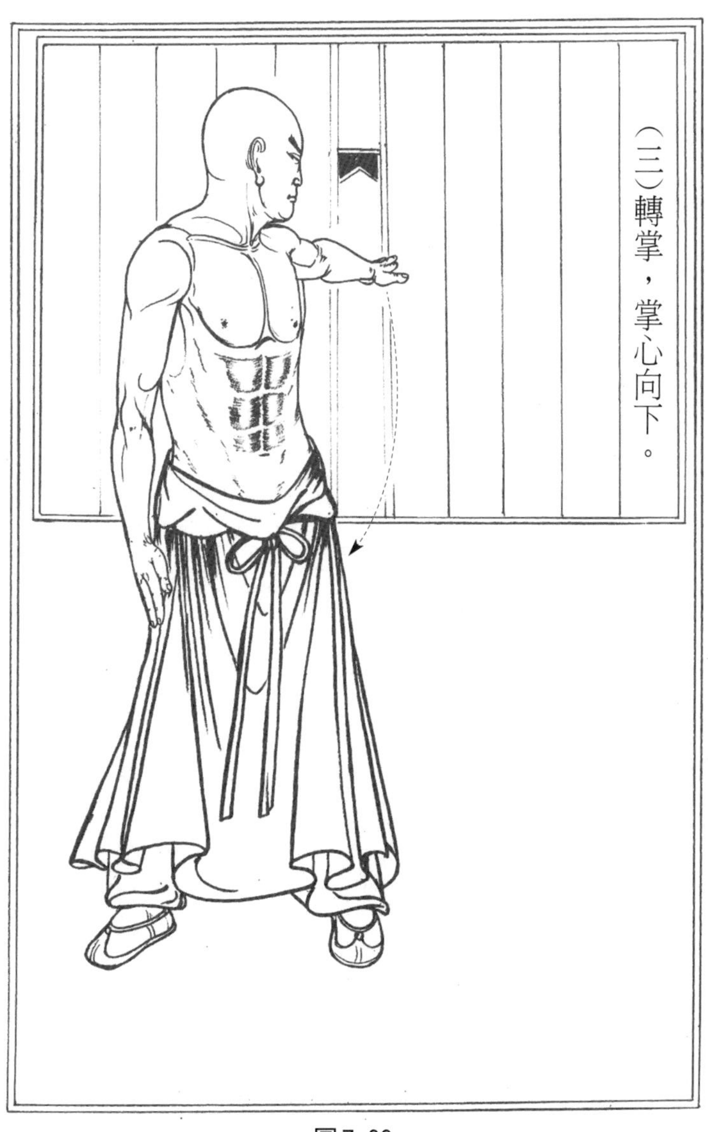

(三)轉掌，掌心向下。

圖7-30

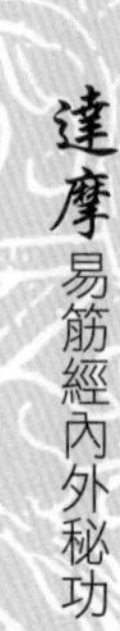

(四)背後玄武動作四

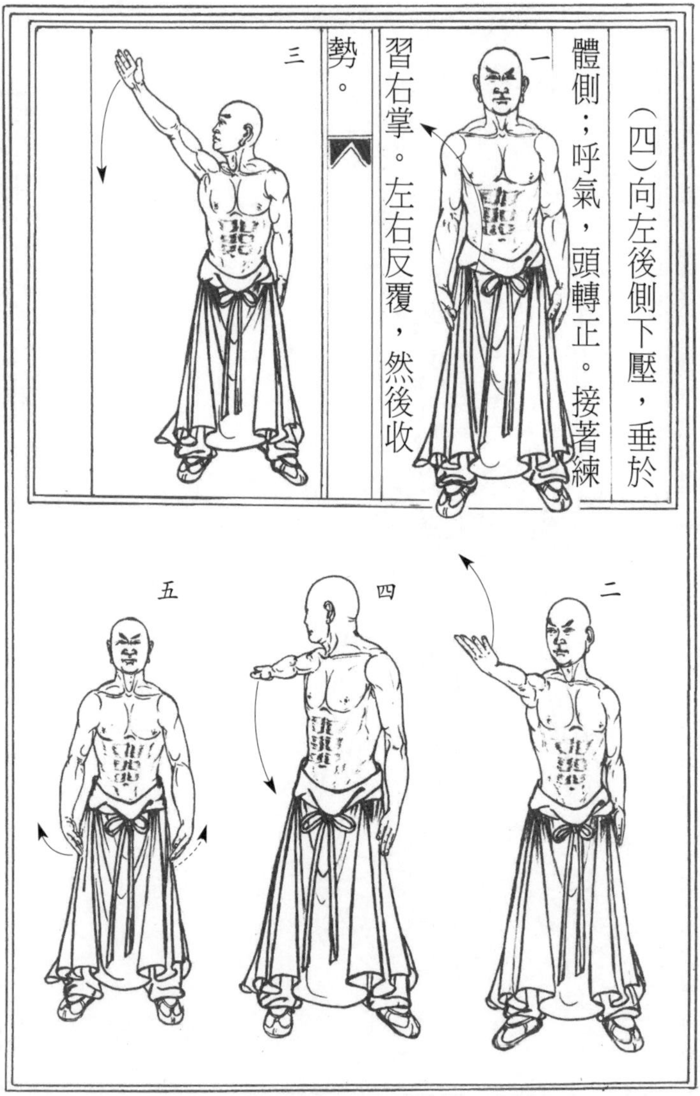

(四)向左後側下壓，垂於體側；呼氣，頭轉正。接著練習右掌。左右反覆，然後收勢。

圖7-31

七、龍虎相交勢

如圖7-32～圖7-35所示。

(一)龍虎相交動作一

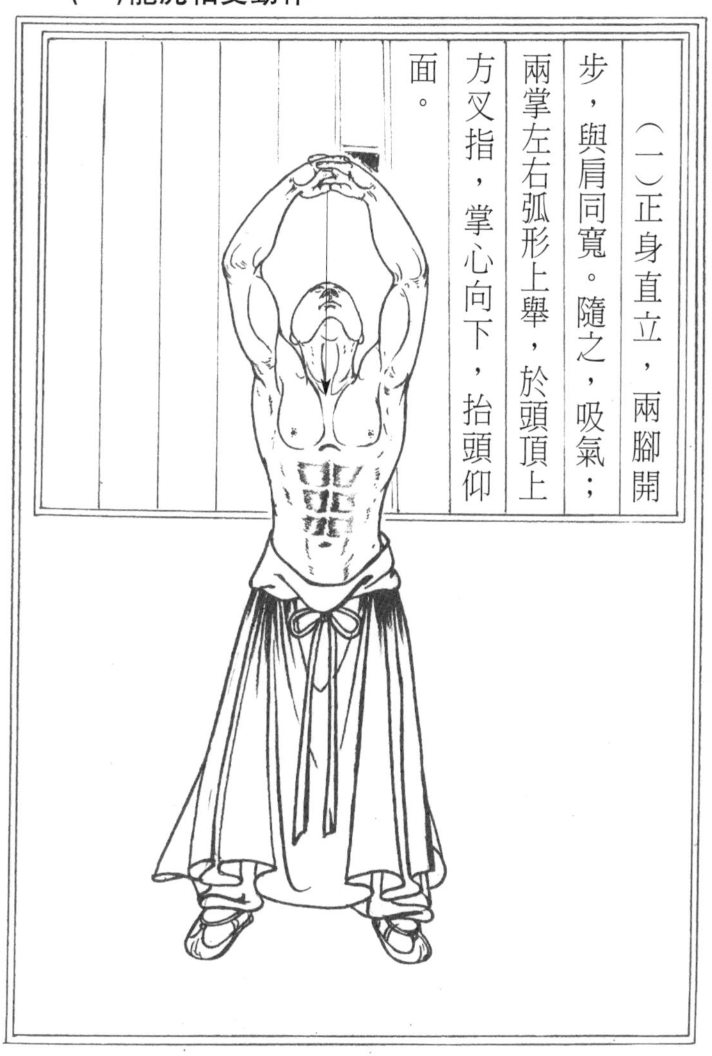

(一)正身直立，兩腳開
步，與肩同寬。隨之，吸氣；
兩掌左右弧形上舉，於頭頂上
方叉指，掌心向下，抬頭仰
面。

圖7-32

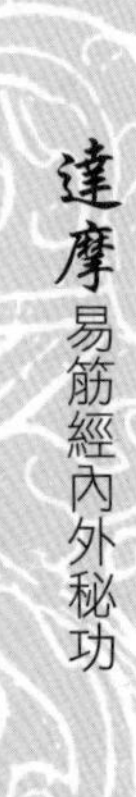

(二)龍虎相交動作二

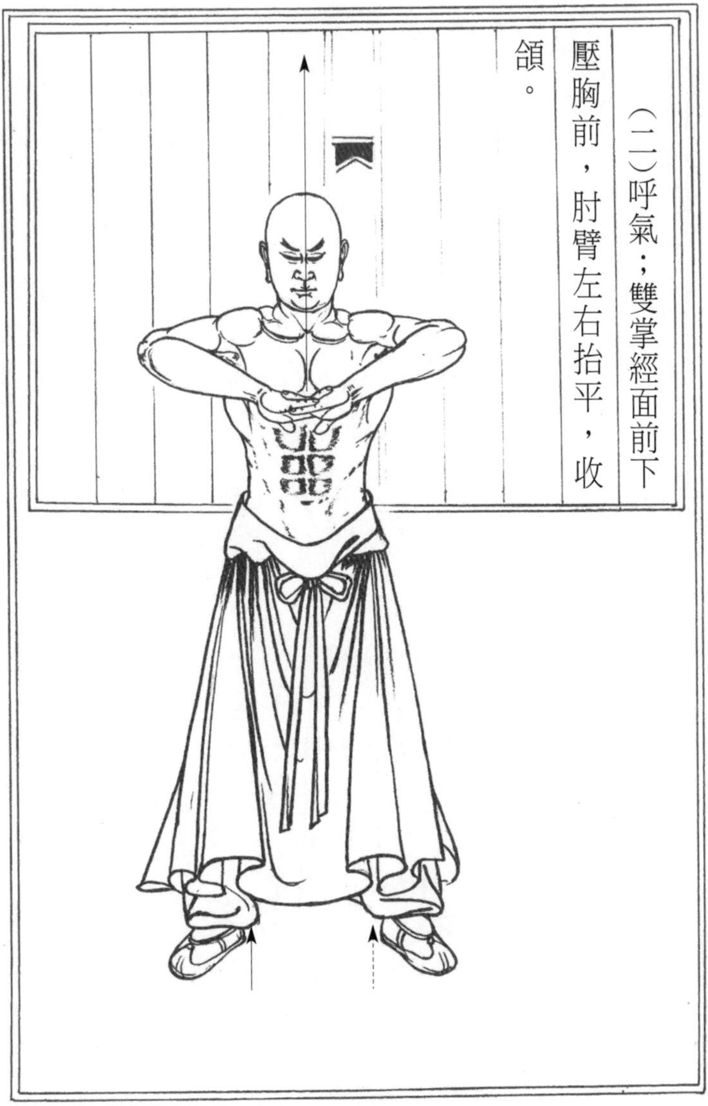

(二)呼氣；雙掌經面前下壓胸前，肘臂左右抬平，收頷。

圖7-33

(三)龍虎相交動作三

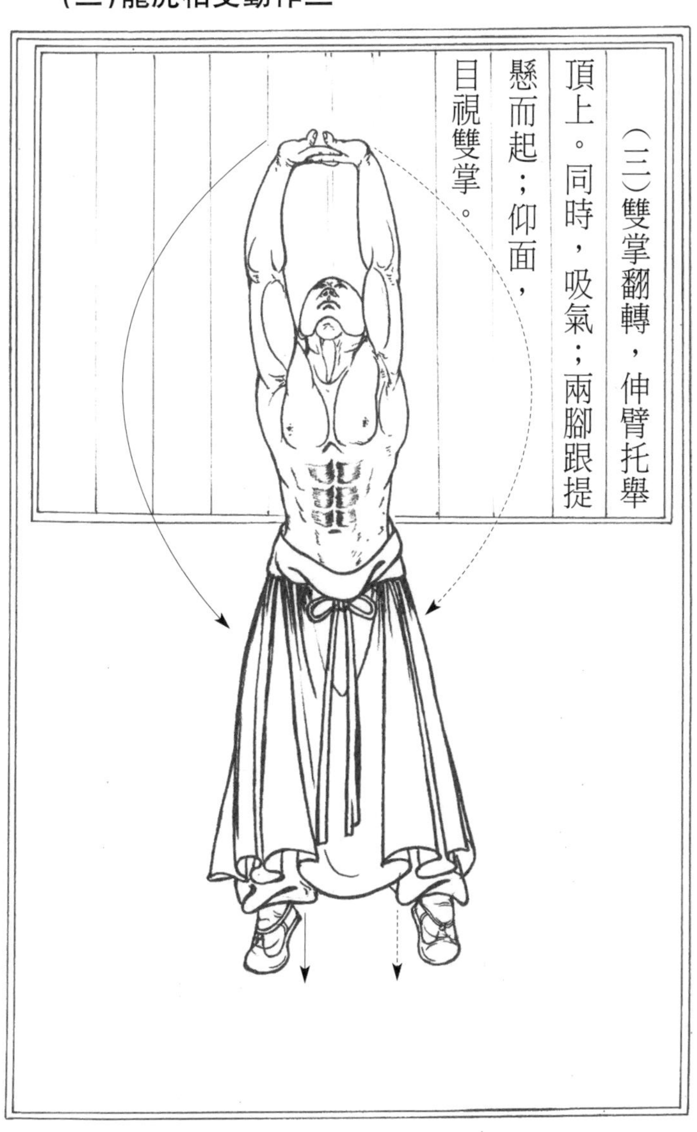

(三)雙掌翻轉，伸臂托舉
頂上。同時，吸氣；兩腳跟提
懸而起；仰面，
目視雙掌。

圖7-34

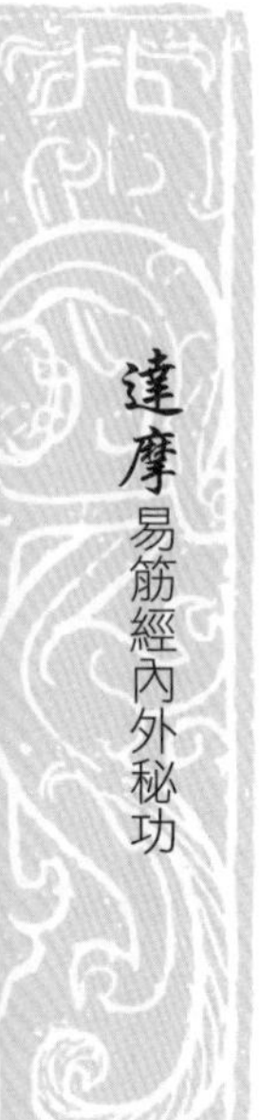

(四)龍虎相交動作四

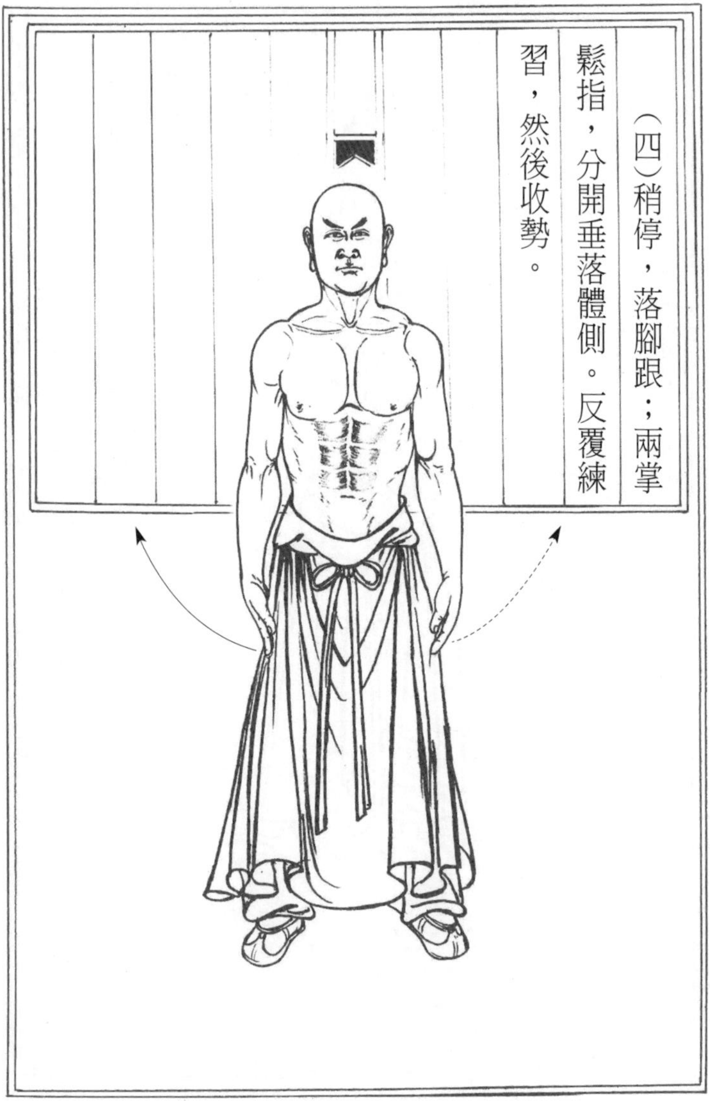

(四)稍停，落腳跟；兩掌鬆指，分開垂落體側。反覆練習，然後收勢。

圖7-35

八、童子拜佛勢

如圖7-36～圖7-44所示。

(一)童子拜佛動作一

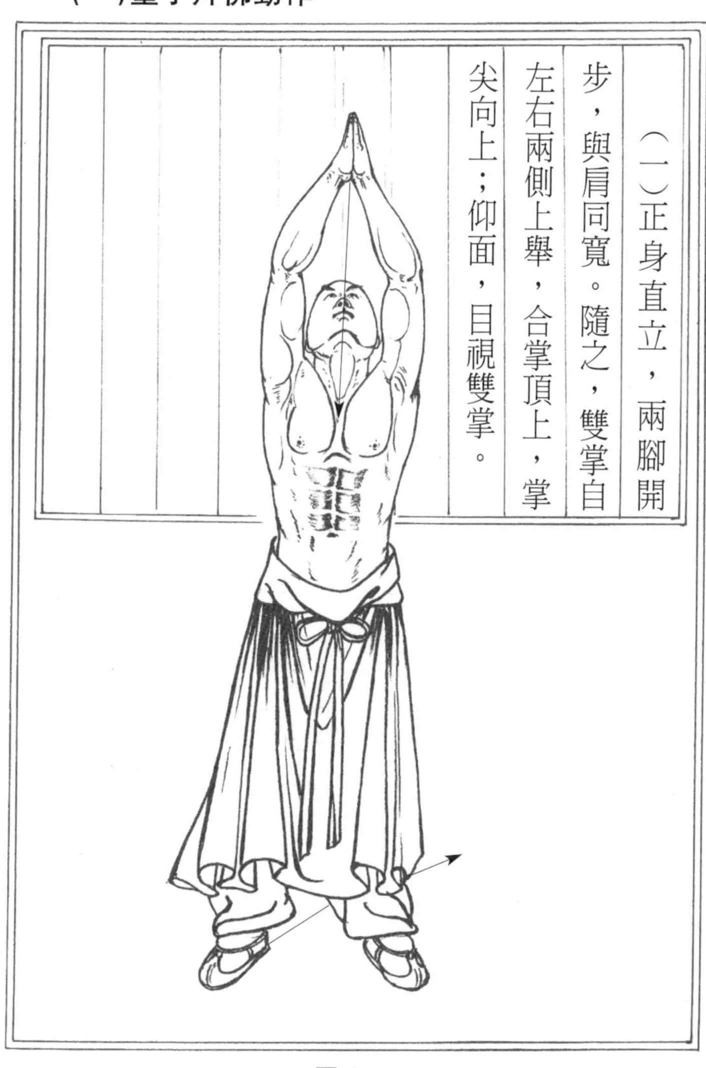
（一）正身直立，兩腳開
步，與肩同寬。隨之，雙掌自
左右兩側上舉，合掌頂上，掌
尖向上；仰面，目視雙掌。

圖7-36

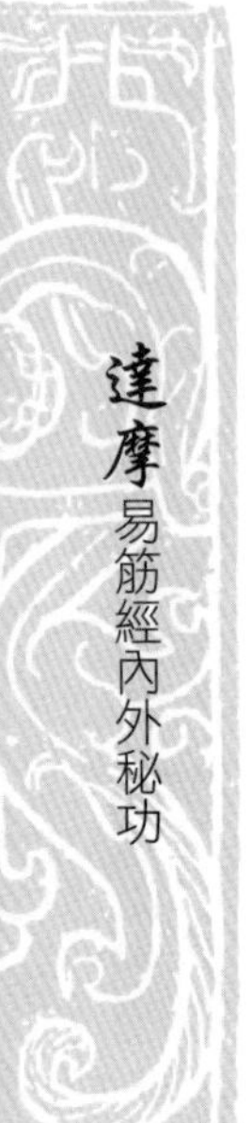

(二)童子拜佛動作二

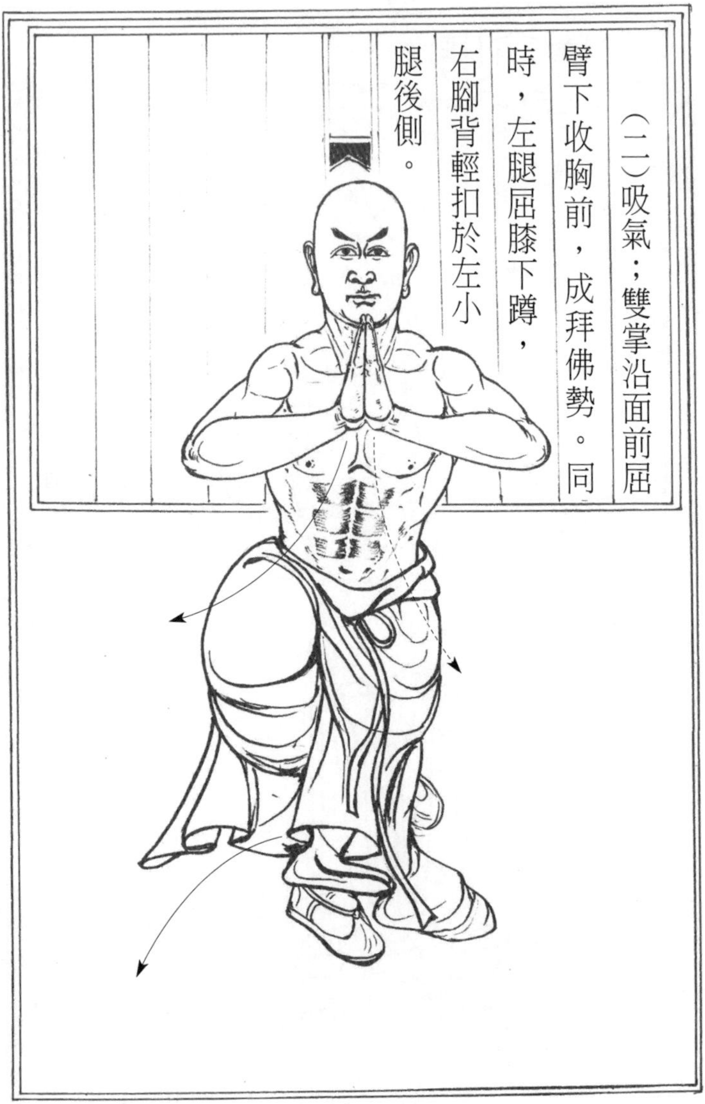

(二)吸氣；雙掌沿面前屈臂下收胸前，成拜佛勢。同時，左腿屈膝下蹲，右腳背輕扣於左小腿後側。

圖7-37

(三)童子拜佛動作三

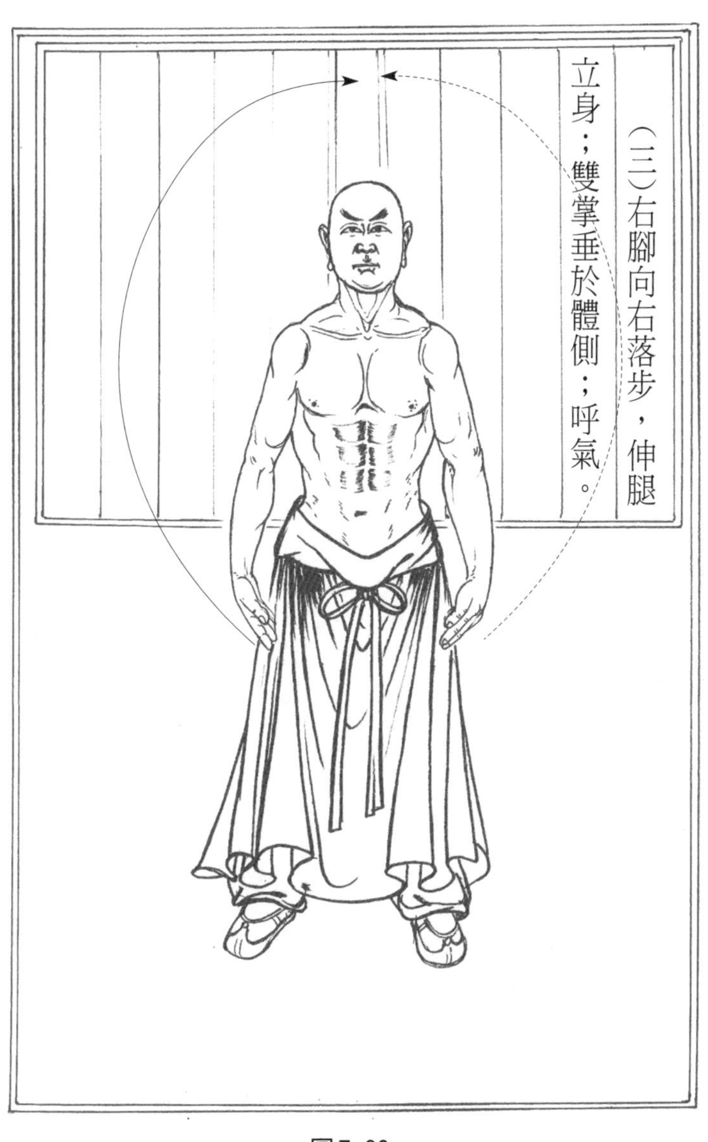
(三)右腳向右落步，伸腿
立身；雙掌垂於體側；呼氣。

圖 7-38

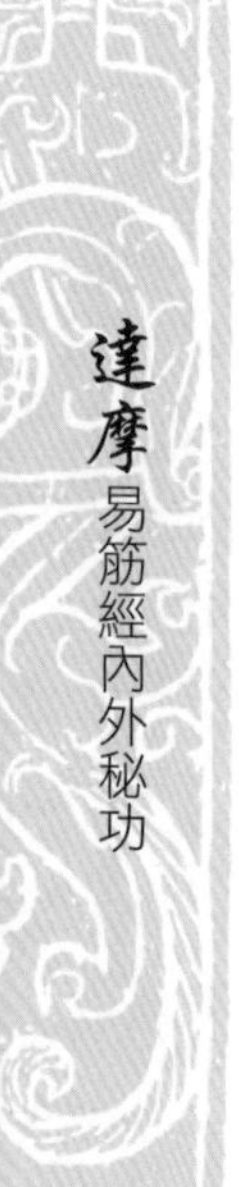

（四）童子拜佛動作四

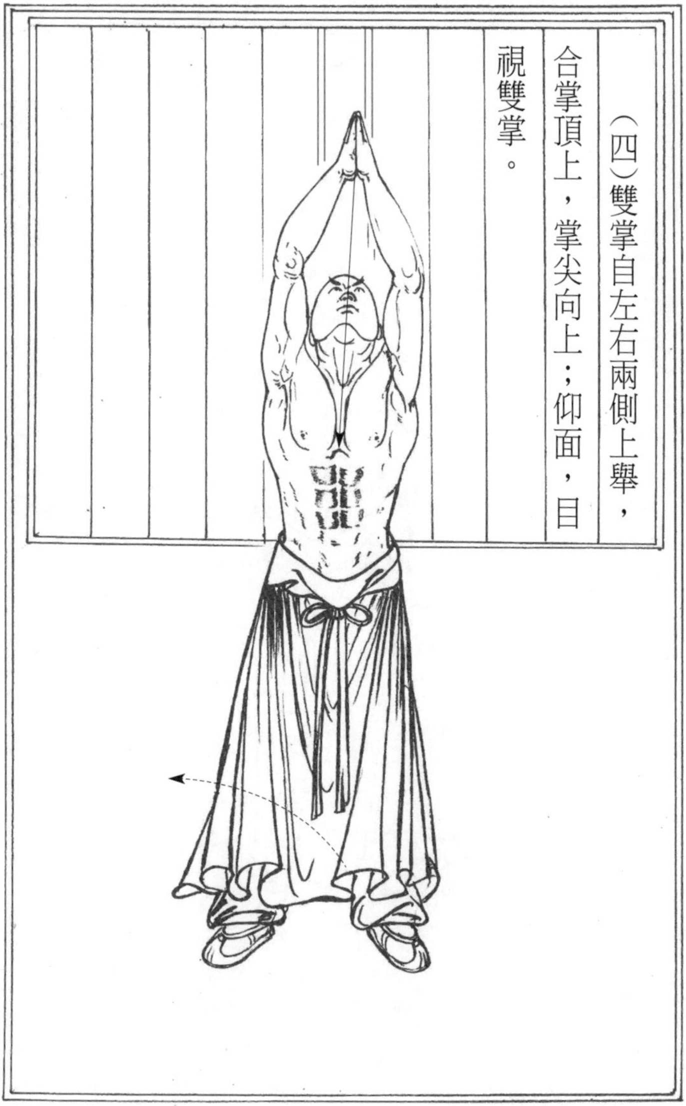

（四）雙掌自左右兩側上舉，合掌頂上，掌尖向上；仰面，目視雙掌。

圖7-39

(五)童子拜佛動作五

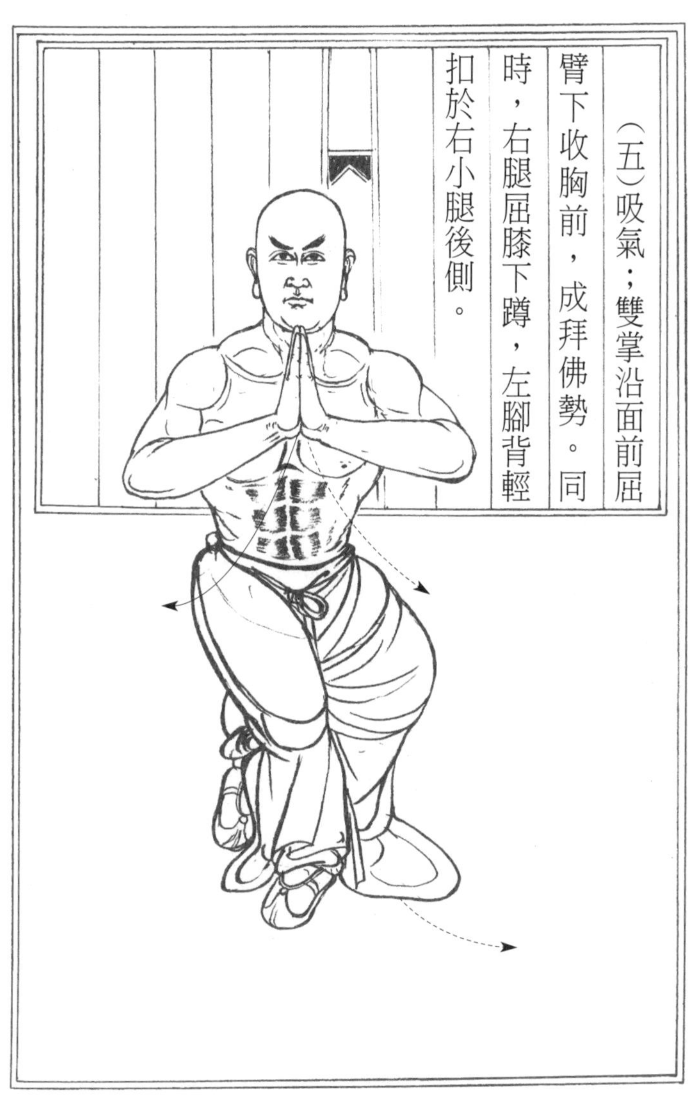

(五)吸氣;雙掌沿面前屈臂下收胸前,成拜佛勢。同時,右腿屈膝下蹲,左腳背輕扣於右小腿後側。

圖7-40

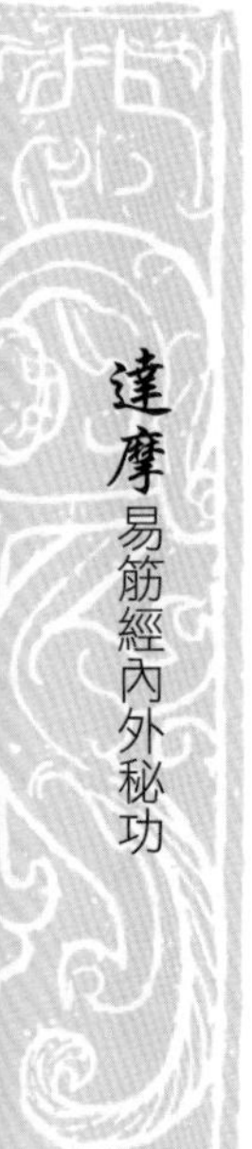

(六)童子拜佛動作六

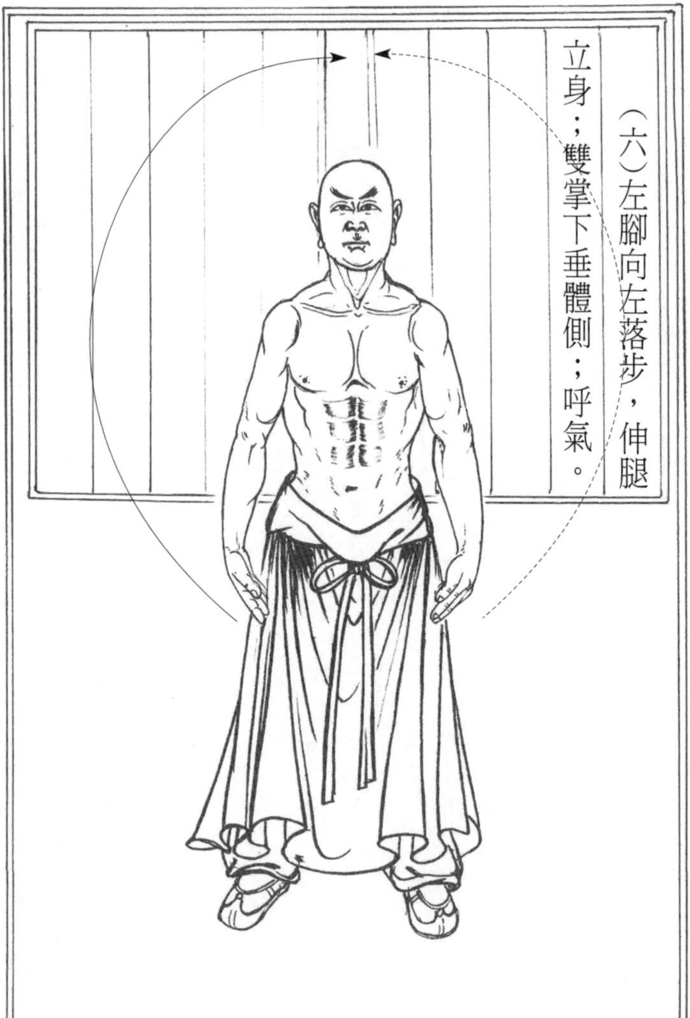

(六)左腳向左落步，伸腿立身；雙掌下垂體側；呼氣。

圖7-41

(七)童子拜佛動作七

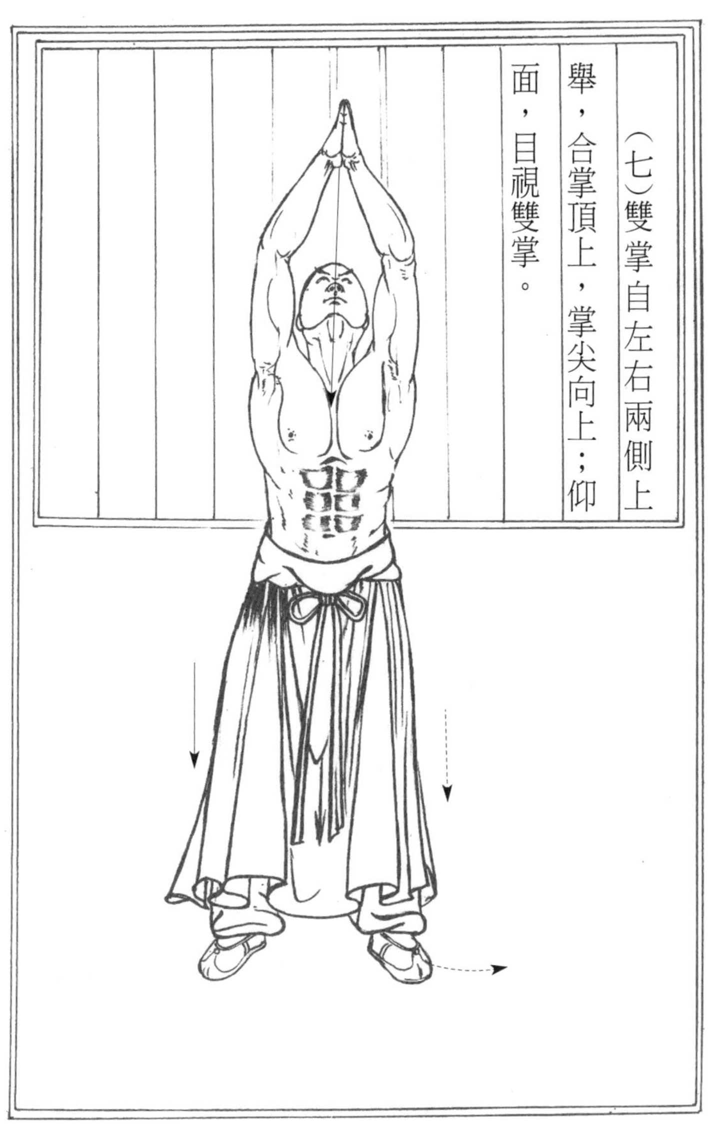
(七)雙掌自左右兩側上舉，合掌頂上，掌尖向上；仰面，目視雙掌。

圖7-42

(八)童子拜佛動作八

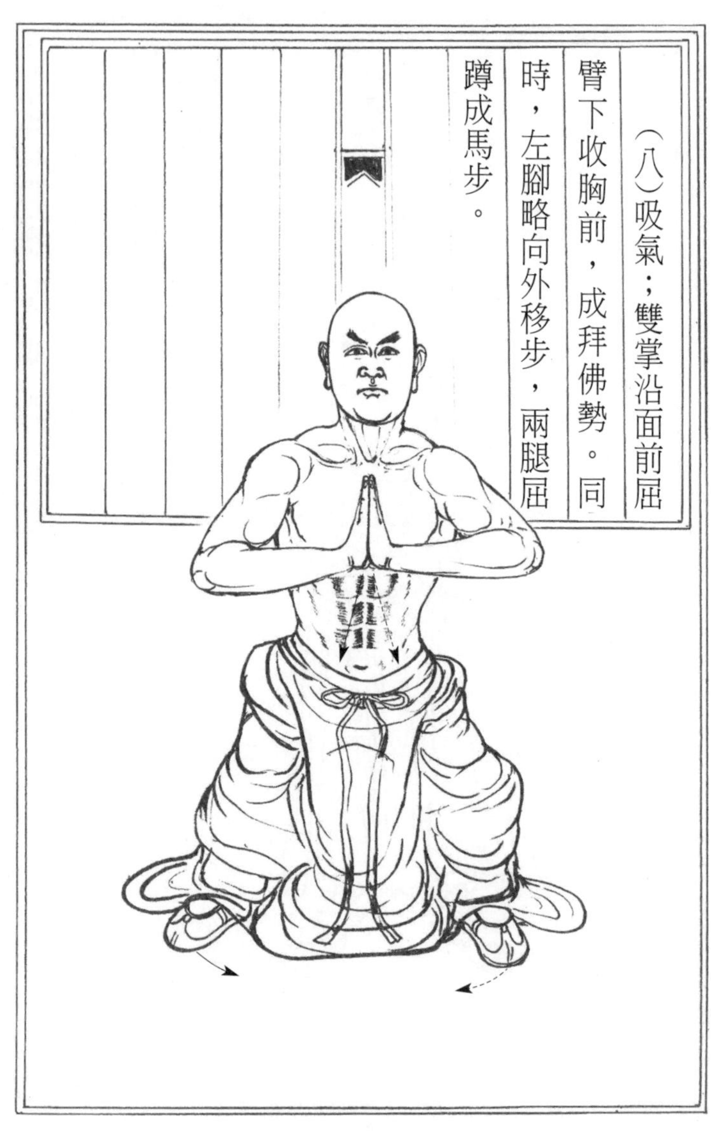
(八)吸氣;雙掌沿面前屈
臂下收胸前,成拜佛勢。同
時,左腳略向外移步,兩腿屈
蹲成馬步。

圖7-43

（九）童子拜佛動作九

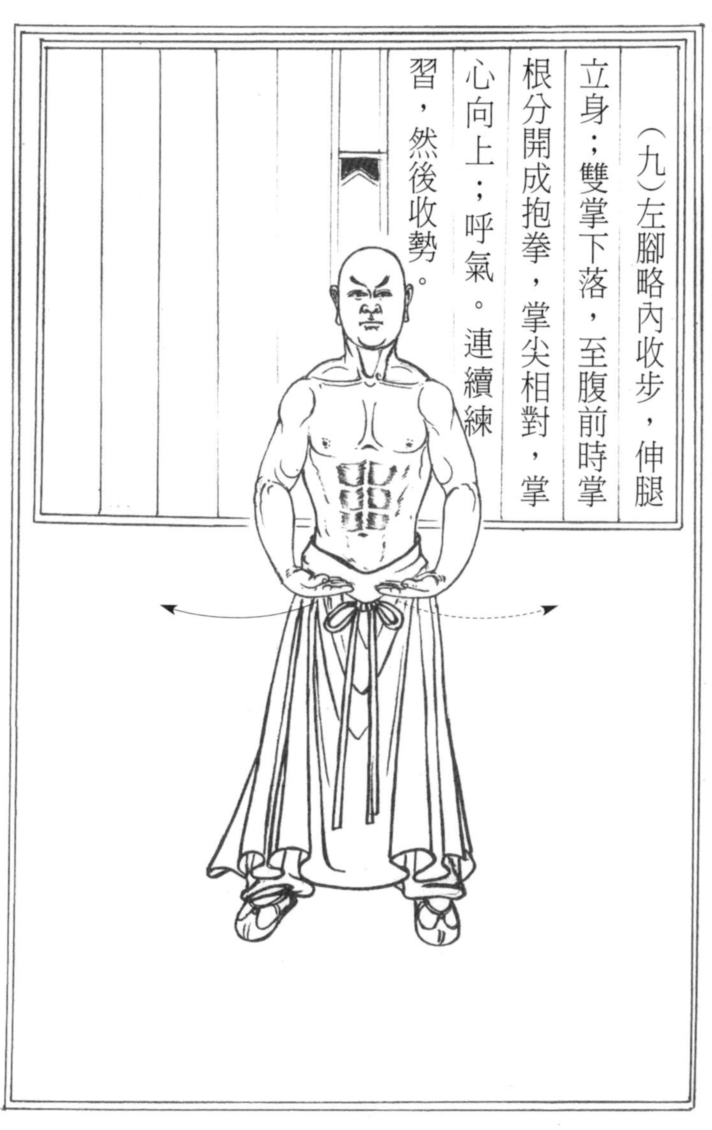
（九）左腳略內收步，伸腿
立身；雙掌下落，至腹前時掌
根分開成抱拳，掌尖相對，掌
心向上；呼氣。連續練
習，然後收勢。

圖7-44

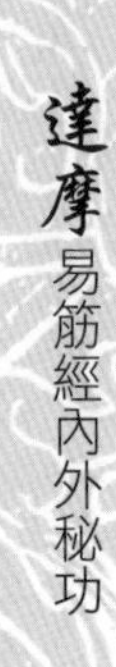

九、穩走天梯勢

如圖7-45～圖7-49所示。

(一)穩走天梯動作一

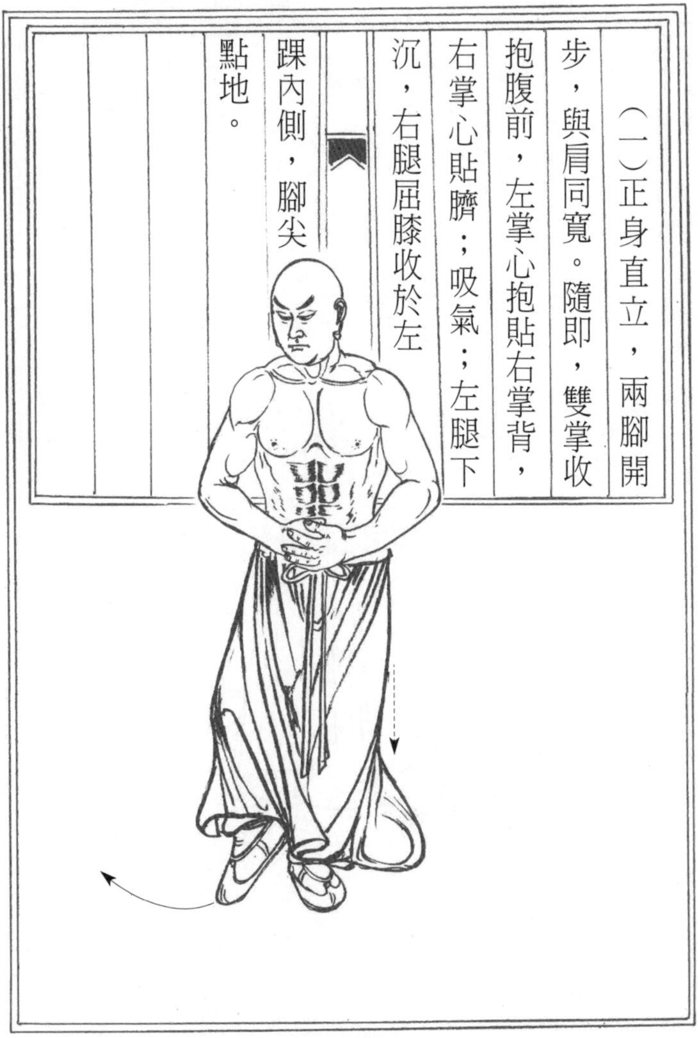

(一)正身直立，兩腳開步，與肩同寬。隨即，雙掌收抱腹前，左掌心抱貼右掌背，右掌心貼臍；吸氣；左腿下沉，右腿屈膝收於左踝內側，腳尖點地。

圖7-45

(二)穩走天梯動作二

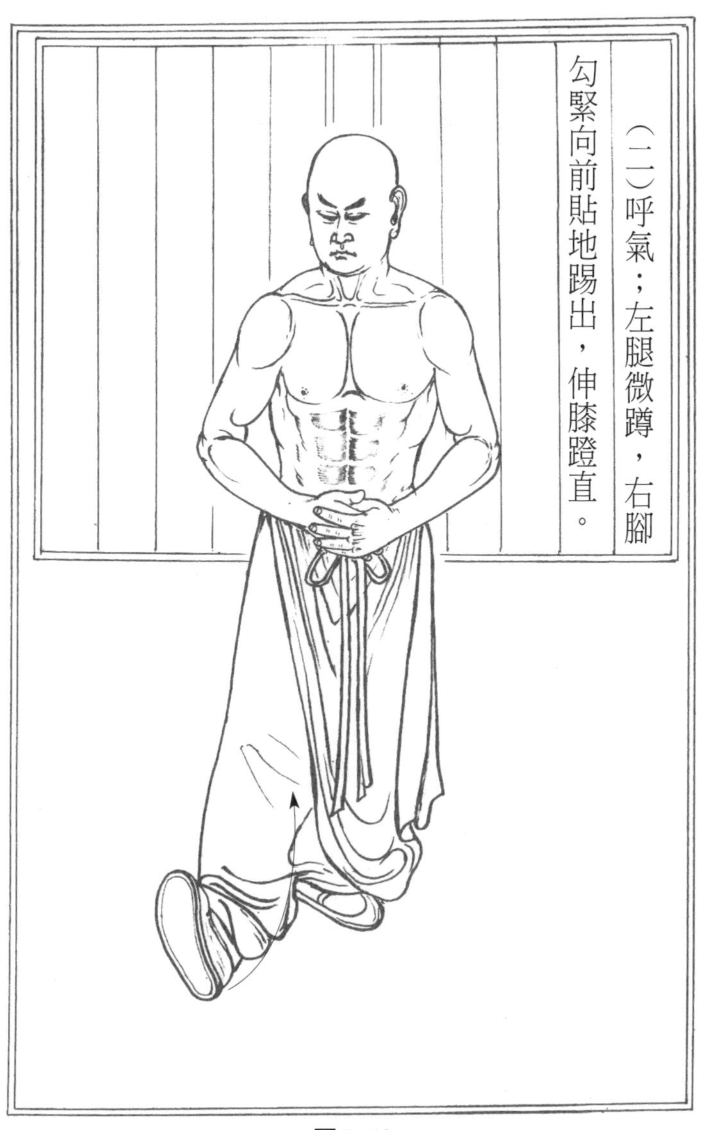
(二)呼氣；左腿微蹲，右腳
勾緊向前貼地踢出，伸膝蹬直。

圖7-46

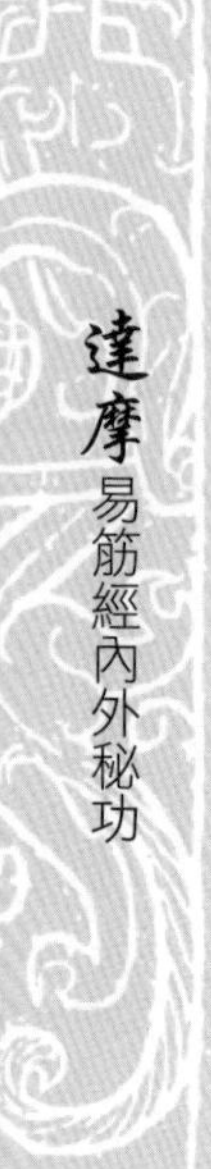

(三)穩走天梯動作三

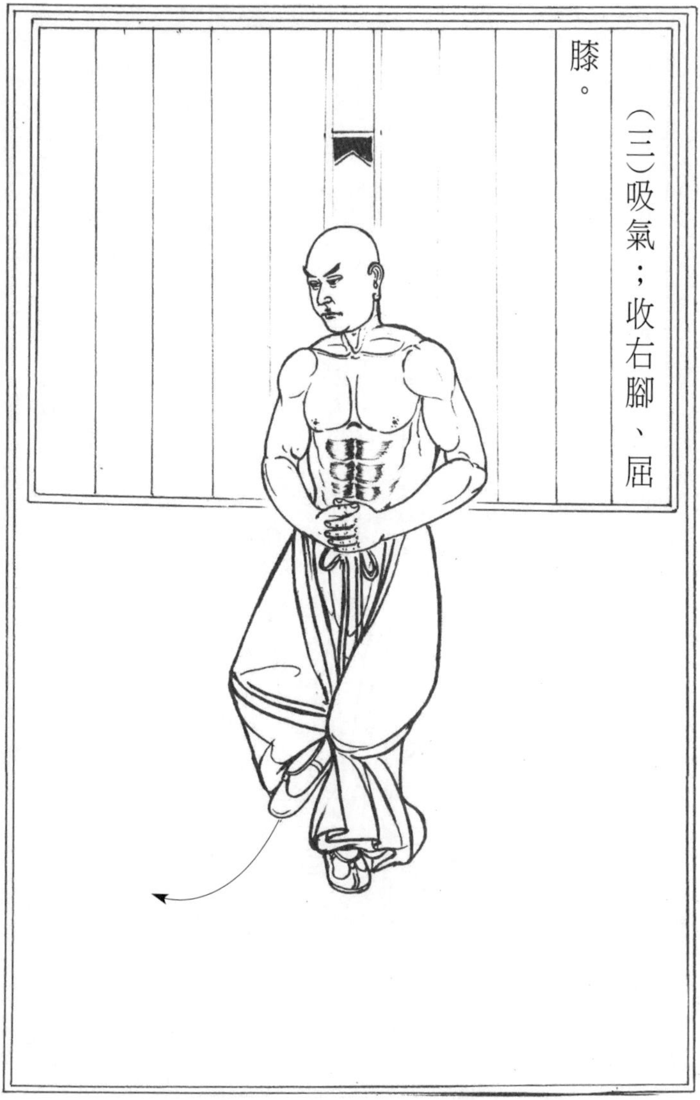

(三)吸氣；收右腳、屈膝。

圖7-47

(四)穩走天梯動作四

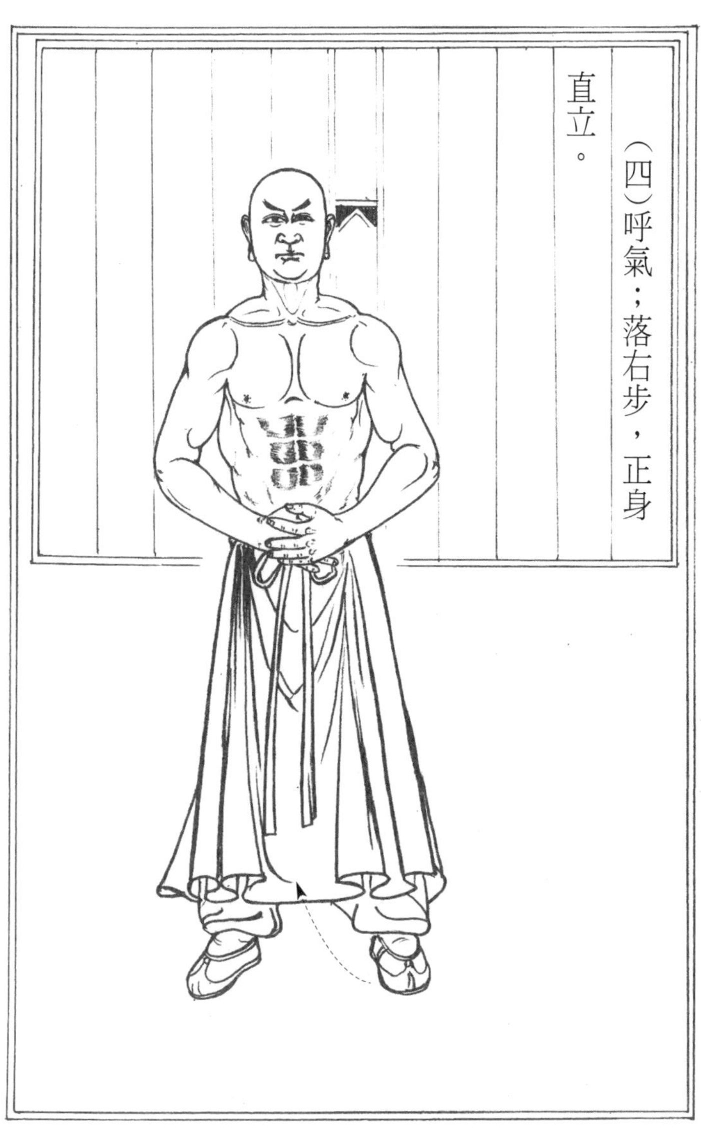
（四）呼氣；落右步，正身
直立。

圖7-48

(五)穩走天梯動作五

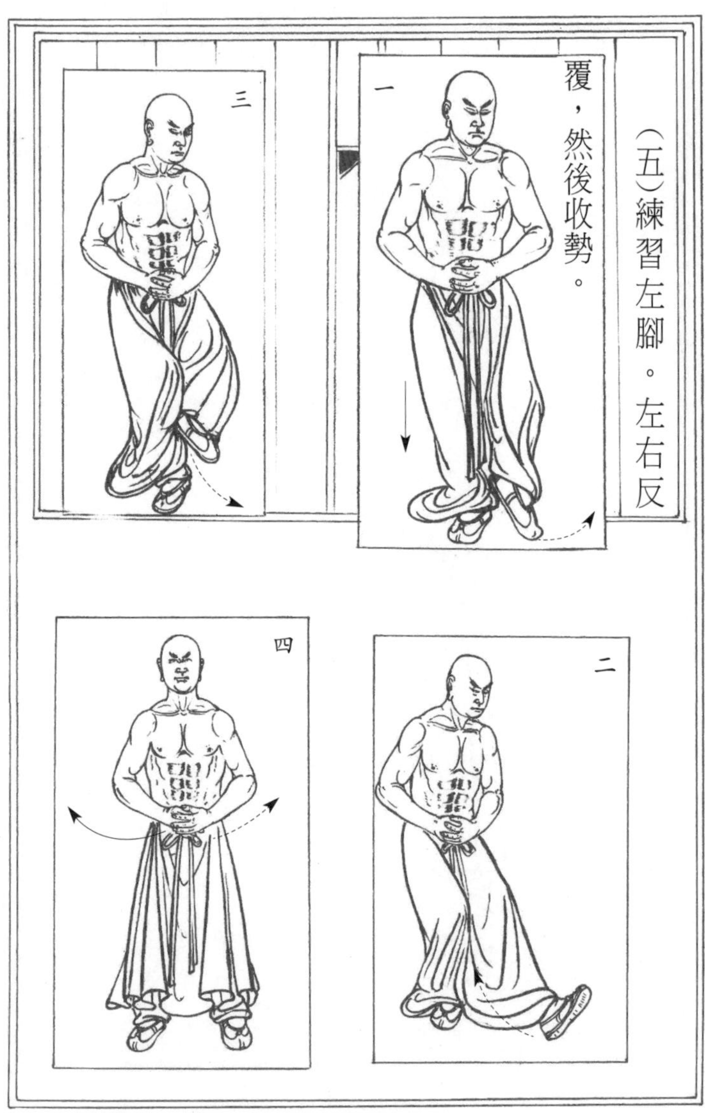
(五)練習左腳。左右反覆，然後收勢。
一
二
三
四

圖7-49

十、巧女紉針勢

如圖7–50～圖7–52所示。

(一)巧女紉針動作一

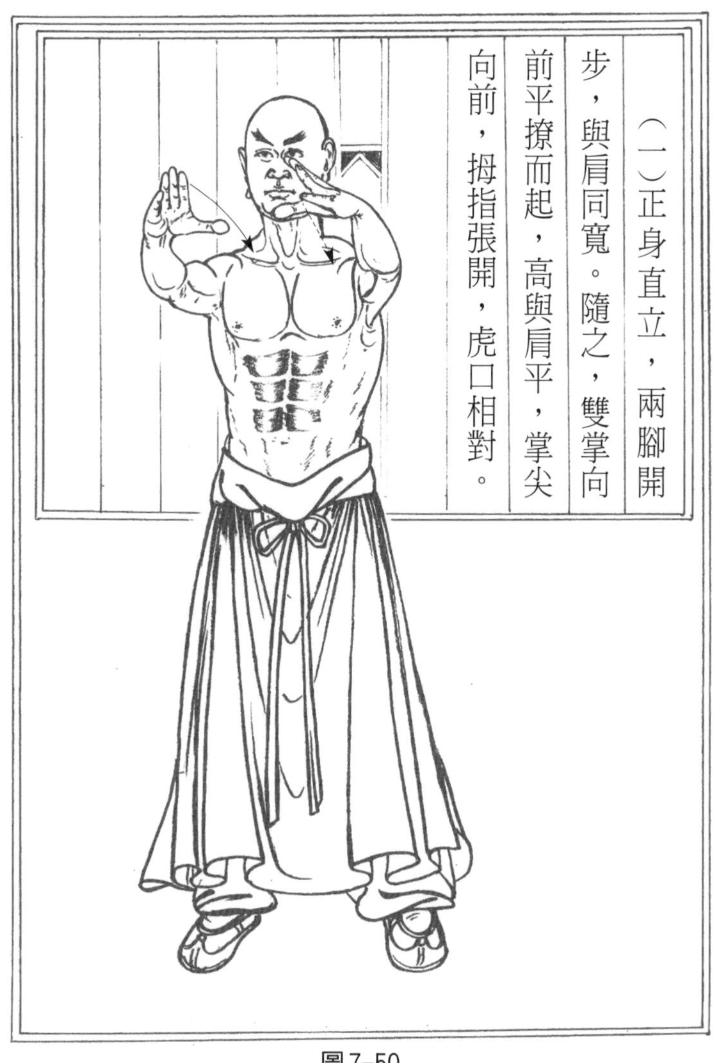
(一)正身直立，兩腳開步，與肩同寬。隨之，雙掌向前平撩而起，高與肩平，掌尖向前，拇指張開，虎口相對。

圖7–50

(二)巧女紉針動作二

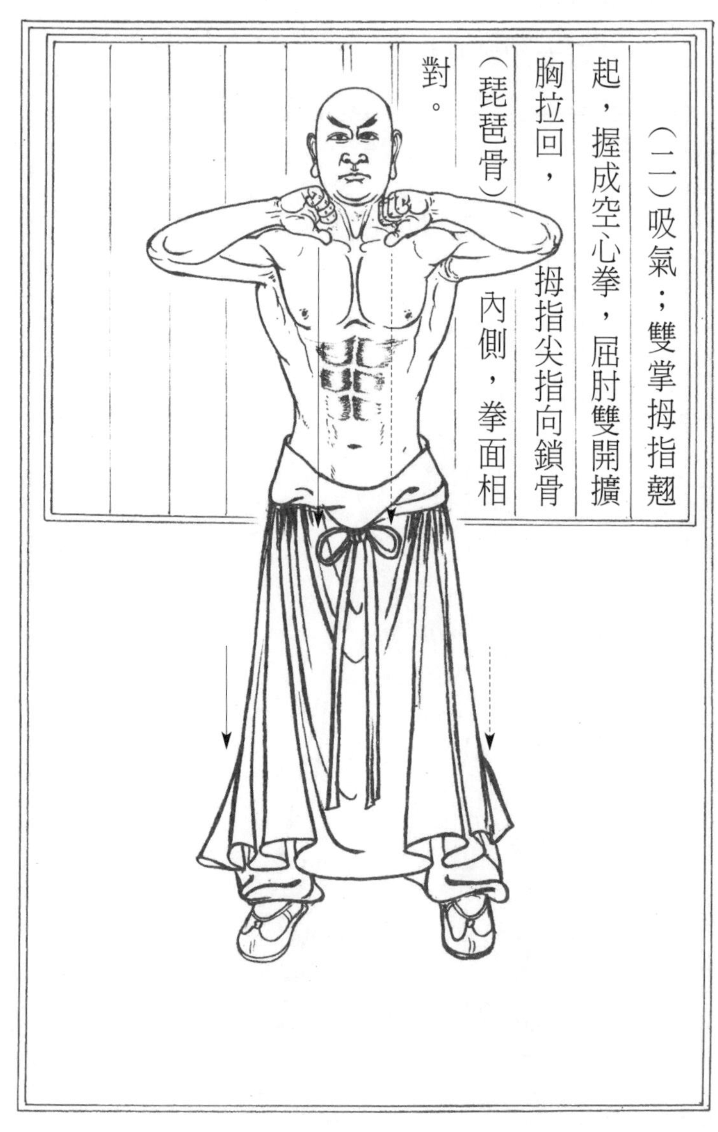
(二)吸氣；雙掌拇指翹起，握成空心拳，屈肘雙開擴胸拉回，拇指尖指向鎖骨(琵琶骨)內側，拳面相對。

圖7-51

(三)巧女紉針動作三

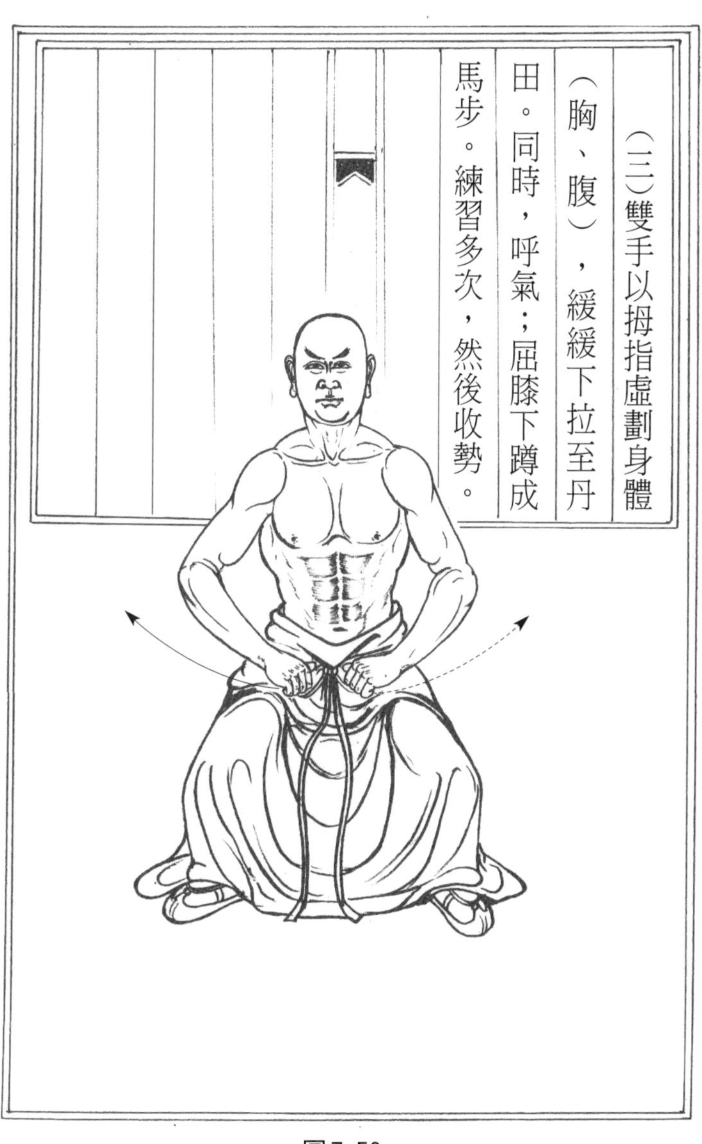

(三)雙手以拇指虛劃身體(胸、腹),緩緩下拉至丹田。同時,呼氣;屈膝下蹲成馬步。練習多次,然後收勢。

圖7-52

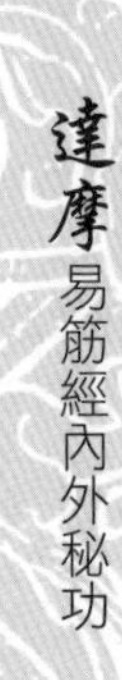

十一、金針暗度勢

如圖7–53～圖7–55所示。

(一)金針暗度動作一

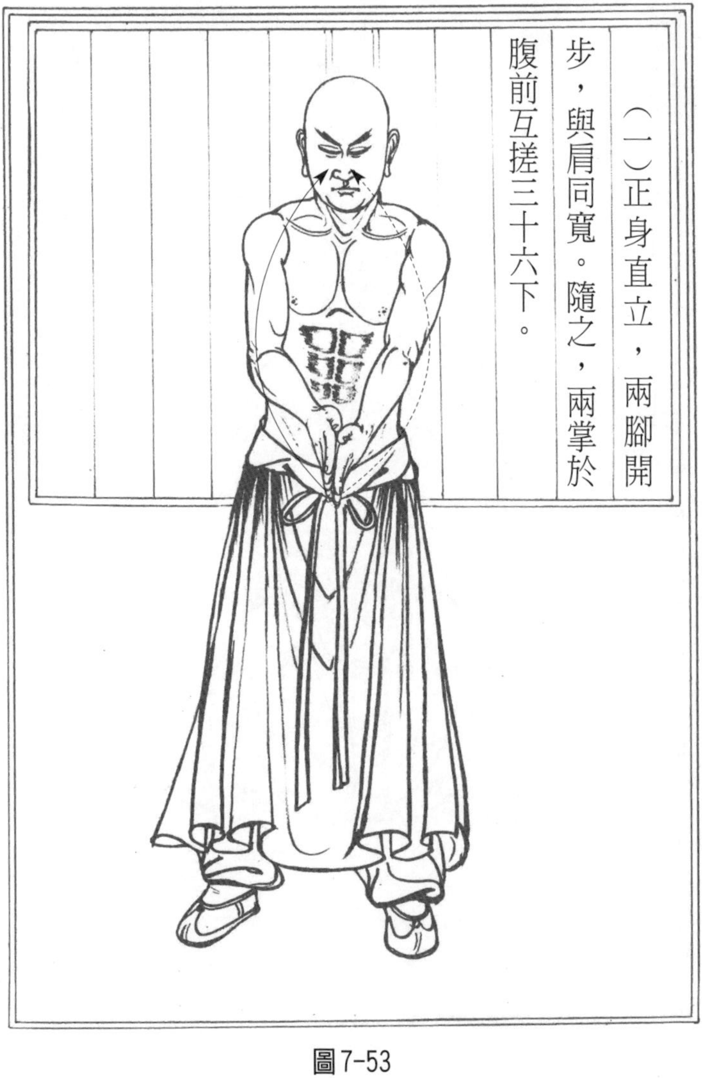

(一)正身直立，兩腳開步，與肩同寬。隨之，兩掌於腹前互搓三十六下。

圖7–53

(二)金針暗度動作二

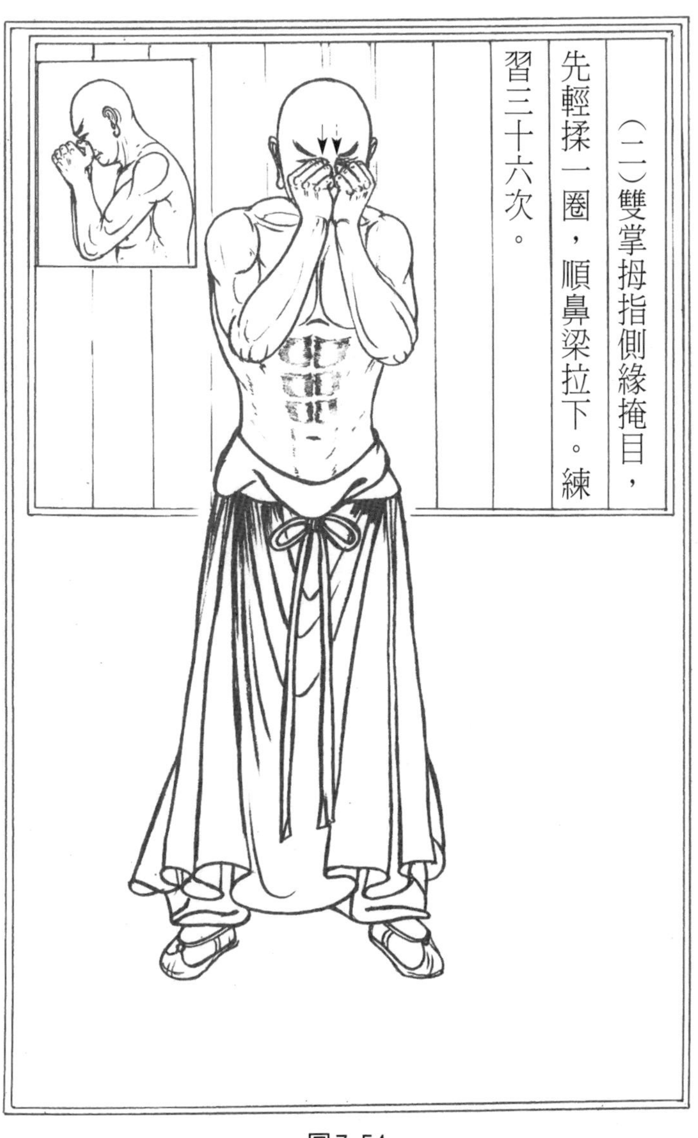
(二)雙掌拇指側緣掩目，
先輕揉一圈，順鼻梁拉下。練
習三十六次。

圖7-54

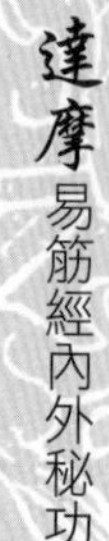

(三)金針暗度動作三

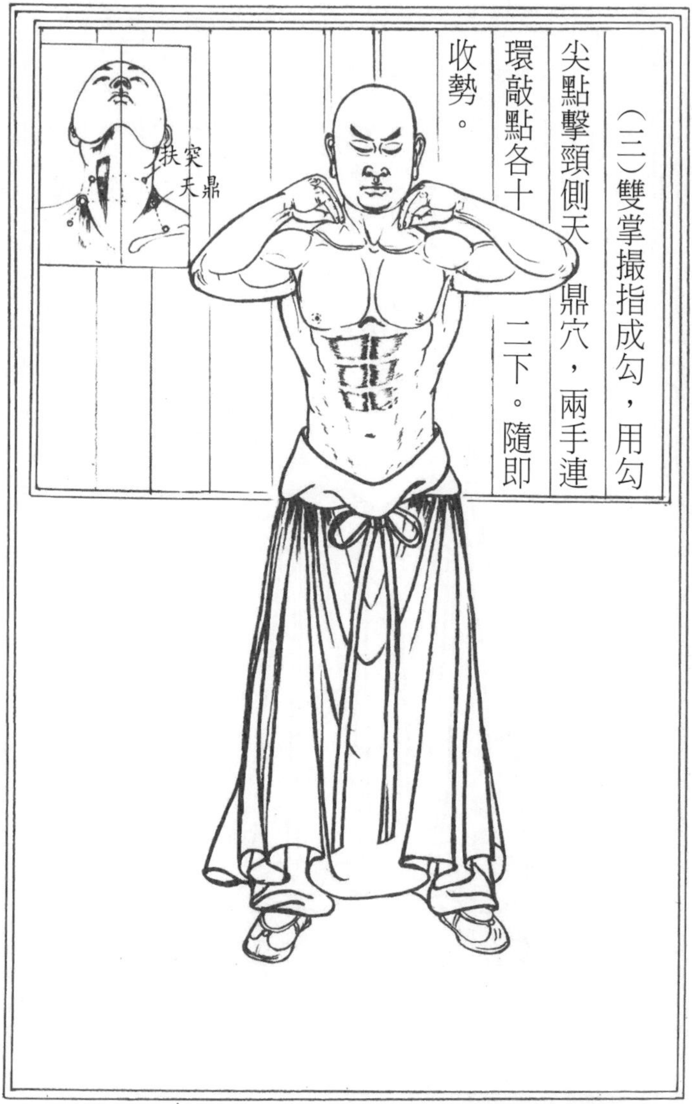

（三）雙掌撮指成勾，用勾尖點擊頸側天鼎穴，兩手連環敲點各十二下。隨即收勢。

扶突

天鼎

圖7-55

十二、金龍攫珠勢

如圖7–56～圖7–58所示。

(一)金龍攫珠動作一

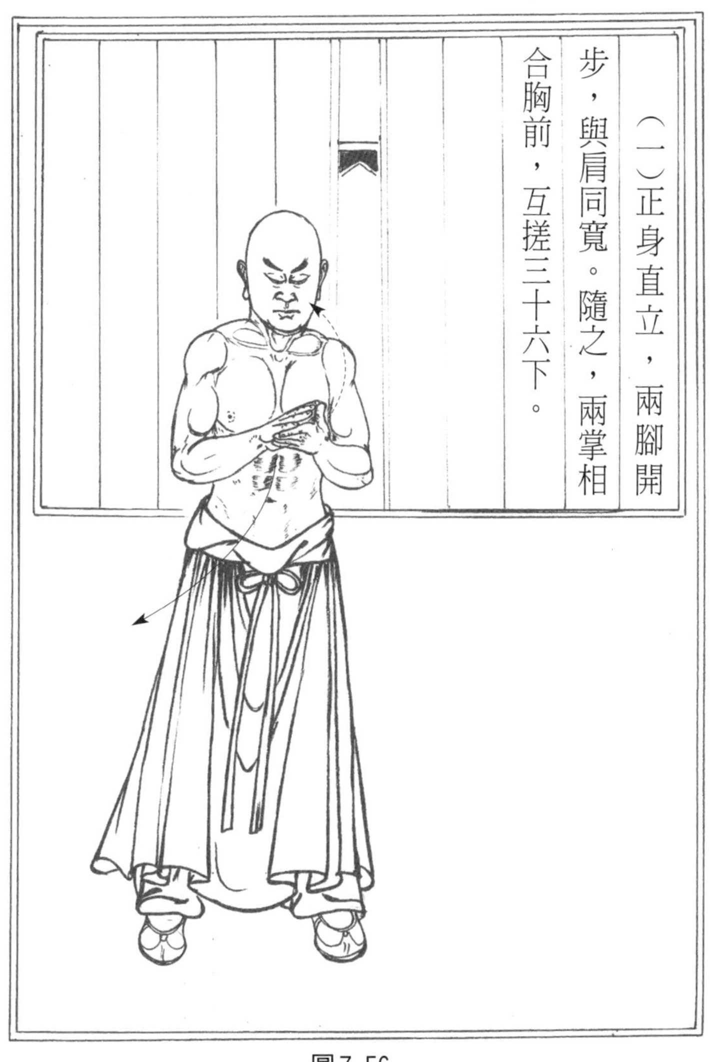
(一)正身直立，兩腳開步，與肩同寬。隨之，兩掌相合胸前，互搓三十六下。

圖7–56

(二)金龍攫珠動作二

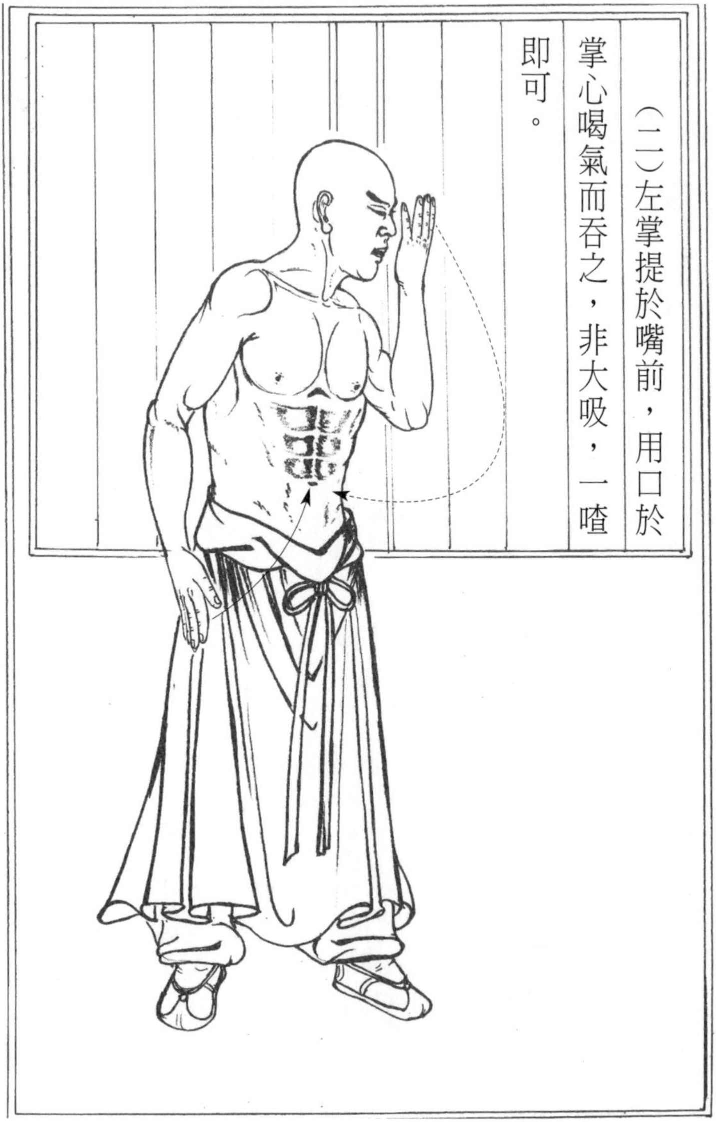

（二）左掌提於嘴前，用口於掌心喝氣而吞之，非大吸，一喳即可。

圖7-57

(三)金龍攫珠動作三

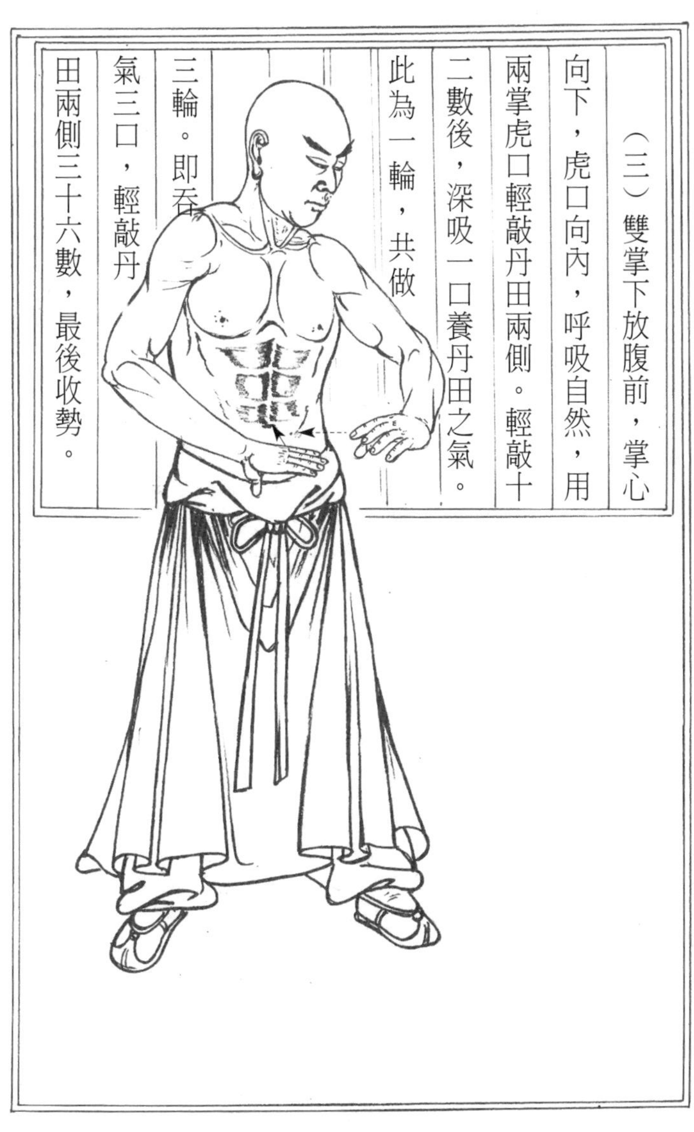
（三）雙掌下放腹前，掌心
向下，虎口向內，呼吸自然，用
兩掌虎口輕敲丹田兩側。輕敲十
二數後，深吸一口養丹田之氣。
此為一輪，共做
三輪。即吞
氣三口，輕敲丹
田兩側三十六數，最後收勢。

圖7-58

養生保健 古今養生保健法 強身健體增加身體免疫

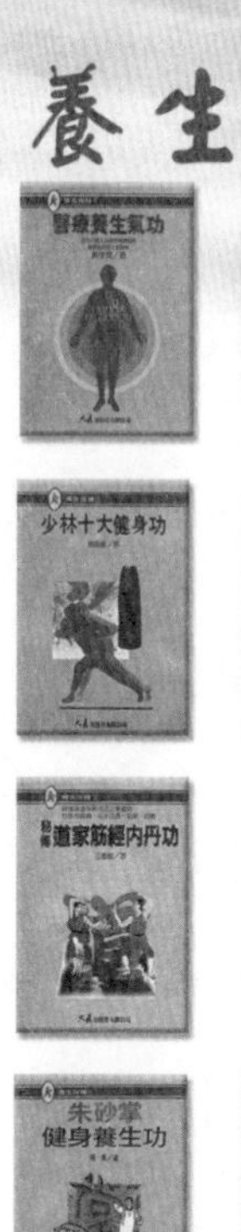
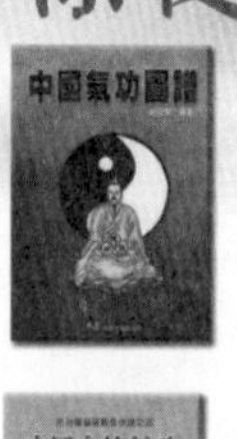
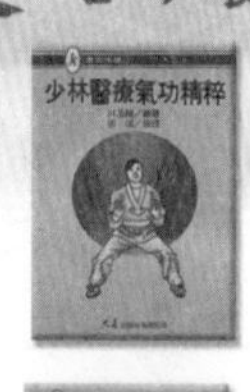
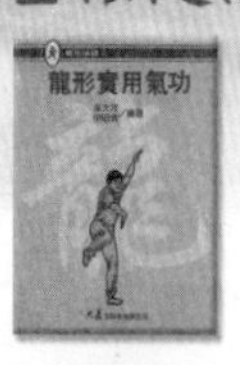
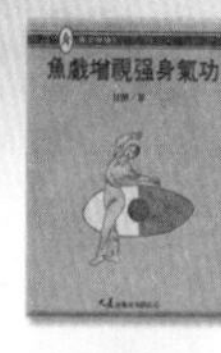
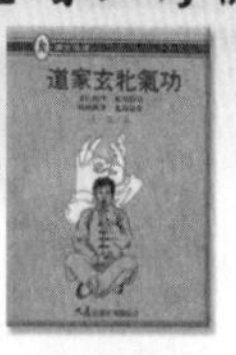
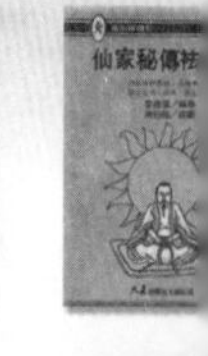
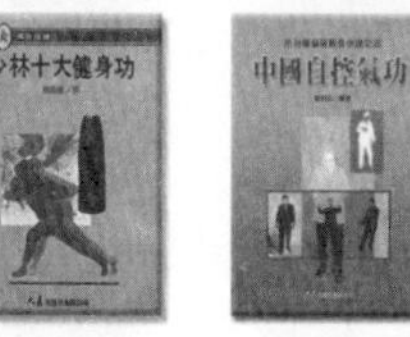
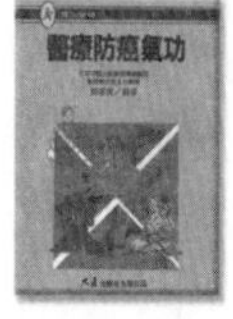
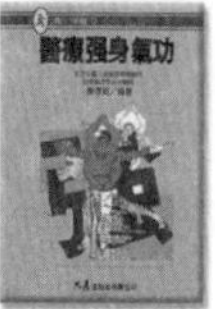
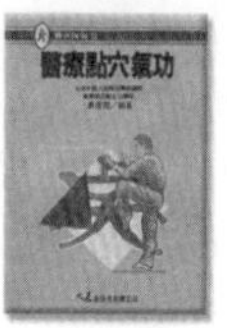
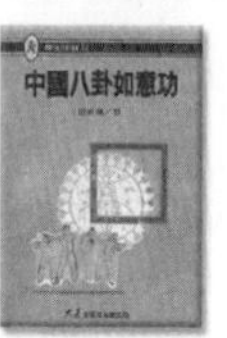
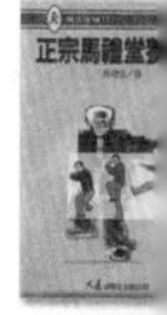
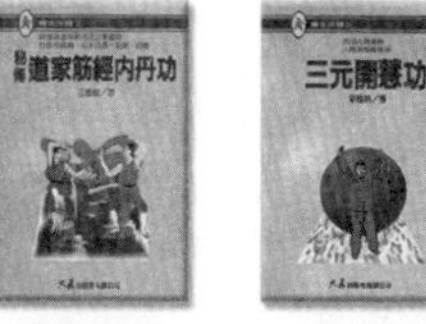
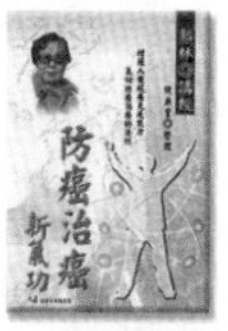
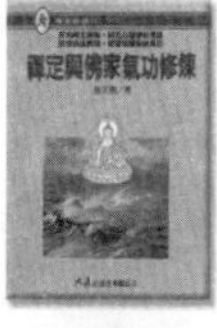
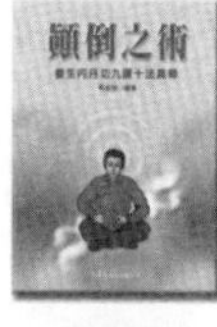
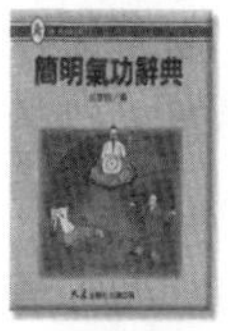

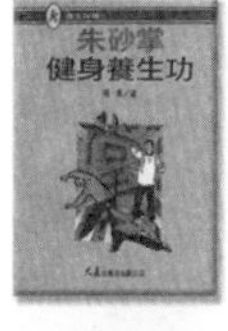
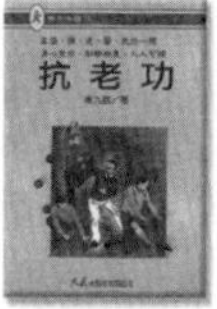
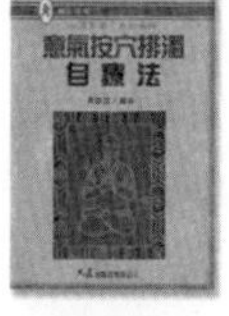
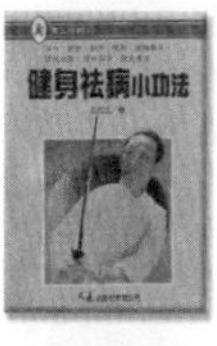
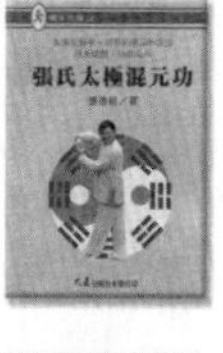
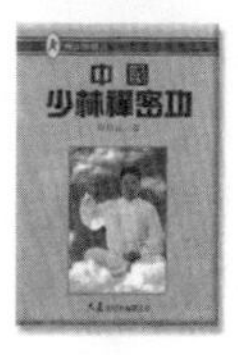
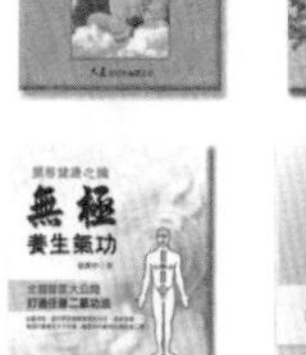
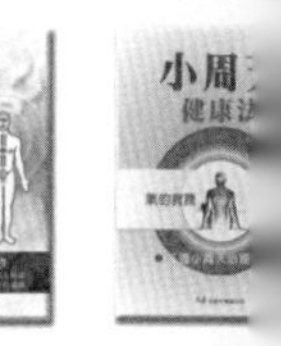
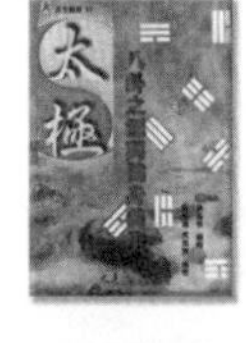
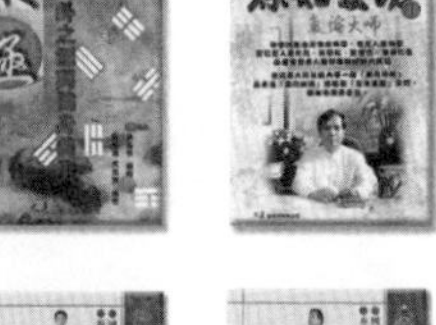
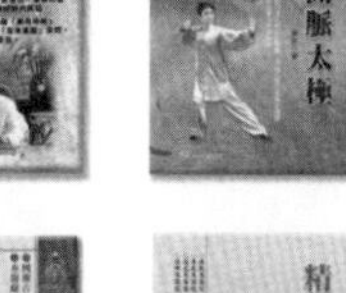
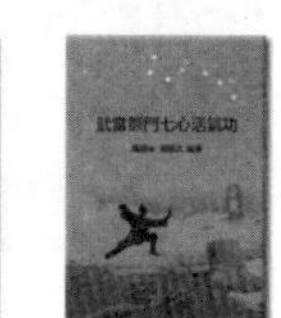
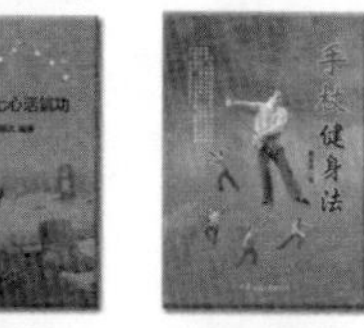
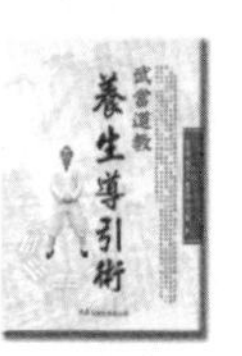
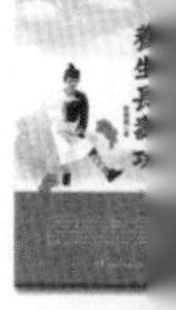
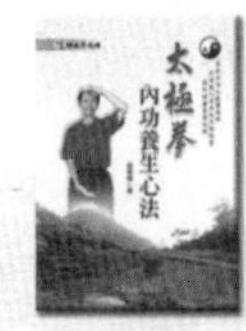
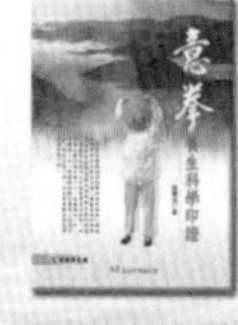
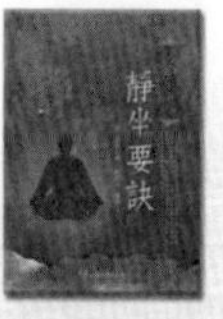
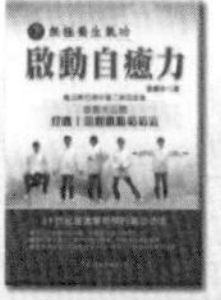
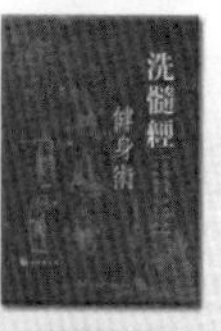
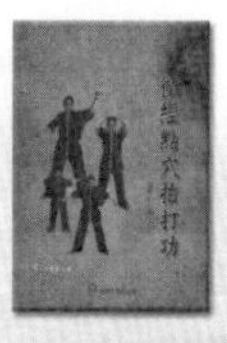
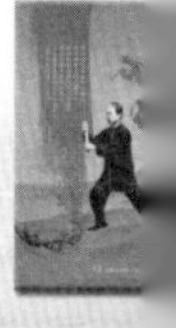

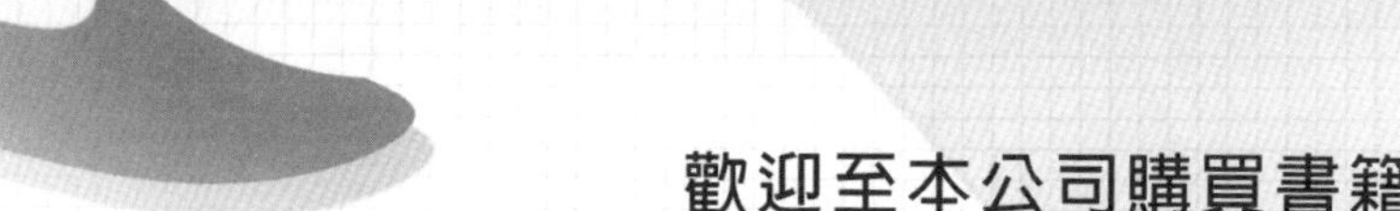

歡迎至本公司購買書籍

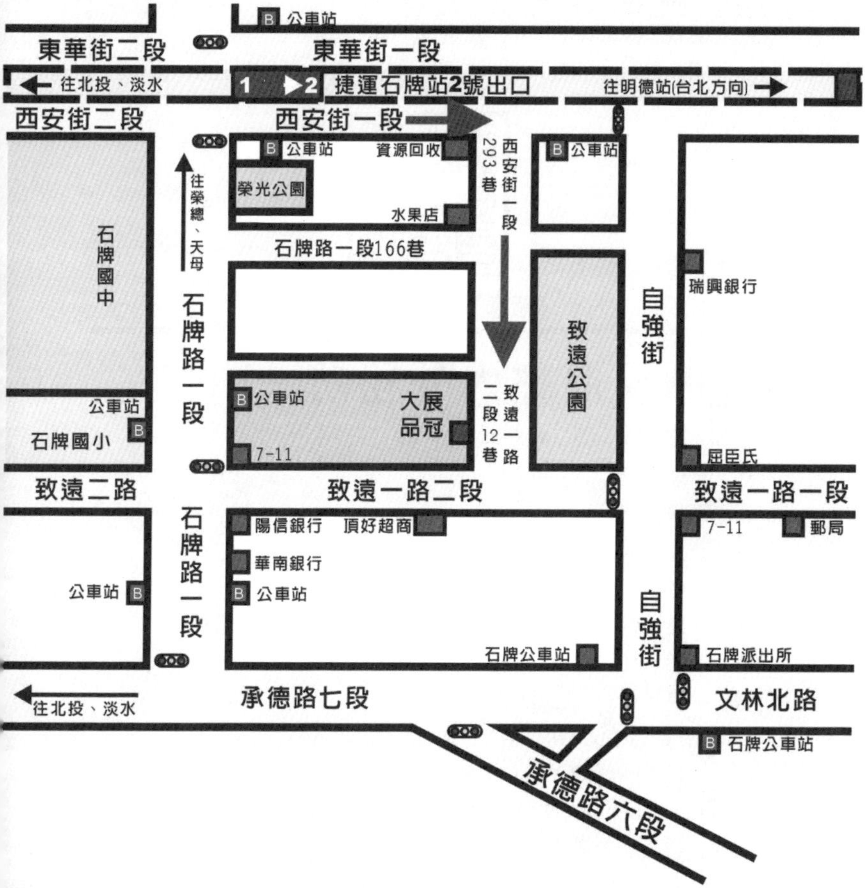

東華街二段
公車站
東華街一段
往北投、淡水
1 ▶2 捷運石牌站2號出口
往明德站(台北方向)
西安街二段
西安街一段
公車站
資源回收
西安街一段293巷
公車站
榮光公園
水果店
往榮總、天母
石牌路一段166巷
石牌國中
石牌路一段
自強街
瑞興銀行
致遠公園
公車站
公車站
大展品冠
致遠一路二段12巷
7-11
石牌國小
屈臣氏
致遠二路
致遠一路二段
致遠一路一段
陽信銀行
頂好超商
7-11
郵局
石牌路一段
華南銀行
公車站
公車站
自強街
石牌公車站
石牌派出所
往北投、淡水
承德路七段
文林北路
石牌公車站
承德路六段

議路線
.搭乘捷運・公車

淡水線石牌站下車，由石牌捷運站２號出口出站(出站後靠右邊)，沿著捷運高架往台北方向走(往德站方向)，其街名為西安街，約走100公尺(勿超過紅綠燈)，由西安街一段293巷進來(巷口有一公站牌，站名為自強街口)，本公司位於致遠公園對面。搭公車者請於石牌站(石牌派出所)下車，走進強街，遇致遠路口左轉，右手邊第一條巷子即為本社位置。

.自行開車或騎車

由承德路接石牌路，看到陽信銀行右轉，此條即為致遠一路二段，在遇到自強街(紅綠燈)前的巷(致遠公園)左轉，即可看到本公司招牌。

國家圖書館出版品預行編目資料

達摩易筋經內外秘功／金鐵庵　湯顥　原著　三武組　整理
——初版——臺北市，大展，2019[民108.09]
面；21公分——（武術秘本圖解；1）
ISBN 978-986-346-260-6 （平裝）
1.CST: 氣功 2.CST: 養生 3.CST: 健康法
413.94　　　　　　　　　　108011129

達摩易筋經內外秘功

原　　著／金 鐵 庵 湯 顥
整　　理／三 武 組
責任編輯／何 宗 華
發 行 人／蔡 森 明
出 版 者／大展出版社有限公司
社　　址／台北市北投區（石牌）致遠一路2段12巷1號
電　　話／(02) 28236031・28236033・28233123
傳　　真／(02) 28272069
郵政劃撥／01669551
網　　址／www.dah-jaan.com.tw
E-mail／service@dah-jaan.com.tw
登 記 證／局版臺業字第2171號
承 印 者／傳興印刷有限公司
裝　　訂／佳昇興業有限公司
排 版 者／弘益電腦排版有限公司
授 權 者／安徽科學技術出版社
初版1刷／2019年（民108）9月
初版2刷／2022年（民111）4月　　　　定　價／300元

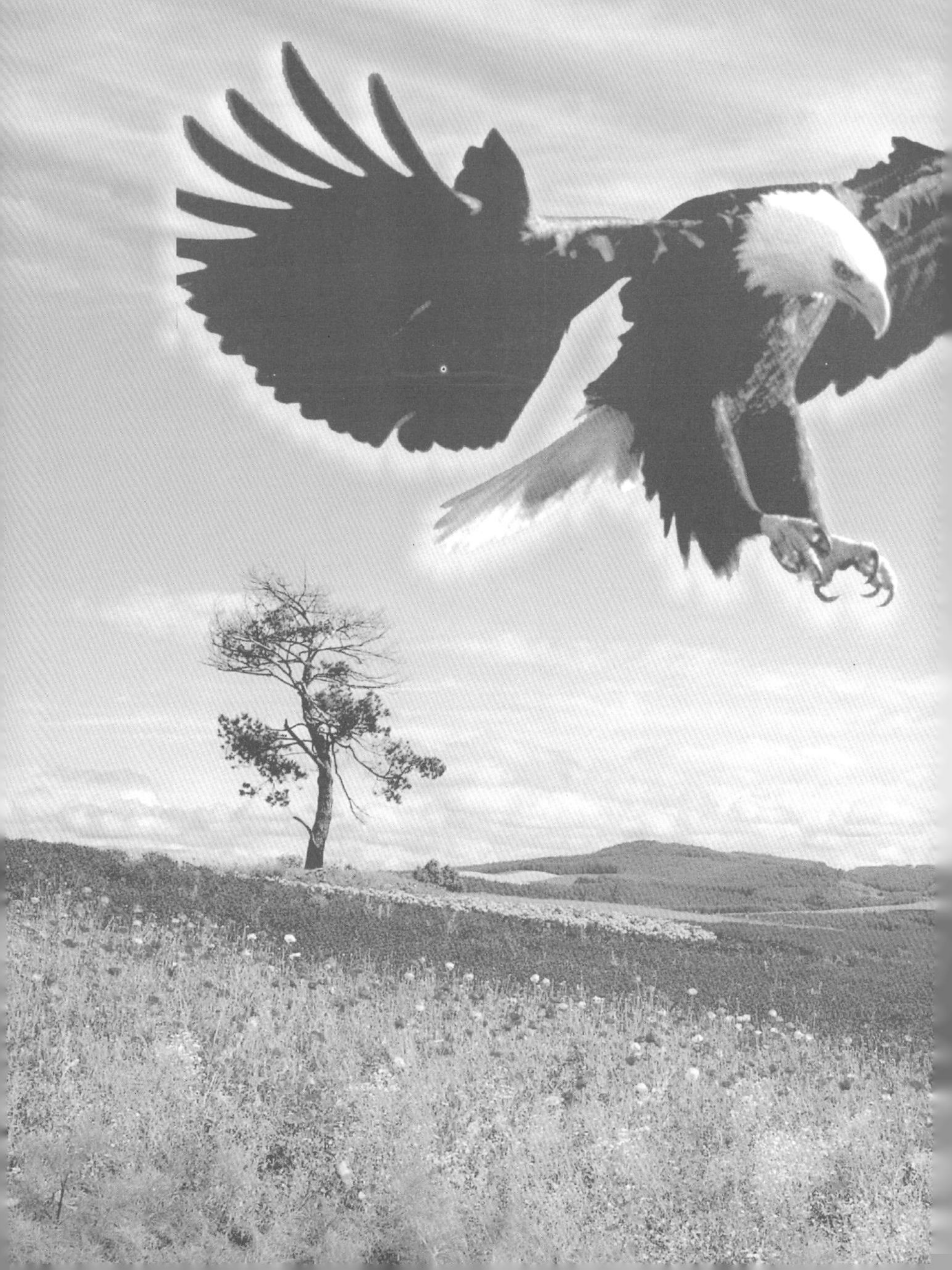

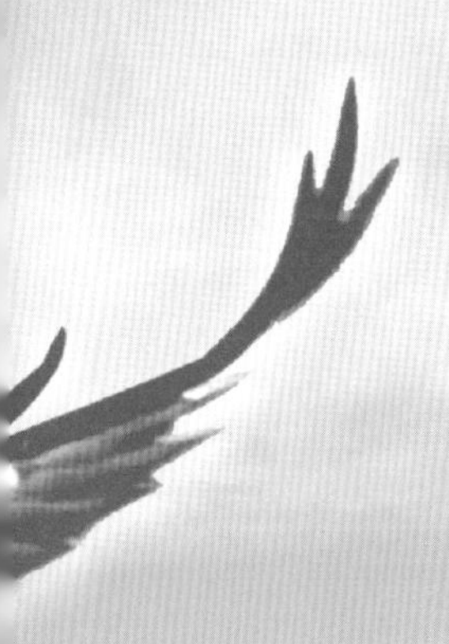

大展好書　好書大展

品嘗好書　冠群可期